中国医学临床百家·病例精解

北京协和医院
妇科内分泌疾病
病例精解（第2辑）

TYPICAL CASES AND ANALYSES

田秦杰　邓姗　主编

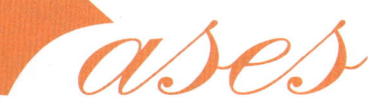
科学技术文献出版社
SCIENTIFIC AND TECHNICAL DOCUMENTATION PRESS
·北京·

图书在版编目（CIP）数据

北京协和医院妇科内分泌疾病病例精解. 第2辑 / 田秦杰，邓姗主编. —北京：科学技术文献出版社，2021.1（2023.1重印）

ISBN 978-7-5189-7467-2

Ⅰ.①北… Ⅱ.①田…②邓… Ⅲ.①妇科病—内分泌病—病案—分析 Ⅳ.① R711

中国版本图书馆 CIP 数据核字（2020）第 250009 号

北京协和医院妇科内分泌疾病病例精解（第2辑）

| 策划编辑：蔡 霞 责任编辑：蔡 霞 责任校对：王瑞瑞 责任出版：张志平 |

出 版 者	科学技术文献出版社
地 址	北京市复兴路15号　邮编　100038
编 务 部	（010）58882938，58882087（传真）
发 行 部	（010）58882868，58882870（传真）
邮 购 部	（010）58882873
官 方 网 址	www.stdp.com.cn
发 行 者	科学技术文献出版社发行　全国各地新华书店经销
印 刷 者	北京地大彩印有限公司
版 次	2021年1月第1版　2023年1月第3次印刷
开 本	787×1092　1/16
字 数	267千
印 张	24.5
书 号	ISBN 978-7-5189-7467-2
定 价	138.00元

版权所有　违法必究

购买本社图书，凡字迹不清、缺页、倒页、脱页者，本社发行部负责调换

《北京协和医院妇科内分泌疾病病例精解（第 2 辑）》
编 委 会

主　编： 田秦杰　邓　姗

编　委（按姓氏拼音排序）：

程傲霜　程晓彤　邓　姗　邓　燕　丁雪松　龚小春　郝之栋
胡艳玲　黄　琳　黄齐香　黄筱顿　康惠超　李　慧　李　玲
李　蕊　李晓川　廖莉婷　刘　坚　刘朝晖　刘方杰　刘思邈
罗　敏　马　丽　马瑞琳　彭诗维　彭雅婧　邱　琳　孙晓宁
田秦杰　王　靖　王　阳　王艳芳　王轶男　杨学敏　於利刚
袁　振　曾　莉　张多多　张丽丽　张林杰　张志博

主编简介

田秦杰　中国医学科学院北京协和医学院医学博士，美国宾夕法尼亚大学博士后，北京协和医院妇产科教授，博士研究生导师。担任《生殖医学杂志》副主编、《中国计划生育学杂志》副主任委员，以及多家医学核心期刊编委。现任中华医学会妇产科学分会妇科内分泌学组委员兼秘书、中华预 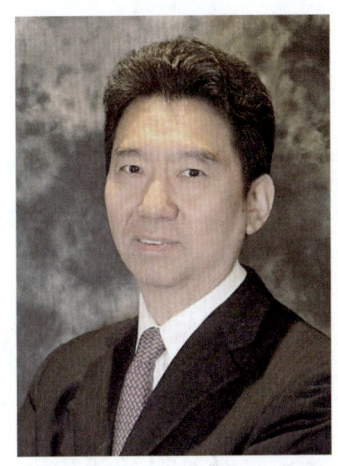 防医学会生育力保护分会副主任委员、生殖内分泌生育保护学组组长、全国卫生产业企业管理协会妇幼健康分会副会长、生殖内分泌组组长、生殖外科与输卵管学组副组长、白求恩—妇科内分泌专项基金委员会副主任委员。

擅长妇科内分泌专业，包括性发育异常、性早熟、月经紊乱、多囊卵巢综合征、不育的诊断和处理，以及宫腔镜和腹腔镜手术、更年期治疗、绝经后激素替代治疗等。在国内外核心期刊发表论文150多篇，参与编写了曹泽毅主编的《中华妇产科学》第1至第3版。作为主编，编写了《实用女性生殖内分泌学》《协和名医谈女性生殖健康》《生殖健康必读全书》《孕产360°》《我的第一本月经管理书》《性发育异常田秦杰2016观点》；作为副主编，与郎景和院士编写了《青少年妇科学》《女性健康全书》《新婚必读全书》，与叶碧绿教授编写了《绝经与健康》，与陈子江院士等编写了《生殖内分泌学》等专著。

在2008年北京第29届奥运会上，担任性别检察官。

邓　姗　北京协和医院妇产科·妇科内分泌组主任医师。1998年本科毕业于中国医科大学医疗系，此后一直在北京协和医院妇产科工作和学习，曾师从郎景和教授，研究方向为子宫内膜异位症。2008年赴美国宾夕法尼亚大学妇产科和卵巢癌研究实验室做访问学者1年。2014年起，确定从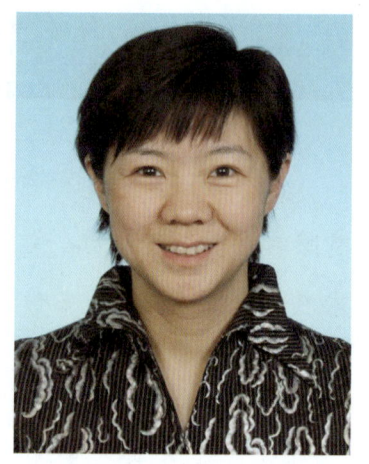
事生殖内分泌专业，专业病种涉及异常子宫出血、不孕与不育、围绝经期管理、性发育异常和生殖道畸形等，重点从事生殖相关宫、腹腔镜微创手术，以输卵管性不孕、子宫内膜异位症相关不孕及生殖道畸形与不孕为研究重点。

曾荣获"北京市优秀中青年医师"、中国医学科学院北京协和医学院"优秀教育工作者"及北京协和医院"优秀员工"等称号。善于思考和总结，尤其擅长编写病例讨论类论文和数据。在住院医师阶段就主编出版了《协和妇产科临床备忘录》，该书是妇产科的畅销手册类图书之一；后期在主治医师期间又陆续出版了《协和妇产科操作备忘录》《协和妇产科临床思辨录》。另外，曾作为学术秘书参与编写了《妇产科学（第3版）》八年制教材，还主编了科普图书《女性健康锦囊》等。

前 言

北京协和医学院妇产科学是国家教育部命名的国家重点学科，是国家卫生健康委员会命名的国家重点专科。北京协和医院妇产科作为巧稚妇产科研究中心、全国妇产科疑难杂症诊治中心、国家卫生健康委员会妇产科住院医师培训基地、国家级妇产科继续教育基地，与北京协和医学院妇产科学相结合，具有综合优势。北京协和医院妇产科每天都会有很多从全国各地慕名而来的患者，除了常见病、多发病的诊治外，更重要的是要面对大量的罕见病、少见病、难治病和未知病，有一些可能是首次碰到，其临床特征、发病机制、治疗与预后都需要不断地探索；有一些可能是多种疾病混杂在一起，处理起来需要考虑更多因素。本书中的这些病例均来自临床一线，是我们住院医师、进修医师、实习医师、主治医师、教授们在临床工作中的积累和总结，也是大家的宝贵经验和学习心得的记录。尽管这些病例的诊治不尽完美，但依托北京协和医院良好的学习环境与条件，通过复习文献，多学科讨论，再结合临床检查与手术探查，我们对疾病的认知也在不断地提高和改进，即所谓学无止境，温故而知新。

感谢各位医师、患者的支持，我们第一本《北京协和医院妇科内分泌疾病病例精解》获评2019中国医届好书，本书是第2辑，是北京协和医院妇科内分泌疾病的病例总结。本书通过文献复习、专科研讨和多学科讨论，对多种疾病进行了深入的探讨，希望能够为临床医师提供疾病诊断与治疗的线索，达到抛砖引玉的效果，使其对疾病有更全面和更深入的认识与了解，以有助于提高广大人民群众的健康与幸福生活水平。

在抗击新型冠状病毒肺炎之际，特此致敬奋斗在一线的我的同事、朋友和兄弟姐妹们！

北京协和医院妇产科
田秦杰

目 录

第一章 异常子宫出血 ………………………………………… 1

病例 1　子宫假性动脉瘤 ……………………………………… 1

病例 2　未婚未育黏膜下多发肌瘤 …………………………… 9

病例 3　异常子宫出血合并抗磷脂抗体综合征 ……………… 15

病例 4　Evans 综合征热球子宫内膜去除术 ………………… 20

病例 5　大子宫的子宫腺肌症表现为难治性出血 …………… 26

病例 6　经间期出血与慢性子宫内膜炎 ……………………… 33

病例 7　排卵期追加促排卵药出现的月经紊乱 ……………… 40

病例 8　子宫腺肌症合并排卵障碍性异常子宫出血 ………… 46

病例 9　年轻女性月经过多发现恶性潜能未定的平滑肌瘤 … 53

病例 10　疑似动静脉瘘的人流术后大出血 …………………… 60

病例 11　剖宫产瘢痕憩室的出血 ……………………………… 65

第二章 辅助生育失败篇 ……………………………………… 70

病例 12　AM 合并胚胎停育伴发热 …………………………… 70

病例 13　子宫腺肌症反复移植失败后病灶切除 ……………… 77

病例 14　OHSS 腹穿血性腹腔积液 …………………………… 85

病例 15　取卵后卵巢出血 ……………………………………… 89

病例 16　席恩综合征 ART 再孕胚停 ………………………… 94

第三章 性发育异常 …………………………………………… 100

病例 17　完全型雄激素不敏感综合征 ………………………… 100

病例 18　46，XY 部分性腺发育不全 ……………………………………… 108

病例 19　11β- 羟化酶缺乏 ………………………………………………… 115

病例 20　真两性畸形 - Ⅰ …………………………………………………… 121

病例 21　真两性畸形 - Ⅱ …………………………………………………… 127

病例 22　真两性畸形的性别之"迷" ……………………………………… 136

病例 23　DSD 合并预激综合征 …………………………………………… 141

病例 24　以阴蒂增大就诊的"女性"Klinefelter 综合征 ………………… 148

第四章　生殖道畸形 …………………………………………… 156

病例 25　单角子宫合并功能性残角子宫 ………………………………… 156

病例 26　不孕患者合并完全性子宫纵隔 – 双宫颈 – 阴道斜隔
（有孔型） ………………………………………………………… 163

病例 27　阴道斜隔综合征的宫腔镜诊断和治疗 ………………………… 170

病例 28　延迟发病的 Ⅱ 型 MRKH 综合征的残角子宫 ………………… 176

病例 29　子宫畸形的鉴别诊断 …………………………………………… 182

病例 30　阴道闭锁 ………………………………………………………… 189

病例 31　Kallmann 综合征合并子宫纵隔 ………………………………… 193

病例 32　复杂型生殖道畸形 ……………………………………………… 198

第五章　子宫内膜上皮内瘤变 ………………………………… 207

病例 33　年轻未孕 EIN 可疑浆膜浸润 …………………………………… 207

病例 34　青春期 AUB-O 合并内膜增厚 …………………………………… 217

病例 35　青少年 EIN ………………………………………………………… 223

病例 36　子宫内膜息肉还是 EIN …………………………………………… 227

病例 37　子宫内膜病变 ··· 235

第六章　高雄激素血症 ··· 243

病例 38　多毛症合并卵巢黏液性囊腺瘤 ································ 243

病例 39　高雄激素血症 – 高分化支持 – 间质细胞瘤 ···················· 251

第七章　围绝经期 ··· 257

病例 40　围绝经期乳腺癌病史反复雌激素水平升高和内膜厚 ······ 257

病例 41　围绝经期异常子宫出血 ······································· 265

病例 42　绝经激素治疗继发的子宫内膜复杂性增生 ················ 269

第八章　杂症 ··· 276

病例 43　阔韧带肌瘤 ·· 276

病例 44　子宫肌瘤剔除术后发现低级别子宫内膜间质肉瘤 ········ 283

病例 45　多结节性子宫肌瘤水样变性 ································· 290

病例 46　宫内早孕合并卵巢囊肿蒂扭转 ······························ 297

病例 47　子宫肌壁浆液性囊腺瘤 ······································ 303

病例 48　输卵管系膜内黏液性囊肿扭转 ······························ 308

病例 49　盆腔淤血综合征合并 BRCA2 突变 ························· 312

病例 50　肠道来源包块误诊为卵巢囊肿 ······························ 321

病例 51　宫颈锥切术继发的附件包块 ································ 327

病例 52　意外发现的盆腔结核 ··· 333

病例 53　疑似子宫内膜异位症的结核 ································ 339

病例 54　来曲唑耐药的多囊卵巢综合征 ······························ 345

病例 55	妊娠物残留	349
病例 56	难免流产误诊为宫颈赘生物	354
病例 57	宫颈管粘连假道误诊粘连	359
病例 58	青春期前阴道出血	367
病例 59	幼年型颗粒细胞瘤的原发不孕	372
病例 60	不孕术中偶然发现的乳头状间皮瘤	377

第一章 异常子宫出血

病例 1　子宫假性动脉瘤

病历摘要

【基本信息】

患者，女，31 岁。主因"剖宫产后左下腹痛 7 个月，加重 6 天"入院。

患者既往月经规律，3～5 天 /28～30 天，量中，痛经（-），末次月经（last menstrual period，LMP）：2017 年 12 月 26 日。2017 年 6 月 26 日于当地医院行剖宫产术，术程顺利，产后 3 天因"下腹痛、阴道流血增多"行腹部超声检查发现剖宫产切口旁有一 7 cm ×

9 cm×11 cm 大小低回声包块，上缘达左下腹，行穿刺引流为血性液体，后中药保守治疗。此后间断左下腹隐痛，经中药、物理治疗后有所缓解。产后 1 个月月经复潮，经量增多，达既往经量 2 倍，伴血块，经期偶有头晕、乏力，经期延长了 7~10 天，无周期改变。产后 4 个月复查盆腔超声：剖宫产切口略偏左侧见 1.0 cm×0.8 cm 无回声区。产后 7 个月被幼儿误踢下腹后出现左下腹坠痛，呈阵发性，牵涉至左侧腹股沟区，伴阴道流血，如产后月经量，鲜红色，无头晕、心悸、恶心及肛门坠胀。自行口服抗生素（头孢呋辛、甲硝唑）后腹痛缓解，阴道流血时多时少。数日后活动后出现腹痛加剧，伴大汗、头晕、恶心、呕吐胃内容物及肛门坠胀感，阴道流血增多，超过月经量，遂就诊于我院急诊。

【妇科检查】

左下腹压痛（+），子宫压痛（+）；血红蛋白（Hemoglobin，Hb）133 g/L。盆腔超声：子宫左前壁剖宫产切口旁见 1.6 cm×1.3 cm 无回声区，彩色多普勒血流显像（color doppler flow imaging，CDFI）：其内可见红蓝双色血流信号，与左侧子宫动脉连接，提示：子宫动脉假性动脉瘤可能性大。磁共振成像（magnetic resonance imaging，MRI）检查（图 1-1）显示剖宫产瘢痕一侧血肿形成，数字减影血管造影（digital subraction angiography，DSA）血管栓堵后血肿明显缩小。

【治疗经过】

经介入科造影证实为子宫动脉动脉瘤后行子宫动脉栓塞术，术后腹痛消失，阴道流血明显减少。术后 2 个月复查盆腔超声：子宫左前壁剖宫产切口旁见 0.8 cm×0.7 cm 低回声区，CDFI：未见血流信号。近期因月经过多，暂不考虑再次生育，拟放置曼月乐环。

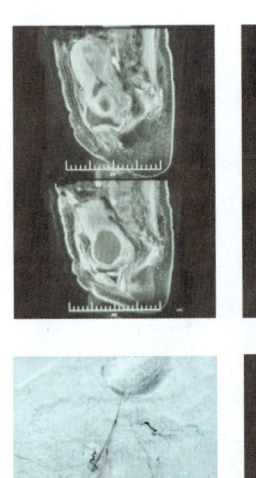
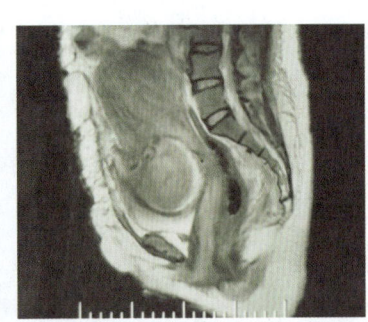
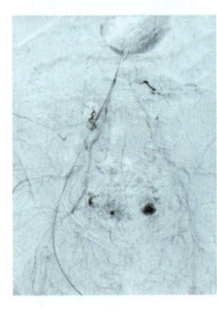
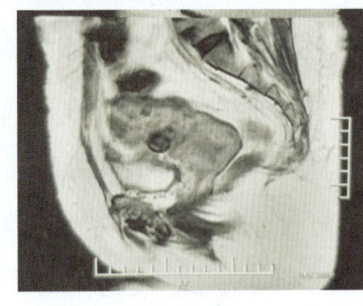

图 1-1　MRI 显示剖宫产瘢痕一侧血肿形成，DSA 血管栓堵后血肿明显缩小

病例分析

1. 子宫假性动脉瘤的成因和处理原则

子宫假性动脉瘤（uterine artery pseudoaneurysm，UAP）是指由于子宫动脉壁缺陷导致血液外渗，被周围组织包绕形成的与动脉腔相通的搏动性血肿。一般认为与子宫动脉损伤相关，与子宫假性动脉瘤相关的妇产科操作主要有：剖宫产术、子宫肌瘤剔除术、宫颈锥切术、诊刮术、产钳助产及人工流产术等。子宫动脉损伤导致动脉壁全层破裂，在破口周围被邻近组织粘连包裹形成血肿，在动脉搏动的持续冲击下，动脉与血肿相通形成假性动脉瘤；或动脉壁部分损伤，损伤处管壁变薄向外膨出被邻近组织粘连包裹形成假性动脉瘤。与真性动脉瘤不同，子宫假性动脉瘤的瘤壁缺乏完整的动脉内膜、中膜及外膜结构，仅为一层疏松的结缔组织，一旦瘤腔内压增高即可能导致瘤壁破裂，造成大出血（图 1-2）。

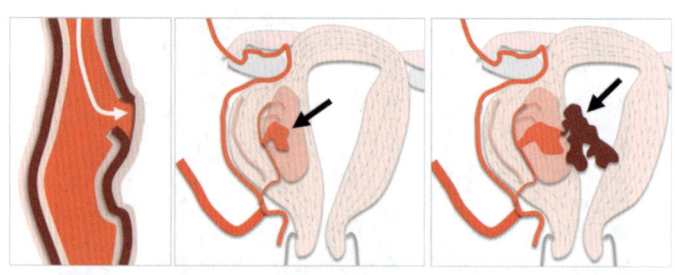

图1-2 子宫假性动脉瘤形成示意

子宫假性动脉瘤的临床表现与其部位及其是否破裂相关。未破裂时多无明显临床症状；破裂时可表现为大出血，或因血栓形成导致出血停止，表现为间断性不规则出血。瘤腔与宫腔相通可表现为阴道流血，若与腹腔相通则表现为腹腔内出血。子宫假性动脉瘤可自发破裂或于妇科检查、性交等外力作用后继发破裂，出现临床症状的平均时间间隔为2周左右，也有报道有患者在妇产科手术后8年才出现症状。

子宫假性动脉瘤的诊断主要依据辅助检查，包括超声、盆腔电子计算机断层扫描（computed tomography，CT）、MRI及DSA。超声检查是目前初筛、诊断UAP的主要方法，典型的超声影像表现为子宫肌壁内囊性结构，囊腔内透声较好或不佳，有时可见缓慢涌动的云雾状回声；CDFI显示瘤体内可见红蓝相间的湍流状血流；脉冲多普勒可探及收缩期动脉内高速血流冲入瘤腔，舒张期血流自瘤腔返回动脉的双向血流频谱。但超声不能显示假性动脉瘤侵犯血管的精确血管结构。CT增强扫描可以观察到明显强化的UAP病灶及出血征象；在MRI检查中，UAP在T_1WI上可表现为轻度的高信号，T_2WI上常呈不均质低信号，增强扫描可见其内的血块信号影像；但两种方法对于较小的病灶有一定局限性。目前，DSA是诊断子宫假性动脉瘤的"金标准"，可显示突出于动脉血管腔外的囊状阴影及其供血动脉，较大的动脉瘤可见造影剂喷入动脉瘤内，当有活动性出血时可观察到造影剂外溢；除明确诊断外还可同时行选择性动脉栓塞术。

子宫假性动脉瘤的治疗：①期待治疗：对于未破裂、无明显临床症状的 UAP 可暂时观察，有少数子宫动脉瘤破裂后自发吸收消失的个案报道。②保守治疗：对于范围较小的浅表 UAP 可采用超声监测下外力压迫法，直至动脉瘤内无彩色血流信号，对临床操作有一定技术要求，国外文献报道成功率为 71%～93%。③手术治疗：对于阴道大出血或腹腔内出血的患者首选手术治疗。对生命体征平稳的患者首选子宫动脉栓塞术，其是目前治疗子宫假性动脉瘤的一线治疗方案，国外报道成功率为 94%～100%。研究表明，动脉栓塞治疗对卵巢功能无影响或有短暂及轻微影响。与单侧动脉栓塞相比，双侧动脉栓塞不会增加术后对生育能力的影响，目前大多数学者仍主张对子宫假性动脉瘤行双侧动脉栓塞。栓塞术后常见的不良反应包括发热、恶心、呕吐、下腹部及臀部缺血性疼痛，严重并发症包括子宫、卵巢、膀胱、直肠等缺血性坏死。对于生命体征不稳定、弥散性血管内凝血（disseminated intravascular coagulation，DIC）晚期或栓塞失败的患者，可采取髂内动脉结扎或子宫切除术。

2. 子宫动静脉瘘与子宫假性动脉瘤有何区别

子宫动静脉瘘（uterine arteriovenous fistula，UAVF）为少见的子宫血管畸形，多见于 20～40 岁的育龄期女性，分先天性和获得性。先天性 UAVF 多由胚胎期原始的血管结构分化异常形成，有多条血管交通，多合并盆腔邻近脏器或其他系统的血管畸形；获得性 UAVF 常继发于子宫的创伤（手术、分娩、流产、刮宫）、感染、肿瘤（尤其是滋养细胞肿瘤），创伤的动脉分支与肌层静脉之间形成小的动静脉通路，常为单根动静脉相通，并不累及周围组织。UAVF临床表现不一，多为月经过多或流产、刮宫及滋养细胞肿瘤化疗后持续少量或突发大量阴道出血，出血常无先兆，突然发生，突然停止，称为"开关式"，可反复发作。与子宫假性动脉瘤临床表现类似，不易鉴别。大部分UAVF患者无阳性体征，少部分患者可于子宫病变部位扪及搏动感及血流震颤。

UAVF的超声影像表现为病灶内较丰富的血流信号，可见明显的血液倒流，呈五彩镶嵌状，脉冲多普勒病变区显示为湍流血流，瘘口处高速低阻动脉频谱，瘘口附近静脉显影明显，静脉血流动脉化。MRI典型影像为子宫肌层中见卷曲扩张的血管。DSA检查能显示精细的血管结构，是诊断UAVF的"金标准"，表现为子宫动脉增粗、迂曲，结构紊乱，病变部位呈血管团，出现向对侧静脉分流的侧支循环，动脉期造影见造影剂外溢，静脉期出现早期静脉回流。

3. 月经过多的鉴别诊断和处理原则

月经过多（heavy menstrual bleeding，HMB）的国际妇产科联盟（international federation of gynecology and obstetrics，FIGO）定义为月经量大于80 mL，但目前国内外多推荐采用英国国家卫生与临床优化研究所（National Institute for Health and Clinical Excellence，NICE）指南推荐定义：月经期失血量过多，以致影响女性身体健康、情感生活、社会活动和物质生活等方面的质量。各种导致异常子宫出血（abnormal uterine bleeding，AUB）的原因均可表现为HMB，常见的病因包括子宫内膜息肉、子宫腺肌症、子宫平滑肌瘤、子宫内膜恶性病变和凝血功能障碍、卵巢排卵障碍、子宫内膜局部异常、医源性、未分类，其中未分类中包括子宫动静脉瘘和假性血管瘤等病因，需在排除常见病因后加以考虑及明确。目前仍有40%的HMB病因不明。

HMB 的诊断流程见图 1-3。需根据患者的年龄、症状和生育要求制订个体化的治疗方案。对于特发性 HMB，药物治疗为一线治疗方案，包括宫内放置曼月乐（GradeA）、氨甲环酸（GradeA）、非甾体抗炎药（GradeB）、口服避孕药及孕激素（GradeB）。对于没有生育要求或曼月乐放置失败的特发性 HMB 患者，保守性手术治疗（子宫内膜消融、内膜切除术等）效果优于药物治疗（一类证据）；不推荐子宫切除作为特发性 HMB 的一线治疗方案。

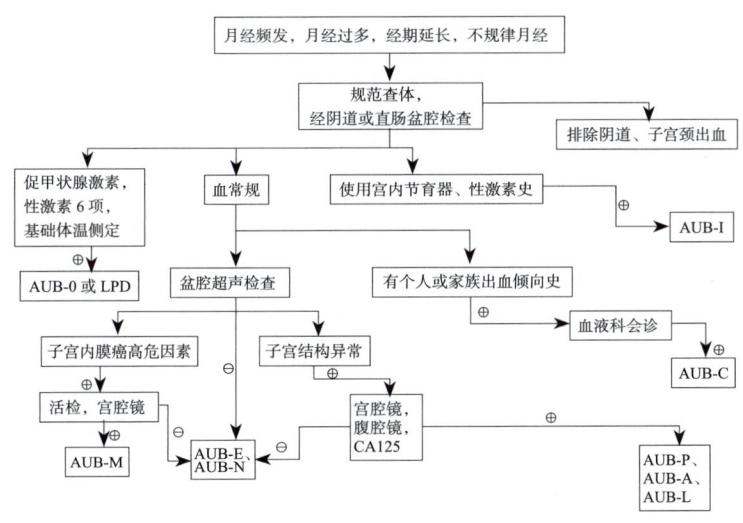

图 1-3 月经过多诊断流程

病例点评

育龄期 AUB 是妇科内分泌门诊中常见的病种之一。按 FIGO 提出的 PALM-COEIN 分类方法，此例是病因分类中少见的 AUB-N：子宫动脉假性血管瘤。病史方面，患者 AUB 继发于剖宫产手术操作后，术后曾有巨大宫旁血肿；症状特点方面，属于发作性 HMB。以上情况很容易疑诊获得性子宫动静脉瘘。但此例患者的症状还伴有固定位置的下腹痛，腹痛与 HMB 并存，这些特点与子宫动静脉瘘是不符合的。最终，彩色血流多普勒显像提供了鉴别诊断的依据，进一步确诊需要放射介入造影技术。因为本例患者就诊时生命体征平稳，治疗上采用了相对保守的子宫动脉栓塞术，效果尚满意。

参考文献

1. 欧阳振波，陈梅丽，陈钰，等．子宫动脉假性动脉瘤致剖宫产术后晚期产后出血1例并文献复习．现代妇产科进展，2015（12）：958-959．
2. 吴娟，徐新建，朱芮，等．子宫动脉假性动脉瘤治疗荟萃分析．浙江临床医学，2017，19（11）：2037-2039．
3. AKIHIRO T，WATARU K，SANAE I，et al. Conservative management of uterine artery pseudoaneurysm after laparoscopic-assisted myomectomy and subsequent pregnancy outcome：Case series and review of the literature. European Journal of Obstetrics Gynecology & Reproductive Biology，2014，182（1）：146-153.
4. YOUSSEF A T. Intrauterine arterial pseudoaneurysm，a rare cause of per vaginal bleeding. J Ultrasound，2018，21（4）：333-337.
5. 韩娟．子宫动静脉瘘诊治的研究进展．中国微创外科杂志，2017，17（6）：557-559．
6. 成宁海，向阳．子宫及宫旁动静脉畸形的临床表现和处理．中华妇产科杂志，2001，36（1）：58-59．
7. 阮祥燕，宋菁华．月经过多的病因与诊治．实用妇产科杂志，2016，32（12）：883-885．
8. 田秦杰．月经过多：一个常见但被忽视的问题．生殖医学杂志，2015，24（4）：257-260．
9. 中华医学会妇产科学分会妇科内分泌学组．异常子宫出血诊断与治疗指南．中华妇产科杂志，2014，49（11）：74-79．
10. MARRET H，FAUCONNIER A，CHABBERT-BUFFET N，et al. Clinical practice guidelines on menorrhagia：Management of abnormal uterine bleeding before menopause. European Journal of Obstetrics & Gynecology & Reproductive Biology，2010，152（2）：133-137.
11. SINGH S，BEST C，DUNN S，et al. Abnormal uterine bleeding in pre-menopausal women. Journal of Obstetrics &Gynaecology Canada，2013，35（5）：473-479.

（程晓彤　邓姗）

病例 2　未婚未育黏膜下多发肌瘤

病历摘要

【基本信息】

患者，女，24 岁。主诉"月经经期延长，经量增多、痛经渐进性加重 1 年"入院。

未婚，有性生活史。11 岁初潮，既往月经规律，7 天 /30 天，量偏多，痛经（+），视觉模拟评分法（visual analogue scale/score，VAS）5 分。近 1 年无明显诱因出现月经经期延长，达 14 天，月经量较前明显增多，每周期用 3 包夜用卫生巾，每包 20 片，伴心慌、头晕，痛经渐进性加重，VAS 9 分；周期尚规律。2017 年 10 月起于当地就诊，经多次 B 超检查提示：子宫增大，子宫多发肌瘤或子宫腺肌症伴腺肌瘤，未予进一步处理。2018 年 1 月转来我院。

【辅助检查】

Hb 53 g/L，平均红细胞体积（mean corpuscular volume，MCV）56.3 fL，红细胞比容（hematocrit，HCT）20.5%，血小板（platelet，PLT）377×10^9/L，CA125 26.4 U/mL。MRI（图 2-1，图 2-2）提示子宫多发结节、团片状异常信号，凸向宫腔内生长，考虑多发肌瘤可能，部分不除外腺肌瘤。

【妇科检查】

盆腔检查子宫如孕 10 周，活动好，无压痛；双附件未及明确包块；三合诊子宫直肠窝未及明显结节，直肠黏膜光滑。

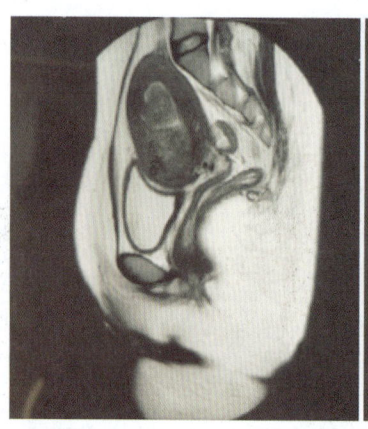
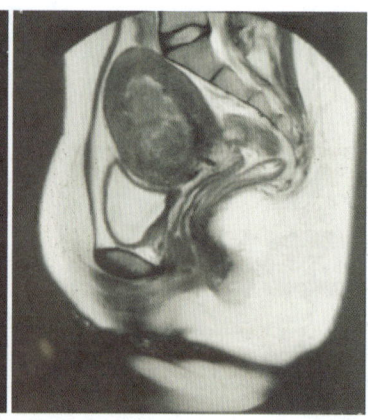

子宫增大，呈前倾、前屈位，宫腔形态不规则；子宫多发结节、团片状异常信号，凸向宫腔内生长。考虑多发肌瘤可能，部分不除外腺肌瘤。

图 2-1　MRI 平扫影像（矢状位）

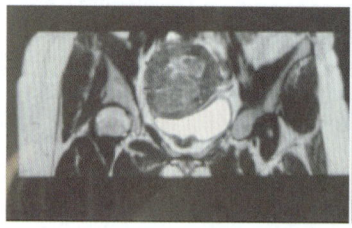
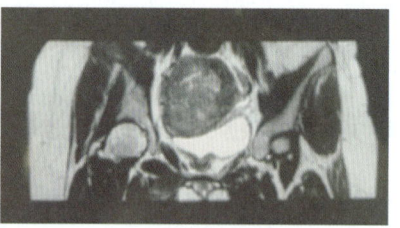

子宫增大，结合带显示欠清，子宫多发结节、团片状等 T_2、等 T_1 信号，部分病灶内可见片状长 T_2 信号，凸向宫腔内生长，宫腔形态不规则。

图 2-2　MRI 增强扫描影像（冠状位）

【治疗经过】

根据 CA125 26.4 U/mL，予注射用醋酸曲普瑞林肌内注射 2 个周期后，复查 Hb 65 g/L。静脉输注红细胞悬液 4 U 改善贫血，复查 Hb 91 g/L，后于静脉麻醉下行宫腔镜检查术＋子宫病灶活检术，术中探宫腔深 10 cm，宫腔镜下见宫腔形态失常，多发子宫黏膜下肌瘤填满宫腔（图 2-3），双侧输卵管开口不可见，以电切环切除部分宫腔占位组织送病理检查。术后病理提示符合黏膜下平滑肌瘤。术后建议继续促性腺激素释放激素激动剂（gonadotropin-releasing hormone agonist，GnRHa）治疗，同时补铁治疗，待病理及患者贫血改善后再考虑二次手术。

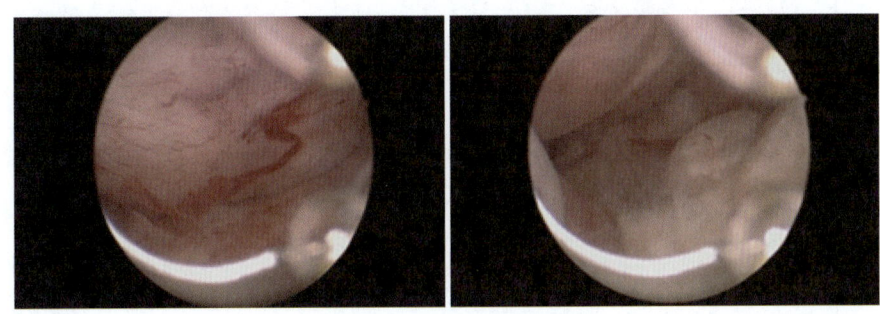

图 2-3　宫腔镜下影像

病例分析

1. 宫腔占位的鉴别诊断要点（表 2-1）

2. 黏膜下肌瘤的手术方式选择

传统上，多采用子宫切开术切除黏膜下子宫平滑肌瘤，对于没有生育要求的患者直接行全子宫切除术。宫腔镜下子宫肌瘤切除术作为一种安全有效切除病变的微创手术，已在很大程度上取代了传统方法。宫腔镜下切除肌瘤最大的优点是不破坏子宫肌层的完整性，从而有利于未来的生育。即便是对于完成生育的患者，因宫腔镜手术侵入性较小，也基本上成为保留子宫手术的首选方式。宫腔镜肌瘤切除术适用于 0～2 型肌瘤直径 ≤ 5.0 cm 的黏膜下肌瘤；肌壁间内突肌瘤，肌瘤表面覆盖的肌层 ≤ 5.0 cm；各类脱入阴道的子宫或子宫颈黏膜下肌瘤；宫腔长度 ≤ 12 cm；子宫体积 < 孕 8～10 周大小。

宫腔镜下切除巨大肌瘤势必会增加手术时间，可能会增加围手术期出血、水中毒等并发症风险。当存在多个肌瘤或肌瘤大于 5 cm，或肌瘤位于子宫肌层深处时，很有可能需要分期手术。

表 2-1 宫腔占位的鉴别诊断要点

	超声影像	核磁影像
子宫肌瘤及黏膜下子宫肌瘤	子宫肌层回声不均、厚薄不一，表面、壁间或宫腔内显示单个或多个大小不等的类圆形实质低回声结节，内部回声多均质；较大者内可见斑片状更低或无回声，位于黏膜下的肌瘤，肌瘤线多推向四周。肌瘤的周围多能显示血流呈环状和半环状	子宫肌瘤在 T_1WI 上呈等信号，而在 T_2WI 上呈类圆形低信号，以低信号为主的结节或明显肿块，边界清晰。较小肌瘤信号均匀，较大肌瘤低信号内见明显高信号改变。如伴坏死、液化或出血信号改变，可表现 T_2WI 高信号。由于 MRI 组织分辨力高，在 T_2WI 上可显示子宫肌层与内膜之间的结合带，表现为低信号，因此当发生子宫肌瘤时，尤其是黏膜下及壁间肌瘤可见结合带局灶性中断或不完全消失
子宫内膜间质肌瘤	超声检查表现并无特异性，通常呈不均匀低回声的子宫内膜肿块，可能显示广泛的子宫肌层浸润	大部分病灶表现以实性为主，混杂信号占位，实性部分主要表现为 T_1WI 与子宫肌层类似的等信号，若合并出血则呈稍高信号；少部分病灶有环状，合并坏死则呈低信号；T_2WI 呈稍高于子宫肌层信号
子宫内膜息肉（腺肌瘤样息肉）	宫腔多发中高回声或回声不均，形态规则为舌形或椭圆形，基底部内膜与子宫肌层界线较清晰，连续性较好，但宫腔线变形或显示模糊；腺肌瘤样息肉声像上均与子宫内膜息肉相似，缺乏特异性，病理检查是诊断的金标准	息肉内膜比内膜信号稍高或相似，在 T_2WI 上息肉大多与内膜同步变化，伴有出血者在 T_1WI 及 T_2WI 加权像上均呈高信号
子宫腺肌症	经阴道超声见子宫肌层出现边界不清的低回声区，其内可见大小不等囊状、裂隙状无回声；内膜基底部与子宫肌层间可见线状条带放射状由基底膜进入肌层内；子宫内膜与子宫肌层结合带边界不清	子宫非对称性增大，形态规则（或）肌层内出现边界不清的低信号区或点状高信号，结合带最大厚度≥ 12 mm 和最大厚度 / 最大肌层厚度≥ 40%，子宫肌层内点状高信号灶
子宫内膜病变（如子宫内膜增生或子宫内膜癌）	子宫内膜增生超声表现为内膜回声增强，呈疏松的蜂窝样回声；子宫内膜癌典型超声表现有子宫不同程度的占位性病变，子宫内膜血管失去正常规律，子宫内膜不规则增厚，内部回声强弱不均，早期病灶与肌层分界尚清晰，晚期内膜与肌层之间交界面不规则，合并不同程度的宫腔积液	MRI 检查中，子宫内膜癌表现为子宫内膜的局限性或弥漫性异常增厚，形成子宫腔内的占位性病变，T_2WI 信号多低于或等于子宫内膜。若癌灶局限于子宫内膜，则结合带保持完好；若结合带显示异常，如增宽，显示不清或中断消失，提示病变已经侵犯子宫肌层

MyoSure 是一种快速、便捷的子宫内组织切除技术，2009 年获得美国食品和药物管理局（food and drug administration，FDA）认证，2013 年获得原国家食品药品监督管理局认证，是一种以机械能旋转的管状切除系统，在宫腔镜下通过隐藏在设备侧壁内的机械刀进行组织切除，刀片在设备内高速旋转，切割效率高，速度达 8075 r/min，3 个循环每秒。刀片与手柄结合形成一次性切割装置，手柄与吸引管连接，设备在切除组织的同时将组织快速移出体外。在国外，MyoSure 已广泛应用于子宫黏膜下肌瘤及子宫内膜息肉切除。经临床试验证实，它在治疗 1 型、2 型子宫黏膜下肌瘤及子宫内膜息肉中具有微创、高效、并发症少等优势。传统的宫腔镜电切术中，使用单极切除术后宫腔粘连的发生率为 31%，双极电刀切除术后宫腔粘连的发生率为 7.5%，冷刀切除术后宫腔粘连的发生率为 4%。MyoSure 的物理机械切割，无电切损伤，避免了宫腔镜电切手术中对病变周围正常内膜组织的电热效应与热损伤，保护了子宫内膜，降低了子宫内膜过度灼伤及邻近器官灼伤的风险；在辅助生殖技术之前用 MyoSure 切除宫腔内病变的患者，与其他接受辅助生殖技术的患者相比妊娠率无差异，对生殖预后的改善可能是其更大的优势。

病例点评

本例患者是由于多发黏膜下子宫肌瘤引起的 AUB，伴重度失血性贫血。宫腔镜下要切除如此多的 FIGO 1～2 型子宫肌瘤，随着手术时间的延长，手术出血量、过度水化综合征的风险势必都会增加。为了医疗安全，这种情况下医生应"适可而止"，不强调一次手术就切除干净，必要时择期二次手术是合理而明智的医疗决策。积极引进新技术、新设备，并熟练运用于临床，将如虎添翼，改进治疗效果。

参考文献

1. 代敏. 子宫肌瘤的低场 MRI 影像学特征及诊断价值研究. 中国 CT 和 MRI 杂志, 2017, 15（12）: 93-95.
2. 李芸芝, 杨来虎, 钱吉芳. MRI 在子宫内膜间质肉瘤中的诊断价值. 中国优生与遗传杂志, 2016, 24（9）: 62-65.
3. SALA E, ROCKALL A G, FREEMAN S J, et al. The added role of mrimagingin treatment stratification of patients with gynecologicmalignancies: What the radiologistneeds to know. Radiology, 2013, 266（3）: 717-740.
4. HAMIDOUCHE A, VINCIENNE M, THUBERT T. Operative hysteroscopy for myoma removal: morcellation verus bipolar loop resection. J Gynecol Obstet Biol Reprod（Pasis）, 2015, 44（7）: 658-664.
5. EMANUE M H, WAMSTEKER K. The intra uterine morcellator: a new hysteroscopic operating technique to remove intrauterine polyps and myomas. Journal of minimally invasive gynecology, 2005, 12（1）: 62-66.
6. ROBERT J R, ANDREA S L. Twelve months outcomes for patients undergoing hysteroscopic morcellation of uterine polyps and myomas in an office or ambulatory surgical center. Journal of minimally invasive gynecology, 2014, 22（2）: 285-290.
7. MAZZON I, FAVILLI A, COCCO P, et al. Does cold loop hysteroscopic myomectomy reduce intrauterine a dhesions? A retrospective study. Fertil Steril, 2014, 101（1）: 294-298.

（彭诗维　罗敏）

病例3 异常子宫出血合并抗磷脂抗体综合征

病历摘要

【基本信息】

患者，女，40岁。主因"失血性休克"送入抢救室。

患者自然流产3次，LMP：2019年3月1日。既往月经规律，3～5天/28～30天，量中，轻度痛经。2014年起无明显诱因出现月经紊乱，4～20天/15～30天，量多，曾因"贫血"于当地医院行止血、输血治疗（Rh阴性）。2016年10月曾行刮宫术，结合病理考虑"功能失调性子宫出血"，建议口服去氧孕烯，但因下肢血栓未用药（患者双下肢深静脉血栓20余年，未规律抗凝；母亲及姐姐均患"自身免疫性肝病"）。2019年3月1日阴道大出血，外院查Hb 86 g/L，PLT小于$10×10^9$/L；凝血：凝血酶原时间（prothrombin time，PT）13.4 s，活化部分凝血活酶时间（activated partial thromboplastin time，APTT）92.70 s，补体C3 0.48↓，补体C4正常；超声：子宫内膜厚。予输血、血浆治疗，病情未缓解。2019年3月14日晨转诊至我院急诊，积极抗休克治疗，在输血、补液情况下监测Hb仍有下降：68 g/L→48 g/L，PLT：（13～14）$×10^9$/L；凝血：PT 15.4 s，APTT 70.5 s（血浆纠正试验阴性）；抗$β_2$糖蛋白1抗体（$β_2$ glycoprotein，$β_2$-GP1）40 RU/mL↑，狼疮抗凝物（lupus anticoagulant，LA）2.4 s↑，超声：内膜1.1 cm，回声不均，下肢深静脉血栓形成伴部分再通。

【治疗经过】

予甲泼尼龙 80 mg iv qd，妇科给予 GnRHa 注射，后凝血功能逐渐改善，出血减少，转至免疫科进一步治疗，患者血小板持续偏低，完善骨穿，排除其他原因所致血小板减少后，予静脉输注免疫球蛋白及静脉激素治疗，后血小板逐渐回复至正常，并予抗凝治疗。

病例分析

1. 抗磷脂抗体综合征的诊断

抗磷脂抗体综合征是指以反复血管性血栓事件、自发性流产为主要临床表现，伴有抗磷脂抗体（antiphospholipid antibody，APA）中高度阳性的非炎症性自身免疫性疾病，可伴有中度血小板减低。广义的抗磷脂抗体很多，纳入诊断标准的主要是 3 种：抗心磷脂抗体（anticardiolipin antibody，ACA）、LA 和抗 β_2-GP1。根据 2006 年修订的 APS 分类诊断标准，确诊 APS 至少要满足 1 项临床标准和 1 项实验室标准。

（1）临床标准

①血管血栓形成：任何组织或器官出现 1 次或多次静脉、动脉或小血管血栓形成发作，伴明确的血栓形成影像学或组织学证据。浅表静脉血栓形成不符合 APS 的血栓形成标准。②病理妊娠：存在 1 次或多次形态正常的胎儿在 ≥ 10 孕周时不明原因死亡，或者因子痫、子痫前期，或胎盘功能不全而发生 1 次或多次形态正常的胎儿在 34 孕周之前早产，或者连续 3 次或多次在 < 10 孕周时自发性妊娠丢失，且无法用染色体异常、母亲解剖结构或激素原因来解释。

（2）实验室标准

①血浆中出现 LA，至少发现 2 次，每次间隔至少 12 周。②用标准酶联免疫吸附侧定（enzyme linked immunosorbent assy，ELISA）在血清中检测到中至高滴度的 IgG/IgM 类 aCL 抗体（IgG 型 aCL > 40 GPL；IgM 型 aCL > 40 MPL；或滴度 > 99 的百分位数）；至少 2 次，间隔至少 12 周。③用标准 ELISA 在血清中检测到 IgG/IgM 型抗 β_2-GP1 抗体，至少 2 次，间隔至少 12 周（滴度 > 99 的百分位数）。

2. APS 诊治过程中的关注要点

早期诊断是 APS 治疗的关键，对于以下情况，应考虑是否为 APS：①出现其他原因无法解释的一个或多个静脉或动脉血栓形成事件，尤其是在年轻患者中。②出现一次或多次与妊娠相关的特定不良结局，如妊娠 10 周后死胎，重度子痫前期或胎盘功能不全导致的早产，以及多次胚胎丢失（< 10 孕周）。③其他原因无法解释的血小板减少或凝血功能异常（如 APTT 延长）。④APS 相关的其他临床特征，如网状青斑、血小板减少、心脏瓣膜病和神经系统表现（认知障碍、白质病变）。⑤若患者有系统性自身免疫性疾病 [尤其是系统性红斑狼疮（systemic lupus erythematosus，SLE）]，则应在有相应临床症状时增加对 APS 的怀疑。

APS 中的凝血功能异常不能通过输注血浆（补充凝血因子）纠正。凝血因子在钙离子和磷脂的存在下组成凝血酶原复合物，是凝血的重要过程。APS 患者血浆中存在 LA，与磷脂 – 蛋白质复合物结合，干扰各种依赖磷脂的凝血和抗凝因子发挥作用，导致 APTT 延长，此时加入正常人混合血浆（血浆纠正试验），不能纠正凝血时间，而加入过量的磷脂，延长的 APTT 可被纠正，证实凝血因子呈磷脂依赖性。

血栓栓塞事件是 APS 的主要危害，其机制为：①与血管内皮细胞的磷脂结合，使前列腺素合成减少，血管收缩；②与血小板膜磷脂作用，使血小板聚集形成血栓；③直接损伤内皮细胞，抑制纤溶酶原激活释放而促进血栓形成；④中和 $β_2$ 糖蛋白 1 的抗凝作用。预防血栓形成是 APS 治疗的主要目的。对于已经形成血栓的 APS 患者，免疫抑制治疗比抗血栓治疗更为重要。妇科常用的止血药物（除 GnRHa）均可不同程度增加血栓风险，对于已经合并血栓的 APS 患者，应慎用或禁用。

3. 全身凝血相关疾病所致 AUB（AUB-C）的处理

AUB-C 包括再障、各类型白血病、各种凝血因子异常及各种原因造成血小板减少等全身性凝血机制异常导致的出血。自初潮起即月经过多的女性中 13% 有全身性凝血异常；严重的青春期 AUB（需要住院治疗或输血，Hb < 80 g/L）的患者中，20%～30% 可能合并凝血功能异常。基本原则：治疗原发疾病、减少出血，改善生活质量。主要包括：①治疗应与血液科和其他科室共同协商，原则上以血液科治疗措施为主，妇科协助控制月经出血；②妇科首选药物治疗，主要为大剂量高效合成孕激素子宫内膜萎缩治疗，有时加用丙酸睾酮减轻盆腔器官充血；③氨甲环酸、短效口服避孕药也可能有帮助；④在药物治疗失败或原发病无法治愈时，可考虑在血液科控制病情、改善全身状况后行手术治疗（子宫内膜切除术和子宫切除术）。

病例点评

AUB-C 中最常见的疾病是血小板减少性紫癜、再生障碍性贫血、骨髓异常增生综合征及血液系统肿瘤等，核心的病理机制是血小板数量、功能异常或凝血因子异常。而抗磷脂抗体综合征则以"高凝"

为突出特点,尽管也会表现为血小板减低和凝血时间延长,但对血栓的警惕仍不能放松。如果不考虑原发病,药物止血的效果应以短效口服避孕药最强,但存在高凝倾向的疾病,如血栓、SLE、APS等均是使用短效口服避孕药的禁忌证,同时考虑到孕激素对凝血系统也有一定影响,以使用GnRHa"假绝经治疗"最安全。对于严重失血的患者,短期内闭经对恢复血红蛋白水平、改善一般状况、给予治疗原发病的缓冲时间都是有好处的。理论上GnRHa在用药初期可能有"点火效应",但临床上并不影响治疗效果。

参考文献

1. MIYAKIS S, LOCKSHIN M D, ATSUMI T, et al. International consensus statement on an update of the classification criteria for definite antiphospholipid syndrome(APS). J Thromb Haemost, 2006, 4(2): 295-306.
2. CERVERA R. Lessons from the "Euro-Phospholipid" project. Autoimmun Rev, 2008, 7(3): 174-178.
3. ANDREOLI L, BERTSIAS G K, AGMON-LEVIN N, et al. EULAR recommendations for women's health and the management of family planning, assisted reproduction, pregnancy and menopause in patients with systemic lupus erythematosus and/or antiphospholipid syndrome. Ann Rheum Dis, 2017, 76(3): 476-485.
4. 中华医学会妇产科学分会妇科内分泌学组. 异常子宫出血诊断与治疗指南. 中华妇产科杂志, 2014, 49(11): 801-806.
5. 排卵障碍性异常子宫出血诊治路径共识专家组,中华预防医学会生育力保护分会生殖内分泌生育保护学组. 排卵障碍性异常子宫出血诊治路径. 生殖医学杂志, 2020, 29(6): 703-715.

(王艳芳 邓姗)

病例 4 Evans 综合征热球子宫内膜去除术

病历摘要

【基本信息】

患者，女，42 岁。主因"阴道不规则出血 4 个月"于 2019 年 1 月 10 日住院。

患者 G_3P_1，既往月经规律，LMP：2018 年 7 月 26 日。2018 年 6 月因"贫血、黄疸"就诊于我院，诊断为"Evans 综合征"，给予甲泼尼龙琥珀酸钠激素治疗，病情稳定后出院，激素逐渐减量（2018 年 12 月 7 日停激素药物）。2018 年 8 月 30 日，患者开始出现阴道少量不规则出血，12 月 20 日因阴道出血多，1 小时浸透一片卫生巾，于我院急诊就诊，给予卡络磺钠 80 mg 静脉滴注，口服氨甲环酸、云南白药对症止血，效果明显。12 月 24 日因再次贫血 [血常规：PLT 74×10^9/L，白细胞（white blood cell，WBC）1.29×10^9/L，Hb 78 g/L] 在血液科住院，系统评估后，排除 Evans 综合征复发，考虑因失血致缺铁性贫血，建议继续服用铁剂纠正。2019 年 1 月 1 日，因阴道出血再次增多，约 20 min 可完全浸透一片夜用卫生巾，给予一般性止血药物效果欠佳，口服炔雌醇环丙孕酮，3 片/日，3 天后阴道出血明显减少，后逐渐减量维持，出血期间 Hb 最低 78 g/L，入院时 Hb 100 g/L。

【治疗经过】

入院后择期在静脉麻醉下行宫腔镜检查+热球子宫内膜去除术。术中探及宫腔深9 cm,检查镜下可见宫腔内大量水草样内膜漂浮,部分息肉样突起,内膜厚,宫腔形态大致正常,双卵管开口欠清,电切息肉样组织,吸宫2周,热球治疗3.5 min,2次。术后停炔雌醇环丙孕酮,阴道流少量淡粉色血水。病理示破碎的子宫内膜伴局灶出血及炎性渗出物,伴子宫内膜息肉形成。术后2周复查Hb 121 g/L,无不适,精神较前明显好转,阴道间断流少量淡血水。术后1个月未再有阴道出血,门诊随诊。术前、术后子宫内膜对比如图4-1。

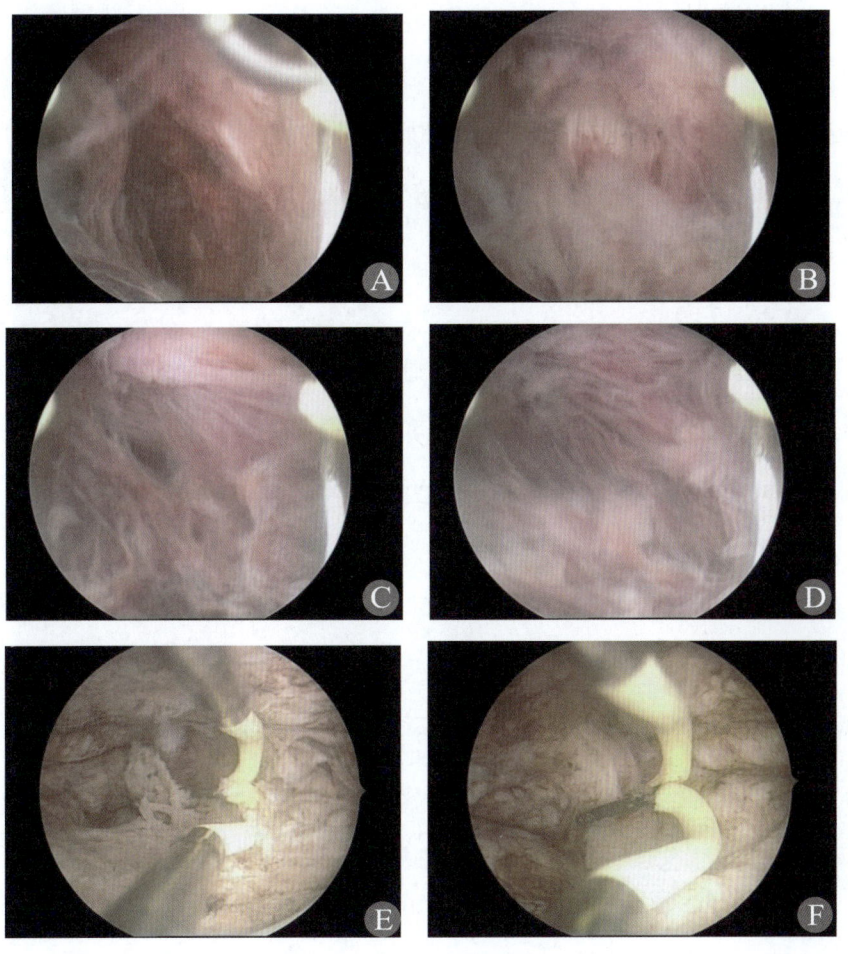

A、B、C、D:术前子宫内膜厚,色粉红,水草样漂浮;E、F:术后内膜焦化而苍白。

图4-1 术前、术后子宫内膜对比

病例分析

1. Evans 综合征

（1）定义

Evans 综合征是指抗球蛋白试验（Coombs 试验）阳性的温凝集素自身免疫性溶血性贫血（autoimmune hemolytic anemia，AIHA）合并特发性血小板减少性紫癜（idiopathic thrombocytopenic purpura，ITP），部分患者还伴有自身免疫性中性粒细胞减少（15%）。临床特点多表现为病情严重、难治，易复发。

（2）病因

Evans 综合征是 AIHA 的变异型，引起溶血的抗体与引起血小板破坏的抗体是不同的。引起红细胞破坏的抗体针对 Rh 血型抗原的蛋白质部分，然而破坏血小板的抗体则通常针对血小板的膜糖蛋白（glycoprotein，GP）Ⅱb/Ⅲa。

（3）分类

原发：50%；继发：与 SLE、感染、淋巴组织增生性疾病、原发性免疫缺陷病相关，在儿童中还与自身免疫性淋巴细胞增生综合征（autoimmune lymphoproliferative syndrome，ALPS）相关。

（4）临床表现

AIHA 与 ITP 可同时出现（55%～60%），也可相继出现。常见症状：贫血、出血、黄疸、肝脾大，特点为出血比单纯的 ITP 严重，血栓则比 AIHA 严重，特别在切脾之后（3～5 倍风险）。

（5）实验室检查

血常规：Hb↓，PLT↓，MCV↑，红细胞平均血红蛋白浓度（mean corpuscular hemoglobin concentration，MCHC）WBC↓；

血生化：间接胆红素↑、LDH↑，结合珠蛋白↓；抗血小板抗体（+）；血涂片：球形红细胞（+），直接 Coombs 试验（+）、IgG（+）、抗 C3（+）或两者均为阳性（97%～99%）。

（6）治疗

一线药物为糖皮质激素（78%～83% 首次缓解，1 年内复发率 92%）和静脉用免疫球蛋白（IVIG 60% 缓解）；二线药物包括：达那唑（60% 缓解）、利妥昔单抗（63% 缓解）、免疫抑制剂。其他治疗措施包括脾切除（52% 有效）、造血干细胞移植等。

2. 子宫内膜热球去除术（uterine balloon thermo-ablation, UBT）

（1）作用原理

通过置入宫腔的球囊中可加热的膨胀介质，使之与子宫内膜接触，通过高温作用使子宫内膜组织细胞蛋白凝固、坏死、剥脱、纤维化而达到内膜去除的效果。

（2）适应证

①无生育要求。②宫腔形态大致正常，6 cm ≤ 子宫腔深度 ≤ 12 cm。③保守治疗无效，不愿切除子宫或因疾病不能耐受手术，AUB 药物治疗效果欠佳，或有药物治疗禁忌，或不能耐受药物治疗，不愿长期药物治疗。除外 AUB-M（子宫内膜非典型性增生或内膜癌）。AUB-O 为排卵异常导致的出血，子宫内膜去除术不应该作为 AUB-O 治疗的常规方法，尤其不推荐子宫内膜去除术用于 AUB-O 导致的子宫内膜增生和癌变的治疗，因为子宫内膜去除术不能保证去除所有的病灶，反而因为子宫内膜完整性和持续性的破坏可能致宫腔粘连，妨碍子宫内膜组织病理学检测，对未来的随访造成障碍，导致随访时可能因子宫内膜增生或子宫内膜癌病灶隐藏于粘连带后

而漏诊。④黏膜下子宫肌瘤≤3 cm，要求保留子宫。⑤子宫内膜多发息肉、复发性子宫内膜息肉及子宫内膜息肉切除后不能耐受药物治疗者。⑥子宫腺肌症，要求保留子宫者。⑦乳腺癌等激素依赖性疾病不适合药物治疗的患者。⑧绝经期患者合并内膜癌高危因素。

（3）禁忌证

①有生育要求或者已经妊娠；②已知或怀疑子宫内膜癌及癌前病变者；③宫腔深度＜6 cm或＞12 cm；④生殖系统、泌尿系统感染者；⑤内科并发症不能耐受麻醉和手术者。

（4）临床效果

近20年经国内外多项研究证实，热球作为第二代子宫内膜去除术，相比第一代子宫内膜去除术，即经宫颈子宫内膜电切术（transcervical resection of endometrium，TCRE），可降低子宫穿孔率，避免术中液体超负荷，简化操作过程，可降低培训要求，部分可在门诊局部麻醉下完成。总之，热球更安全、方便、实用，临床治疗效果更佳，患者满意度更高，可满足患者保留子宫，治疗月经过多、痛经等需求。

病例点评

第二代子宫内膜去除术设备不仅有热球，还有微波、射频、冷冻、热盐水等能量源，显著降低了手术难度、缩短了手术时间、减少了与手术时间和方法密切相关的"水中毒"不良反应。只要是排除子宫内膜恶性病变及癌前病变的AUB情况，且没有生育要求的患者，都可考虑行子宫内膜去除术。总体而言，术后可以达到50%以上的闭经率。子宫内膜去除术尤其适用于合并凝血功能障碍不能耐受常规子宫切除手术的患者，和（或）曼月乐环等治疗失败的情况。

与 2001 年美国 FDA 批准的另一种射频内膜去除术设备 Nova Sure 相比，热球的优点是价格更低，现已进入我国医保目录，而且配合宫腔镜检查和负压吸宫，可以在一次手术中多次加热，能确保内膜去除效果到位。

参考文献

1. MICHEL M，CHANET V，DECHARTRES A，et al. The spectrum of Evans syndrome in adults：new insight into the disease based on the analysis of 68 cases. Blood，2009，114（15）：3167.
2. 中华医学会妇产科学分会绝经学组. 围绝经期异常子宫出血诊断和治疗专家共识，中华妇产科杂志，2018，6（53）：396-401.
3. 夏恩兰. 第二代子宫内膜去除术. 中华妇产科杂志，2004，12：57-58.
4. 冯力民，高婉丽，杨保军，等. 用子宫内膜热球剥除术治疗异常子宫出血的临床分析. 北京大学学报（医学版），2006，38（4）：432-435.
5. 侯晓慧，王明，张天宇，等. 子宫内膜热球去除术治疗子宫内膜息肉的远期临床观察. 中国内镜杂志，2014，20（6）：561-565.
6. 郑杰，夏恩兰，冯力民. 子宫热球系统治疗月经过多合并严重内科疾病 4 例报告. 中国实用妇科与产科杂志，2000，16（7）：443-444.
7. 王维，翟妍，张紫寒，等. 应用 TB 型热球子宫内膜去除术治疗异常子宫出血. 中华医学杂志，2016，96（41）：3333-3336.
8. GIMPELSON R J. Ten-year literature review of global endometrial ablation with the NovaSure® device. Int J Womens Health，2014，3（6）：269-280.

（刘朝晖　邓姗）

病例 5　大子宫的子宫腺肌症表现为难治性出血

病历摘要

【基本信息】

患者，女，36 岁。主因"再次阴道大出血"就诊于我院急诊。

患者已婚，G_0P_0，曾有 3 次生化妊娠。自 13 岁初潮起月经即不规律，10 天 /15～30 天，量中，痛经（−）。10 余年前曾口服去氧孕烯、屈螺酮、米非司酮等药物调整月经，用药期间月经规律，但未能长期规律用药。间断中医治疗，效果欠佳。2004 年、2010 年曾行诊刮术，病理不详（自诉非恶性）。近 1 个月阴道出血较前增多，且持续时间长，血红蛋白（Hb）最低 54 g/L，曾于外院输血及血浆。2019 年 3 月 17 日夜间就诊于我院急诊，查 Hb 79 g/L，凝血功能大致正常；超声提示：子宫明显增大，腺肌症表现，内膜增厚。予止血药对症处理后出血曾一度减少，但短期内又有反复，再次在外院接受输血治疗。2019 年 3 月 23 日，再次因阴道大出血就诊于我院急诊。

【妇科检查】

宫颈可见直径 3 cm×2 cm 赘生物嵌顿，表面未见活跃出血，宫底脐下一横指，宫体轻压痛。Hb 82 g/L，CA125 107.5 U/mL。超声：子宫 18.8 cm×15.8 cm×11.5 cm，肌层回声不均，腺肌症可能。宫腔线分离，宽约 0.6 cm，单层内膜厚约 0.6 cm，宫腔积液，透声欠佳。盆腔 MRI 检查（图 5-1）提示子宫明显增大，内膜结构杂乱，尤其以宫腔上段为著，结合带增厚，回声不均。

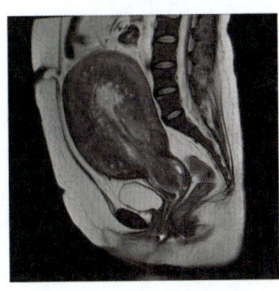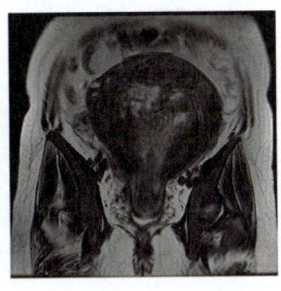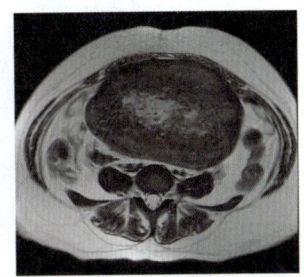

子宫明显增大，肌层信号不均，内伴多发斑点状长 T_2 信号影，内膜增厚，结合带增宽，宫颈可见长 T_2 信号影。

图 5-1　盆腔 MRI 检查

【治疗经过】

继续予静脉止血药、抗感染对症治疗，当时出血稍减少，建议妇科内分泌门诊随诊。2019 年 3 月 25 日，就诊于我院妇科内分泌门诊，建议立即住院，急行宫颈赘生物摘除及诊刮，并送病理检查。

患者住院后复测血压提示休克，立即开放静脉通路、补充晶体液抗休克，随后至手术室静脉麻醉下行宫腔脱出组织物拧除术 + 刮宫术，术中见宫颈嵌顿组织 5 cm×3 cm，拧除后探查宫腔难以触底，宫腔后壁明显隆起，吸宫 2 周后出血仍活跃、迅猛，予宫纱填塞，术后返内科重症监护室（medical intensive care unit，MICU）。24 小时后取出宫纱，当时出血不多，病理回报为子宫内膜息肉，予 GnRHa 皮下注射并转回普通病房。术后第 5 天（3 月 30 日）下午患者无明显诱因再次阴道大出血，打开窥器见宫颈管又有息肉样组织脱出，动态监测 Hb 由 90 g/L 下降至 62 g/L，予止血治疗输红细胞 4 U，并急诊行双侧子宫动脉栓塞（图 5-2），再次止血后平稳出院。

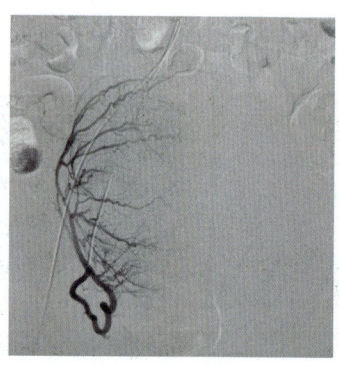
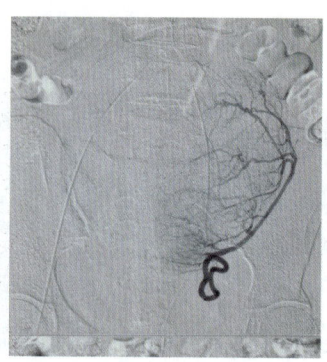

子宫明显增大至脐下水平,子宫动脉明显迂曲增宽,子宫染色重。

图5-2 双侧子宫动脉造影

病例分析

1. GnRHa"点火效应"的机制及临床表现

GnRHa源于天然GnRH,主要替换GnRH的第6位及第10位氨基酸,替换后使该激动剂对内肽酶的降解具有抵抗作用,从而延长其半衰期(至1～6小时),同时增加与垂体GnRH-R结合能力(100～200倍),使受体被长时间占用,最终使受体下调及腺垂体促性腺激素细胞脱敏而抑制促性腺激素释放,进而诱导产生低雌激素状态(图5-3)。这种抑制是一种缓慢的过程,一般于GnRHa治疗2～3周后才出现。研究发现GnRHa首次给药初期(最初10日内),可一过性地短暂刺激促卵泡激素(follicle-stimulating hormone,FSH)和促黄体生成素(luteinizing hormone,LH)升高,使卵巢激素短暂升高,约持续7天,GnRHa持续作用10～15天后,垂体表面的GnRH受体被全部占满或耗尽,对GnRHa不再敏感,才出现FSH和LH大幅下降,进而卵巢性激素水平明显下降。期间可引起子宫内膜突破性出血或撤退性出血,子宫内膜异位症患者可出现疼痛加重的现象。

单次使用 GnRHa 后点火效应或卵巢过度刺激的发生率较低（2.9%～3%），一位患者在月经的第 21 天给予 3.75 mg 的曲普瑞林肌内注射后发生点火效应，定期监测激素水平显示，用药后第 3 天雌二醇（estradiol，E_2）增加至 10 275 pmol/L，此后逐渐下降，第 8 天开始出现阴道出血，当时 E_2 为 1590 pmol/L，第 15 天 E_2 下降至 115 pmol/L。此外有研究表明，在 GnRHa 前或同时使用孕激素或达那唑预处理，可以阻断 GnRHa 的激动作用，减少 E_2 的波动幅度。

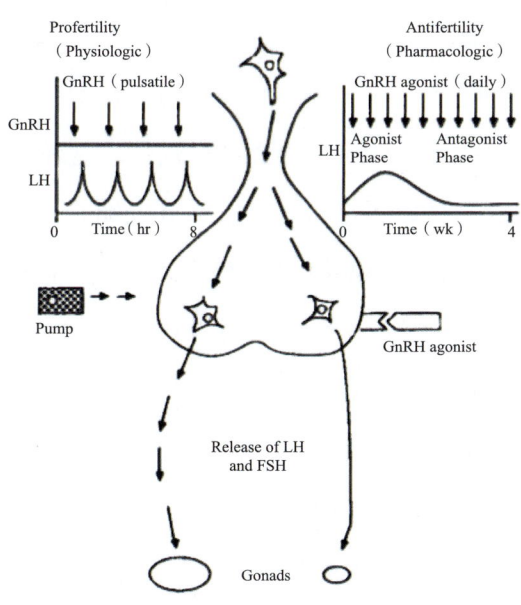

图 5-3　GnRH 和长效受体激动剂类似物的作用模式

2. 子宫腺肌症相关异常子宫出血（AUB-A）的临床特点

子宫腺肌症（adenomyosis，AM）可分为弥漫型及局限型（即子宫腺肌瘤），AUB-A 的主要临床表现：①无症状（35%）；②月经过多、经期延长（40%～50%）；③痛经（10%～30%），典型为进行性加重，可伴有性交痛及慢性盆腔痛；④不规则出血，激素治疗或刮宫无效（20%）；⑤生育力下降或流产；⑥增大的子宫刺激和压迫膀胱出现尿频等；⑦妇科检查子宫呈均匀性增大或局限性隆起，质地硬并有压痛；经期子宫体积较平时增大，压痛更加明显。

AM 的确诊需病理检查，但临床上可根据典型症状及体征、血 CA125 增高等做出初步判断。盆腔超声检查可辅助诊断，可表现为：球形子宫、子宫内膜与肌层交界不清、肌层栅栏状回声、子宫肌层增厚、子宫肌层前后壁厚度不一致、不规则子宫肌层囊性回声及肌层回声不均匀。有条件者可行 MRI 检查，典型表现为子宫体积增大，且结合带弥漫性增厚超过 12 mm，结合带与肌层的分界较为模糊；或者子宫局限性增大，在 T_1WI 上表现为等信号或点状高信号，在 T_2WI 上表现为等或略低信号，增强扫描病灶轻度强化。

根据盆腔 MRI 的病灶分布特点，AM 又可分为内生型、外生型和中间型。内生型常以异位内膜累及腺体为主，而外生型以病灶累及肌肉组织为主。尽管尚无大样本的研究就症状与 MRI 影像特点的关联进行分析，但初步的临床经验表明，内生型的 AM 常以月经过多（HMB）为主要表现，而外生型的 AM 以痛经为主。弥漫性的 AM 往往是常规药物治疗的难治对象。

3. 子宫内膜息肉相关的异常子宫出血（AUB-P）

本例患者同时存在子宫内膜息肉，并且巨大、多发，也是导致急性 AUB（大出血）的重要原因，与临床医师没有及时进行阴道窥器检查有关。所以，对出血时间长、治疗效果不佳、出血量多的患者必须进行妇科检查，以明确出血来源，积极进行止血等治疗，不能仅仅满足于输血等对症处理。

病例点评

AM 给人印象最深的临床表现是进行性加重的痛经，而 AUB-A 往往被人忽略，尤其在合并其他出血病因的情况下。不可否认，用于 AUB-O 等的药物治疗方案也通常适用于 AUB-A，但 AM 的存在常常造成常规用药治疗失败或治疗效果不满意，比如口服复方口服避孕药（combined oral contraceptive，COC）期间延长的突破性出血，放置曼月乐期间延长的不规则出血或是大量出血等。

回顾性分析本例患者的诊治过程，有很多经验教训值得总结。该患者其最大的症结可能在于子宫过大，病灶过于广泛，同时存在大息肉和肥胖导致的稀发排卵或无排卵，需要综合考虑，全面治疗。如能早期规律用药防治 AM 进展，甚至积极助孕，应该不至于有惨痛的结局。尽管该患者还不满 40 岁，尚未生育，但目前的子宫状态恐怕很难保留生育功能。此次血管栓塞术后，将继续行 GnRHa 治疗，3 个周期后再评估药物效果和讨论下一步的治疗方向。

参考文献

1. CONN P M, CROWLEY W F. Gonadotropin-releasing hormone and its analogues. N Engl J Med, 1991, 324（2）：93-103.
2. CÉDRIN-DURNERIN I, BULWA S, HERVÉ F, et al. The hormonal flare-up following gonadotrophin-releasing hormone agonist administration is influenced by a progestogen pretreatment. Hum Reprod, 1996, 11（9）：1859-1863.
3. 彭二玄, 杨欣, 梁旭东. GnRH-a 治疗子宫内膜异位症"点火效应"导致严重痛经一例. 中国妇产科临床杂志, 2015, 16（2）：183-184.
4. ABBOTT JASON A. Adenomyosis and Abnormal Uterine Bleeding（AUB-A）- Pathogenesis, diagnosis, and management. Best Pract Res Clin Obstet Gynaecol, 2017, 40：68-81.

5. KISHI Y, SUGINAMI H, KURAMORI R, et al. Four subtypes of adenomyosis assessed by magnetic resonance imaging and their specification. Am J Obstet Gynecol, 2012, 207（2）: 114, e1-e7.

6. BAZOT M, DARAÏ E. Role of transvaginal sonography and magnetic resonance imaging in the diagnosis of uterine adenomyosis. Fertil Steril, 2018, 109（3）: 389-397.

7. WEISSMAN A, BARASH A, SHAPIRO H, et al. Ovarian hyperstimulation following the sole administration of agonistic analogues of gonadotrophin releasing hormone. Hum Reprod, 1998, 13（12）: 3421-3424.

8. HALL L L, MALONE J M, GINSBURG K A, et al. Flare-up of endometriosis induced by gonadotropin-releasing hormone agonist leading to bowel obstruction. Fertil Steril, 1995, 64（6）: 1204-1206.

（王艳芳　邓姗）

病例 6　经间期出血与慢性子宫内膜炎

病历摘要

【基本信息】

患者，女，40 岁。主因"经期延长 1 年，发现子宫内膜息肉 1 周"入院。

患者 G_1P_1，2008 年顺产一女。既往月经规律，6～7 天 /32 天，经量中等，无痛经，近 1 年来出现经期延长，持续 8～15 天，表现为月经 6～7 天后淋漓不尽。LMP：2019 年 2 月 23 日，持续 15 天。地屈孕酮后半周期撤退后月经经期仍持续 10 天。

【妇科检查】

妇科检查无明显阳性体征。

【辅助检查】

盆腔超声：子宫 5.4 cm×5.2 cm×3.8 cm，内膜厚约 1.2 cm，回声不均。宫腔中上段见中高回声，2.3 cm×1.5 cm×1.1 cm，形态尚规则，边界尚清。CDFI：内见点条状血流信号，提示子宫内膜息肉可能性大。

【治疗经过】

后期有生育要求，要求行宫腔镜息肉切除术。妇科检查无明显阳性体征，入院后择期行宫腔镜手术，术中探宫腔深 7.5 cm，镜下见宫腔中上段后壁 2.5 cm 大小的息肉样赘生物，周边内膜表面可见散在的微乳头样突起（图 6-1）。考虑子宫内膜息肉合并慢性子宫内膜炎，术后予米诺环素口服，100 mg，bid×14 天。术后病理：子宫内膜息肉、（子宫内膜）晚增早泌期子宫内膜、CD138（-）。

【随访】

门诊随诊，经期缩短至 5～7 天，短期内未见经间期出血症状反复。

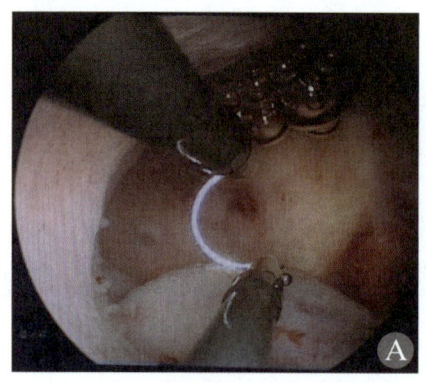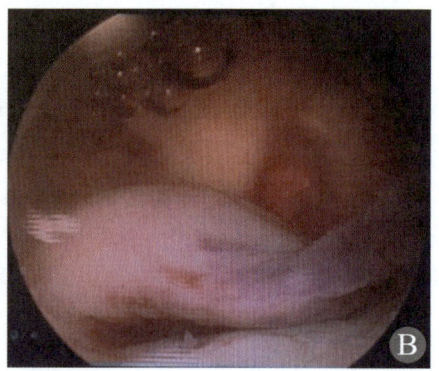

A：子宫后壁息肉周围内膜表面可见散在微乳头样突起；B：宫腔内可见舌状息肉。

图 6-1　宫腔镜下表现

病例分析

1. 经间期出血的鉴别诊断

经间期出血（intermenstrual bleeding，IMB）是一种常见的 AUB 类型，为介于两次正常月经之间的出血，通常是有排卵的，一般分为可预测的正常月经周期间出血或点滴出血，或不可预测的经间期任意时间出血。导致 IMB 的可能原因有：内分泌因素，如排卵期出血、黄体功能不全等；医源性因素，如 COC、LNG-IUS 等避孕药具、抗凝药物的使用等；子宫因素，如内膜息肉、子宫肌瘤、创伤、异物、宫颈炎、宫颈癌、宫颈息肉等；妊娠相关疾病，如流产、滋养细胞肿瘤等；全身性疾病，如凝血功能障碍性疾病、肝功能异常等。IMB

可有多种疾病的临床表现，通过询问病史、查体、辅助检查及经验治疗找到特异性病因是治疗有效的关键前提。鉴别诊断包括以下几点。

（1）排卵期出血

排卵期出血通常出血量较少，一般持续 1～3 天，部分患者可能持续 5～7 天，可能与排卵期雌激素波动有关，可伴有轻微腹痛、乳房胀痛。

（2）黄体功能不全或萎缩不全

黄体功能不全通常表现为正常月经来临前的少量出血，持续至月经来潮；而黄体萎缩不全与卵泡发育不全导致雌激素不足，引起内膜修复障碍的出血类型多表现为经期过后淋漓出血的"拖尾"现象。基础体温测定（basal body temperature，BBT）是判断是否排卵及是否存在黄体功能障碍的最简单易行的方法，排卵后基础体温高温相小于 11 天，结合黄体中期孕激素水平低于 10 ng/mL，可考虑为黄体功能不全。

（3）黏膜下子宫肌瘤或息肉

黏膜下子宫肌瘤或息肉表现为月经过多、经期延长、淋漓不尽或不规则出血，超声检查对宫内占位性病变有很高的敏感性，有时较大的黏膜下肌瘤或息肉可脱出宫颈外口。70%～90% 的子宫内膜息肉可并发 IMB 或月经过多，宜行宫腔镜切除并送病理检查。

（4）子宫内膜炎

急性子宫内膜炎可表现为下腹坠痛，经期加重，伴有白带增多、经量增多或 IMB。查体子宫大小正常或稍大、有触痛。临床上多见于产后、流产后或宫腔内放置节育器后，或者继发于子宫黏膜下肌瘤、内膜息肉、急慢性盆腔炎等，无明显诱因的子宫内膜炎病原体多来自阴道内的菌丛；慢性子宫内膜炎可以仅表现为不孕不育、反复流产等，也可以出现AUB，被归为AUB-E，并无显著特异的临床表现。

（5）子宫瘢痕憩室

患者有明确的剖宫产史，恢复月经后开始出现经期延长，且随着病程延长，出血时间有逐渐延长的趋势。盆腔超声检查和（或）盆腔MRI检查结合病史是诊断子宫瘢痕憩室（previous cesarean scar defect，PCSD）的有效手段，必要时可借助宫腔镜检查和治疗。

（6）凝血功能障碍

凝血功能障碍表现为经量过多、经期延长。通过询问病史、查体、血常规及凝血功能检查可以诊断或排除，如再生障碍性贫血、特发性血小板减少性紫癜等全身性凝血功能障碍性疾病。

2. 慢性子宫内膜炎的诊断依据

慢性子宫内膜炎（chronic endometritis，CE）是妇科常见疾病，是导致不孕和流产的原因之一。临床上多见于产后、流产后或宫腔内放置节育器后，或者继发于子宫黏膜下肌瘤、内膜息肉、子宫内膜炎、宫颈炎、输卵管卵巢炎等，病原体多来自阴道内的菌群。老年女性由于雌激素水平低下，内膜菲薄，亦易受到病菌侵犯。

CE的病理诊断依据是在子宫内膜间质中发现异常浆细胞浸润。利用免疫组织化学对浆细胞标记物CD138的组织病理学评价是目前最可靠、最省时的慢性子宫内膜炎诊断方法。CD138免疫染色剂在内膜基质浆细胞（endometrial stromal plasmacyle cell，ESPC）的检测中明显优于常规的组织染色剂。联合使用免疫组织化学和常规染色是一种推荐的选择。宫腔镜检查有潜力成为慢性子宫内膜炎的一种筛查方法，其镜下特征表现是子宫内膜微息肉（小于1 mm）的形成和草莓征。

宫腔镜诊断 CE 的准确性受膨宫介质及检查者经验的影响，其与组织病理学诊断的符合率差异很大。宫腔镜评价 CE 的价值已得到认可，但能否独立作为 CE 的诊断标准仍有争议。

3. 阿奇霉素、多西环素、米诺环素的异同点

多西环素、强力霉素因其覆盖从普通细菌到支原体的广泛抗菌谱，被用于治疗慢性子宫内膜炎。有文献表明，口服强力霉素单药（200 mg/d，持续 14 天）可根治 92.3%（108/117）的 CD138（+）ESPC。对于多西环素耐药的患者，二线治疗方案为甲硝唑（500 mg/d，14 天）/ 环丙沙星（400 mg/d，14 天），总体治愈率可达到 99.1%（116/117 名患者）。

（1）多西环素（$C_{22}H_{24}N_2O_8$）

多西环素是半合成四环素类药物，是一种广谱抑菌剂，高浓度时具杀菌作用。立克次体属、支原体属、衣原体属、非结核性分枝杆菌属、螺旋体对该药敏感。该药对革兰阳性菌的作用优于革兰阴性菌，但肠球菌属对其耐药。其他如放线菌属、炭疽杆菌、单核细胞增生性李斯特菌、梭状芽孢杆菌、弯曲杆菌等也对该品敏感。该品对淋病奈瑟菌具一定抗菌活性，但耐青霉素的淋病奈瑟菌对多西环素也耐药。当患者有青霉素禁忌时，多西环素可作为候补药物用于下列细菌引起的感染：淋病奈瑟球菌和脑膜炎奈瑟球菌，梅毒螺旋体和极细密螺旋体，单核细胞增生性李斯特杆菌、梭菌属、炭疽芽孢杆菌、梭形梭杆菌、放线菌属。

动物实验表明，四环素类药物能通过胎盘，可在胎儿组织中被发现，对胎儿的发育有毒性（妨碍骨骼的生长）。在动物怀孕初期用药产生的胚胎毒性已有记载。多西环素可经乳汁分泌，8 岁以下儿童及妊娠晚期忌用，故哺乳期妇女用药期间应暂停哺乳。常见的不良反应还有胃肠道反应、皮炎、肾毒性等，一般情况不严重。

（2）米诺环素（$C_{23}H_{27}N_3O_7$）

米诺环素又称为美满霉素或二甲胺四环素，其为半合成四环素类广谱抗生素，在四环素类抗生素中是抗菌作用最强的。因为米诺环素半衰期较长，其血药浓度比其他同类型药物高2～4倍。同时，该药能几乎无变化地从尿道排出，即使分解，其分解代谢物也具抗菌活性，因此，该药具有高效、广谱、速效、长效、口服吸收快的特点。对敏感金黄色葡萄球菌、肺炎链球菌、溶血性链球菌、草绿色链球菌、淋球菌、流感杆菌等的作用比四环素强2～4倍。

由于米诺环素对淋球菌、厌氧菌、沙眼衣原体、支原体等有作用，且疗效明显优于青霉素、氨苄青霉素，因此现在广泛地用于治疗淋病、非淋菌性尿道炎、沙眼衣原体宫颈炎等性传播疾病。常见的不良反应有二次感染、胃肠道反应、肝肾功能损害、过敏反应、眩晕等。

（3）阿奇霉素（$C_{38}H_{72}N_2O_{12}$）

阿奇霉素为半合成的十五元环大环内酯类抗生素，其对革兰阳性需氧微生物如金黄色葡萄球菌、肺炎链球菌、溶血性链球菌，革兰阴性需氧微生物如流感嗜血杆菌、卡他摩拉菌，其他微生物如沙眼衣原体、肺炎支原体、解脲支原体、梅毒螺旋体等均有效。大多数粪链球菌、肠球菌及耐甲氧西林的葡萄球菌对阿奇霉素耐药。

阿奇霉素耐受性好，不良反应发生率低，临床上常用于成年人及儿童。对于有严重肝肾功能受损的患者应当权衡利弊，动物实验中阿奇霉素无致畸作用，属于妊娠B类药物，应用于孕妇时也需要权衡利弊。

病例点评

子宫内膜炎分为急性和慢性两类。急性子宫内膜炎是一种有症

状的疾病，其特征是子宫内膜上皮、腺体和宫腔微脓肿形成，以及中性粒细胞浸润。慢性子宫内膜炎通常是隐匿的，子宫内膜基质的浆细胞浸润亦不多见。采用下生殖道样本进行的微生物检查不能预测慢性子宫内膜炎的病原体，微生物检查和血液检查也不是有效的工具。因此，在目前的临床实践中，子宫内膜活检的组织病理学检测对慢性子宫内膜炎的诊断具有重要意义。

在过去的10年里，越来越多的证据表明，慢性子宫内膜炎和不孕不育之间存在联系。28%的不明原因不孕、14%～41%的重复种植失败和8%～28%的重复流产患者被认为存在慢性子宫内膜炎。在1551名绝经前接受宫腔镜检查和子宫内膜活检的妇女中，通过CD138免疫染色的方法估计慢性子宫内膜炎的发病率为24.4%。本例患者虽然CD138（-），但鉴于其宫腔镜下有典型的"微乳头"特征，仍考虑存在慢性子宫内膜炎。

慢性子宫内膜炎高危因素以持续使用宫内节育器为代表，即使取环后，也可以发现长期的子宫内膜基质浆细胞聚集。另外多胎、流产、经期延长、AUB和输卵管阻塞也被认为是慢性子宫内膜炎的独立风险因素。多年来，关于这一病变对生殖的影响可能被低估了。

参考文献

1. CRUM C P，EGAWA K，FENOGLIO C M，et al. Chronic endometritis：the role of immunohistochemistry in the detection of plasma cells. Am J Obstet Gynecol，1983，147（7）：812-815.
2. 宋冬梅，黄晓武. 慢性子宫内膜炎的宫腔镜诊断. 国际生殖健康/计划生育杂志，2017，36（3）：234-245.
3. KITAYA K，TAKEUCHI T，MIZUTA S，et al. Endometritis：New time, new concepts. Fertil Steril，2018，110（3）：344-350.

（杨学敏　邓姗）

病例7 排卵期追加促排卵药出现的月经紊乱

病历摘要

【基本信息】

患者,女,37岁。主因"G_2P_0,月经紊乱2年余,要求调经并帮助妊娠"就诊。

14岁初潮,既往月经规律,6天/30天,量中,痛经(-)。2年前无明显诱因出现月经紊乱,经期延长、淋漓10~15天,周期缩短为20天,经量尚正常。

既往史:幼时腮腺炎病史,室上性心动过速病史。

【体格检查】

身高149 cm,体重32.5 kg,BMI 14.6 kg/m²。

【治疗经过】

2019年3月曾有50天的停经史,排除妊娠后口服中药。2019年4月30日月经来潮,出血持续11天,2019年6月11日因停经41天而BBT单相,予肌内注射黄体酮20 mg×3天,6月20日至24日再次阴道出血,其间(d4)FSH 11.66 mIU/mL,LH 39.98 mIU/mL,E_2 201.1 pg/mL,黄体酮(progesterone,P)1.45 ng/mL,睾酮(testosterone,T)0.22 ng/mL,催乳素(prolactin,PRL)519 μIU/mL。2019年6月25日(d6)用来曲唑5 mg、qd×5天,后行阴道超声检测,述有卵泡长大但未排出。2019年7月8日(d19)阴道出血,似月经

量，持续 4 天后减少。2019 年 7 月 11 日，FSH 9.74 IU/L，LH 6.62 IU/L，E_2 95 pg/mL，P 3.29 ng/mL，T 0.70 ng/mL，PRL 22.4 ng/mL。

病例分析

1. 常用口服促排卵药的作用机制和使用方法

（1）抗雌激素类

枸橼酸氯米芬（clomifene citrate，CC）是一种三苯乙烯衍生的非甾体化合物，常用制剂是由约 38% 顺式异构体（zuclomiphere，珠式 CC）和约 62% 反式异构体（enclomiphee，恩式 CC）组成。恩式 CC 同时具有抗雌激素和弱雌激素效应，而珠式 CC 则是完全的抗雌激素效应，珠式 CC 诱导排卵的效果比恩式高 5 倍。

CC 口服后经肠道吸收，进入肝血流循环，半衰期一般为 5～7 天。CC 对雌激素有弱的激动与强的拮抗双重作用，首先拮抗占优势，通过竞争性占据下丘脑雌激素受体，干扰内源性雌激素的负反馈，促使 LH 与 FSH 的分泌增加，刺激卵泡生长，卵泡成熟后，雌激素的释放量增加，通过正反馈激发排卵前促性腺激素（gonadotropin，Gn）的释放达峰值，于是排卵。CC 还可直接作用于卵巢，增强颗粒细胞对垂体 Gn 的敏感性和芳香化酶的活性。服药当日，CC 抗雌激素效应可在一些敏感的患者中表现为潮热，大多数患者没有不良反应，3～5 天后表现为宫颈黏液和内膜改变，同时也可影响子宫内膜厚度（endometrial thickness，ET）。当 CC 与雌激素一同使用时，可减弱其对子宫内膜厚度的影响，但并不改善妊娠率。

自月经周期第 2 日至第 5 日开始，起始剂量为 50 mg/d，连用 5 天；如卵巢无反应，第二周期逐渐增加剂量（递增剂量 50 mg/d），最大剂量为 150 mg/d。诱导排卵妊娠多发生于治疗最初 3～6 个月，故治疗超过 6 个月不推荐再用 CC；3～4 个周期仍未妊娠，建议进一步检查或治疗。单用诱发排卵失败时，可根据患者情况换用芳香化酶抑制剂、外源性促性腺激素或二甲双胍来诱导排卵。

（2）芳香化酶抑制剂

来曲唑口服后可完全被吸收，平均终末半衰期约为 45 小时（范围 30～60 小时），主要在肝代谢。来曲唑促排卵机制目前尚不十分明确，推测可能分为以下两方面：阻断雌激素的产生，降低机体雌激素水平，可解除雌激素对下丘脑-垂体-性腺轴的负反馈抑制作用，导致 Gn 的分泌增加而促进卵泡发育；在卵巢水平阻断雄激素转化为雌激素，导致雄激素在卵泡内积聚，从而增强 FSH 受体的表达并促使卵泡发育。同时，卵泡内雄激素的蓄积可刺激胰岛素样生长因子-I（IGF-I）及其他自分泌和旁分泌因子的表达增多，在外周水平通过 IGF-I 系统提高卵巢对激素的反应性。自月经第 2 日至第 5 天开始使用，推荐起始剂量为 2.5 mg/d，连用 5 天；如卵巢无反应，第二周期逐渐增加剂量（递增剂量 2.5 mg/d），最大剂量为 7.5 mg/d；单用诱发排卵失败时，可合并促性腺激素一起使用。

（3）促排卵的辅助用药

1）口服避孕药（oral contraceptives，OC）：OC 自 1980 年开始用于辅助生育技术（artificial reproductive technology，ART），主要利用雌、孕激素对内源性 FSH 及 LH 的负反馈抑制作用，改善卵泡发育的同步性，之后这一应用被更为有效的 GnRHa 降调节作用所取代，但 OC 在促排卵过程中的其他益处仍被广泛利用。例如，黄体期开始的方案中，GnRHa 给药初期的"flare-up"作用可能导致功能性卵巢囊肿，并对体外受精（in vitro fertilization，IVF）的结局产生不利影响，提前给予 OC 抑制卵泡发育，可降低功能性卵巢囊肿的发生

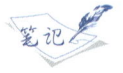

率，并可避免 GnRHa 开始用药时的意外妊娠；利用 OC 调整月经周期的作用，可选择促排卵开始的时间，便于合理安排取卵时间及平均分配工作量。

2）二甲双胍：胰岛素抵抗（insulin resistance，IR）是多囊卵巢综合征（polycystic ovary syndrome，PCOS）的重要特征之一，高胰岛素血症一方面通过增加卵巢雄激素的产生，降低肝性激素结合球蛋白（sex hormone binding globulin，SHBG）的合成，导致高雄激素表现；另一方面是导致 PCOS 代谢异常改变的中心环节。二甲双胍是一种双胍类胰岛素增敏剂，通过抑制肝糖输出，增加外周组织（如肌肉）对糖的摄取，发挥降血糖、降胰岛素作用；同时可通过抑制体内 17α- 羟化酶的活性而降低体内雄激素水平。二甲双胍是研究最为广泛和深入的胰岛素增敏剂，其安全性相对较高。二甲双胍对 PCOS 患者 ART 助孕结局的作用已有较多的证据，在 PCOS 患者中，与使用安慰剂或不用药组比较，ART 前或中给予二甲双胍不能提高活产率及临床妊娠率，但可使卵巢过度刺激综合征（ovarian hyperstimulation syndrome，OHSS）的风险降低 70%～80%，可能通过影响颗粒细胞上 FSH 受体的表达及活性发挥上述作用。

2. 孕激素在诱导排卵中的应用价值

研究发现，在卵泡期低水平雌激素背景下加用孕激素可以有效地抑制 LH 峰，而抑制 LH 峰正是辅助生殖促排卵过程的关键一环，因此，已有研究者使用孕激素替代 GnRH 类似物进行降调节用于辅助生殖。

动物实验发现，对恒河猴单独给予雌激素时可诱发 LH 峰，但如果给予雌激素的同时加用孕激素，则不会出现 LH 峰。而在给予存在黄体功能的恒河猴雌激素时，不会诱发 LH 峰。由此可见，孕激素可以阻断雌激素诱导的 LH 峰。

孕激素的作用位点可能在下丘脑，孕激素通过作用于下丘脑孕激素核受体，降低 GnRH 脉冲性释放的频率，降低 LH 水平。孕激素对 LH 的作用与给药的时间有关，卵泡期低水平雌激素背景下加用孕激素可有效抑制 LH 峰。孕激素抑制 LH 峰存在剂量依赖性，剂量越高抑制作用越强。

病例点评

本例原本是一个典型的有生育要求的排卵障碍性 AUB 患者，口服促排卵药治疗的案例，但由于促排卵周期也出现了异常出血而值得分析总结。实际上启动促排的 6 月 25 日，即所谓的月经 d6，结合 d4 的激素水平来看，应该是排卵期前后，此时再加用来曲唑并不是合适的时机，随后 2 周左右再次出血就变得理所应当和可以理解了，而此次月经 d3（病例为 d4）的激素六项仍显示雌孕激素偏高，符合黄体末期的水平，也不是启动促排的最佳时机。氯米芬和来曲唑标准的使用时机应该是在早卵泡期，此时雌激素水平通常在 30～50 pg/mL，孕激素通常 < 1 ng/mL。对于稀发排卵的患者，在停经阶段如果继续水平符合"早卵泡期"改变，实际上也可以随时启动促排，但在临床上限于当日通常无法获得激素水平，通常会先用黄体酮撤退的方法诱导一次月经作为"起点"。

参考文献

1. LETTERIE G S. Inhibition of gonadotropin surge by a brief mid-cycle regimen of ethinyl estradiol and norethindrone：Possible role in in vitro fertilization. Gynecol Endocrinol，2009，14（1）：1-4.

2. ZHU X X, YE H J, FU Y L. The Utrogestan and hMG protocol in patients with polycystic ovarian syndrome undergoing controlled ovarian hyperstimulation during IVF/ICSI treatments. Medicine(Baltimore), 2016, 95(28): e4193.

3. DIERSCHKE D J, YAMAJI T, KARSCH F J, et al. Blockade by progesterone of estrogen-induced LH and FSH release in the rhesus monkey. Endocrinology, 1973, 92(5): 1496-1501.

4. CHABBERT B N, SKINNER D C, CARATY A, et al. Neuroendocrine effects of progesterone. Steroids, 2000, 65(10-11): 613-620.

5. WILDT L, HUTCHISON J S, MARSHALL G. On the site of action of progesterone in the blockade of the estradiol-induced gonadotropin discharge in the rhesus monkey. Endocrinology, 1981, 109(4): 1293-1294.

（黄琳　邓姗）

病例 8　子宫腺肌症合并排卵障碍性异常子宫出血

病历摘要

【基本信息】

患者，女，26 岁，已婚 G_0P_0。主因"阴道不规则出血 3 个月"于 2019 年 1 月 8 日入院。

16 岁初潮，月经规律，痛经，VAS 3～4 分，2013 年开始间断出现月经淋漓不尽，最长持续时间达 3 个月，间断应用月经后半周期黄体酮管理周期。2017 年 7 月因阴道少量出血持续 1 个月，于外院行宫腔镜检查，描述未见异常，未诊刮。术后阴道出血如月经量，持续 10 天，口服云南白药及中药止血。之后月经后半周期给予地屈孕酮片 10 mg、bid，经期延长至 11 天，需口服止血药止血。2018 年 3 月开始口服炔雌醇环丙孕酮 1 片/日，月经规律至 10 月，但也时有经间期出血，2018 年 9 月曾行盆腔 MRI 提示子宫明显偏向左侧盆腔，子宫内膜略增厚，信号欠均匀，后壁结合带欠清楚，子宫腺肌症待除外（图 8-1）。2018 年 10 月 12 日阴道不规则出血，时多时少，增加炔雌醇环丙孕酮 2 片/日，连续口服，效果欠佳，伴乏力、头晕，实验室检查未见贫血，为宫腔镜检查入院。

既往史：2015 年因宫颈上皮内瘤变（cervical intraepithelial neoplasias，CIN）Ⅱ于外院行宫颈环形电切术（loop electrosurgical excision procedure，LEEP），病理示宫颈炎。2018 年 11 月查薄层液

基细胞学检查（thinprep cytologic test，TCT）、人乳头瘤病毒（human papilloma virus，HPV）均阴性。

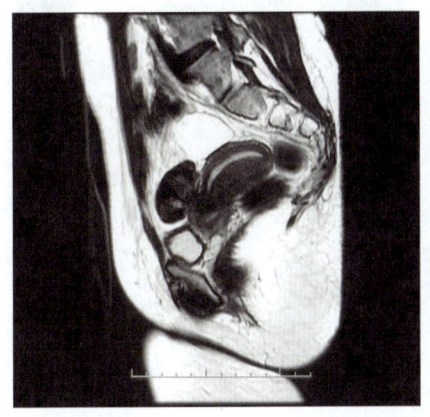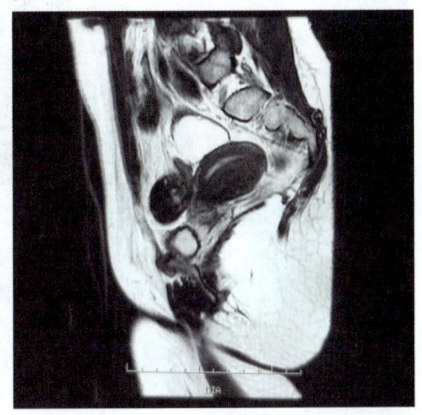

子宫后壁不对称型增厚，结合带不清，内膜腔呈"弓背状"，未见明显占位。

图 8-1　盆腔 MRI 检查

【治疗经过】

2019 年 1 月 10 日患者因 AUB 行宫颈赘生物摘除+宫腔镜检查+诊刮术，术中见宫颈下唇 5～7 点方向小簇息肉样组织，质脆，摘除送病理。探宫腔深 7.5 cm，检查镜下可见宫腔血块及内膜漂浮，左后壁见息肉样黄白色组织，表面见网状血管，直径 0.8 cm（图 8-2）。吸刮头刮宫 1 周，复查宫腔镜：宫腔呈桶状单角型，右卵管开口可见，无平坦宫底形态，左侧卵管开口显示不清，宫腔占位消失。宫腔下段及颈管未见异常。复查未见阴道纵隔，为单宫颈。术后病理示（宫颈赘生物）宫颈内膜息肉；（宫腔刮出物）子宫内膜间质蜕膜样变，部分腺体萎缩。免疫组化结果：CD138（−）。

患者术后月经 9 天/28～30 天，经后阴道点滴淋漓出血 5～6 天自行停止，2019 年 4 月开始口服来曲唑促排卵治疗，第二个周期自然受孕，目前已至中孕，过程顺利。

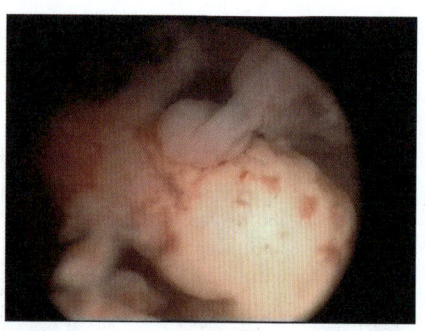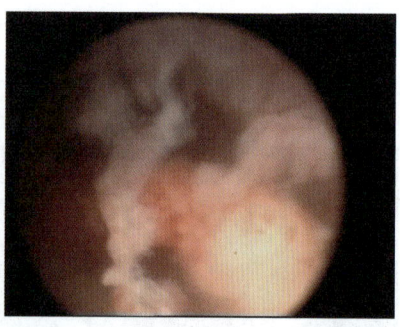

可见息肉样黄白色组织，表面见网状血管，直径 0.8 cm。病理为子宫内膜间质蜕膜样变，部分腺体萎缩。

图 8-2　宫腔镜检查

病例分析

本例患者 2013 年开始月经紊乱，周期不规律，首先考虑 AUB-O，孕激素等药物治疗对该患者效果不理想，始终存在经期淋漓不尽或经间期出血等异常表现，后期在加大短效口服避孕药用量情况下仍不能止血，可疑存在器质性问题。入院凝血指标正常，可排除 AUB-C，患者的 MRI 提示子宫位置偏移并有早期腺肌症表现，可疑 AUB-A。手术过程中发现宫颈内膜息肉，术后病理提示子宫内膜的蜕膜样改变，符合患者近期服用短效口服避孕药的病史，且慢性子宫内膜炎筛查（–），排除 AUB-M 及 AUB-E。

综上，考虑该患者为腺肌症引起的异常子宫出血（AUB-A），患者在规律使用来曲唑促排卵治疗的第二个周期自然受孕，提示引发 AUB 的早期腺肌症病灶对胚胎着床影响相对较小。

1. AUB-A 的临床特点

子宫腺肌症是指子宫内膜腺体及间质出现在子宫肌层组织中（子宫腺肌瘤病）。异位的子宫内膜组织引起周围子宫肌层肥大和增生，导致子宫弥漫性增大（通常为"球形"增大），类似于妊娠子宫均匀增大。子宫腺肌症也可表现为局限在相对独立区域的增生，称为子宫腺肌瘤。子宫腺肌症临床上主要表现为月经量增加和痛经，发生率分别为 60% 和 25%。其中，月经过多可能与子宫球形增大后子宫内膜面积增加相关，而疼痛可能是子宫肌层包裹异位病灶经期发生出血和肿胀所致，此外，约有 1/3 的腺肌症患者无明显临床表现。

AUB-A 主要表现为月经过多和经期延长，部分患者可合并经间期出血和不孕的情况。可依靠经阴道超声和 MRI 进行相关诊断，这 2 种影像学检查方法诊断子宫腺肌症时，可见的证据包括：①子宫肌层不对称增厚（通常后壁肌层更厚）；②子宫肌层囊肿；③自子宫内膜形成辐射样线性条纹；④子宫内膜与肌层边界不清；⑤子宫肌层信号更加混杂。目前基于影像学的诊断和病灶分级尚无统一标准，其确诊需要相应病理证据支持。

2018 年 FIGO 颁布了"修正版的正常与异常子宫出血症状与生育期异常子宫出血原因分类的两系统"，提出根据子宫超声形态评分（morphological uterus sonographic assessment，MUSA）定义了经阴道超声的腺肌症诊断标准（图 8-3）。但这一系统因主要涉及超声检查，故在临床上应用尚需时日。

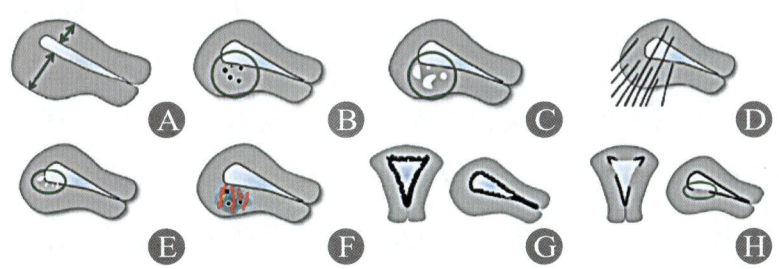

A：不对称性肌层增厚；B：肌层囊肿；C：肌层高回声岛；D：扇形阴影；E：内膜下回声线和芽；F：经过病灶的血管形成；G：如能看到交界区，呈不规则形态；H：间断的交界区（交界区在三维超声中容易看到）。

图 8-3　经阴道超声的腺肌症诊断标准

AUB-A 相关治疗主要包括药物保守治疗和手术治疗 2 种：药物治疗又包括环氧化酶抑制剂、外源性性激素、GnRH 调节剂等；手术治疗包括子宫切除术、子宫腺肌症灶切除术、子宫动脉栓塞术、影像引导射频消融及磁共振引导聚焦超声术。有研究指出，腺肌症的保守手术治疗，包括二代子宫内膜去除术可有效缓解腺肌症相关月经过多的症状。

2. 导致经期淋漓不尽或经间期出血的鉴别诊断思路

AUB-O：育龄期女性最常见的 AUB 原因，主要由稀发排卵、无排卵及黄体功能不足导致。常表现为不规律的月经，经量、经期长短、周期频率、规律性均可异常，有时会引起大出血和重度贫血。大多数 AUB-O 可通过药物取得良好的治疗效果。治疗原则是：急性出血期维持一般状况和生命体征，采取积极支持疗法，尽快止血并纠正贫血；血止后调整周期预防子宫内膜增生和 AUB 复发，有生育要求者行促排卵治疗。天然孕激素或地屈孕酮适用于各年龄段的 AUB-O 患者。诊断 AUB-O 最常用的手段是 BBT 及估计下次月经前 5～9 天（相当于黄体中期）的血清黄体酮水平测定。将 BBT 的体温变化与出血记录对应分析和判断，有助于判别出血类别。

AUB-P：子宫内膜息肉是由雌激素及炎症刺激而导致的子宫内膜增生，与细胞增生、分化障碍存在一定关系。子宫内膜息肉是否存在需通过超声或宫腔镜检查或两者联合检查，有无组织病理均可诊断。根据息肉的大小、位置、数目、形态和组织学等不同指标有不同的组合结果，没必要将宫颈管内息肉排除在本分类之外。子宫内膜息肉可单发或多发，AUB 原因中子宫内膜息肉占 21%～39%，而 70%～90% 的子宫内膜息肉有 AUB，表现为经间期出血、月经过多、不规则出血、不孕。确诊需在宫腔镜下摘除，并行病理检查。

对已完成生育或近期不愿生育者可考虑使用短效口服避孕药或 LNG-IUS 以减少复发风险。

AUB-A：AM 可分为弥漫型及局限型（子宫腺肌瘤），常表现为月经过多和经期延长，多数患者有痛经，部分患者可出现经间期出血及不孕等表现，治疗视患者年龄、症状、有无生育要求决定，可用口服避孕药、GnRHa 治疗 3～6 个月，停药复发后可再次用药，也可放置 LNG-IUS。值得注意的是，虽然 COC 和 LNG-IUS 是治疗子宫腺肌症的常用方法，但治疗期间的较顽固、难治性的突破性出血也是子宫腺肌症固有的特点之一。

此外，黏膜下肌瘤（AUB-L-SM）、剖宫产瘢痕憩室（PCSD）、COC 治疗和宫内节育器（AUB-I）亦可导致经间期出血，主要可通过影像学检查（超声、MRI）及病史进行鉴别。

病例点评

子宫腺肌症作为一种古老的疾病，至今病因不清，除了严重的痛经外，其导致的出血问题往往因合并其他因素，如排卵障碍、息肉等易被忽略。尤其是早期的腺肌症，因其在子宫大小和超声形态上可能没有明显变化，以月经量多为表现的病例也很有可能被错误归类于 AUB-E（子宫内膜性病变）。随着影像学尤其是 MRI 的发展，人们能够更早地识别各种类型的子宫腺肌症。

本例患者除了明确的 AUB-O 和 AUB-P 外，若不借助 MRI 检查恐怕难以诊断其 AM，而诊断不明原因 AUB 的宫腔镜检查虽能除外大部分内膜病变，但因为 AM 的内膜表现缺乏特异性，也很难明确诊断。在排除性筛查和诊断后，考虑患者在用药期间、术前及术后的经期延长和经间期出血的原因，可能只有 AM 能够解释。AM 相关的难治性突破性出血也常见于曼月乐带环期间、地诺孕素服药期间等。而容易出现此类难以解释的出血问题的病例，往往是内生型AM，其子宫内膜和结合带存在不同程度的病理改变。但不管怎样，妊娠既是AM治疗的目标，也是反映其病变程度轻重的临床指标。本例患者现已妊娠至中孕，希望她持续至足月妊娠，这一过程对其AM的逆转无疑是非常重要的。

参考文献

1. MUNRO M G, CRITCHLEY H O D, FRASER I S, et al. The two FIGO systems for normal and abnormal uterine bleeding symptoms and classification of causes of abnormal uterine bleeding in the reproductive years：2018 revisions. Int J Gynaecol Obstet，2018，143（3）：393-408.

2. YOUNES G, TULANDI T. Conservative surgery for adenomyosis and results：A systematic review. J Minim Invasive Gynecol，2018，25（2）：265-276.

3. TAN J, MORIARTY S, TASKIN O, et al. Reproductive outcomes after fertility-sparing surgery for focal and diffuse adenomyosis：A systematic review. J Minim Invasive Gynecol，2018，25（4）：608-621.

4. FRASER I S, CRITCHLEY H O, BRODER M, et al. The FIGO recommendations on terminologies and definitions for normal and abnormal uterine bleeding. Semin Reprod Med，2011，29（5）：383-390.

5. MORELLI M, ROCCA ML, VENTURELLA R, et al. Improvement in chronic pelvic pain after gonadotropin releasing hormone analogue（GnRH-a）administration in premenopausal women suffering from adenomosis or endometriosis：A retrospective study. Gynecol Endocrinol，2013，29（4）：305-308.

6. SALIM S, WON H, NESBITT-HAWES E, et al. Diagnosis and management of endometrial polyps：A critical review of the literature. J Minim Invasive Gynecol，2011，18（5）：569-581.

7. MUNRO M G, CRITCHLEY H O, BRODER M S, et al. FIGO classification system（PALM-COEIN）for causes of abnormal uterine bleeding in nongravid women of reproductive age. Int J Gynaecol Obstet，2011，113（11）：3-13.

（胡艳玲　丁雪松　邓姗）

病例 9　年轻女性月经过多发现恶性潜能未定的平滑肌瘤

病历摘要

【基本信息】

患者，女，23岁，未婚，否认性生活史。主因"阴道脱出物4天"入院。

既往月经规律，7～8天/20天，量多（10片夜用/日，湿透3/4），痛经（+），VAS 2～3分。曾因贫血（程度不详）间断口服补铁药物。数日前下蹲活动时发现有阴道脱出物，直径约3 cm，可自行回纳。

【妇科检查】

妇科检查未见外阴及阴道外口异常脱出物。B超提示：子宫后壁黏膜下见低回声，1.6 cm×1.1 cm，略向宫腔内凸出。盆腔MRI提示（图9-1）：子宫前倾前屈位、大小未见明显异常，宫腔内不规则条带状低信号影、下段凸出宫颈外口，基底部似与宫底关系密切，局部结合带增厚与基层分界欠清；周围子宫内膜不均匀增厚。双侧附件区见多发类圆形囊性信号，右侧最大者长径约2.8 cm，左侧最大者长径约2.7 cm。阴道下段偏右侧见长径约1.2 cm类圆形囊性信号，边界清。盆腔及腹股沟区未见异常肿大淋巴结。

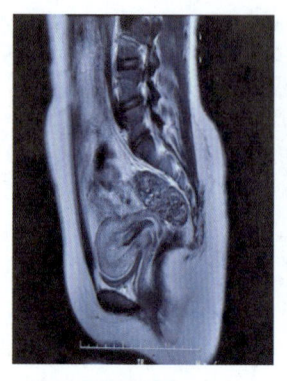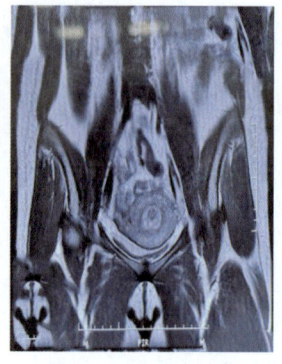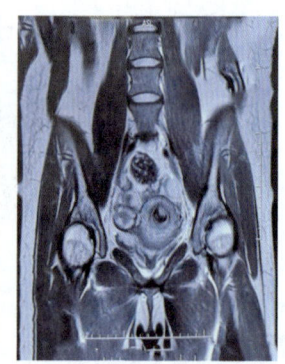

宫腔内不规则条带状低信号影、下段凸出宫颈外口，基底部似与宫底关系密切，局部结合带增厚与基层分界欠清。

图9-1　盆腔MRI检查

【治疗经过】

入院后行宫腔镜检查+宫内赘生物电切术，术中见（图9-2）：子宫中下段可见息肉样组织填塞，大小为3 cm×1.5 cm，呈红色，蒂部位于后壁，直径约0.5 cm。手术过程顺利，赘生物送病理。术后出血不多，予炔雌醇/屈螺酮（Ⅱ）片管理月经。术后病理：（子宫内膜息肉）间叶性短梭形细胞肿瘤，结合形态及免疫组化考虑为恶性潜能未定的平滑肌性肿瘤（临床影像提示界线尚清、细胞异型性不明显、核分裂6～7个/10HPF、可见出血退变坏死）。免疫组化：细胞周期蛋白D1（Cyclin D1）（+），结蛋白（Desmin）（+），血管内皮生长因子（vascular endothelial growth factor，VEGF）（弱+），细胞增殖指数（Ki-67）（index 20%），CD10（+），B淋巴细胞瘤-2（Bcl-2）（散在+），平滑肌肌动蛋白（smooth muscle actin，SMA）（+），CD31（血管+），血管内皮生长因子受体-3（vascular endothelial growth factor receptor-3，VEGFR-3）（+），钙结合蛋白（Caldesmon）（+），CD34（血管+）。

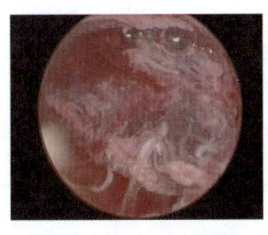 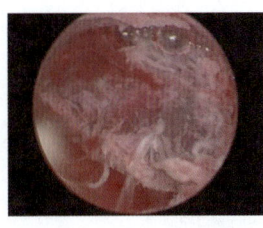 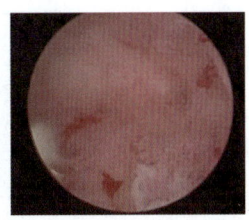

子宫中下段可见息肉样组织填塞，大小为 3 cm×1.5 cm，呈红色，蒂部位于后壁，直径约 0.5 cm。

图 9-2　宫腔镜下所见

病例分析

1. 恶性潜能未定的平滑肌性肿瘤的特点，与相关疾病鉴别特点

一般而言，子宫平滑肌肿瘤分为两大类：平滑肌瘤和平滑肌肉瘤。平滑肌肉瘤的组织病理学诊断标准主要包括以下 3 项特征：①核分裂活跃（＞10 个 /10HPF）；②肿瘤细胞具有异型性；③存在凝固性肿瘤坏死。有少部分肿瘤仅具有上述 2 项或 1 项特征，并且程度也很轻，依据上述标准难以确定良性或恶性。1973 年，Kempson 将这部分肿瘤称为不能确定恶性潜能的子宫平滑肌肿瘤（smooth muscle tumor-unknown malignant potential，STUMP），2003 年世界卫生组织（World Health Organization，WHO）肿瘤分类采用了 Kempson 的命名补充参考文献，将子宫平滑肌肿瘤分为三大类：平滑肌瘤、STUMP、平滑肌肉瘤。STUMP 的定义为根据一般应用的标准不能明确诊断为良性或恶性的子宫平滑肌肿瘤。

STUMP 多见于育龄期女性，大多无特异症状，可表现为下腹部肿块、腹痛及不规则阴道流血，或肿块压迫引起的症状（如尿频）等。肿瘤边界清楚或不清，切面灰白、灰黄色，质韧或较细腻。由于 STUMP 的临床表现及大体所见缺乏特异性，故 STUMP 常需术后石蜡病理检查才能明确，误诊率很高（表 9-1）。

表 9-1 STUMP、子宫内膜息肉、特殊类型平滑肌瘤鉴别

项目		STUMP	子宫内膜息肉	非典型平滑肌瘤	子宫肌瘤（富于细胞型）	子宫肉瘤
年龄		育龄期、围绝经期	育龄期、围绝经期	28～60岁，平均（39±6）岁	常见于30～50岁	常见于40～60岁
影像学检查	B超	囊实成分混合性包块，形态尚规则，有包膜回声，其内为实性低回声及无回声，呈交织分布，无回声区内可见大量分隔；CDFI：分隔及实性部分可见丰富的动静脉血流信号	多个低回声宫腔占位，子宫内膜增厚	边界不清，回声不均，团块内部见彩云样血流信号；团块周边彩色血流包绕	边界较清晰的圆或椭圆形漩涡状中低回声，质地较均匀，液化灶可见，血流信号为条索状	体积较大的蜂窝样混合回声，边界模糊，形态不规则或成叶状，病灶多血流丰富，内部及周边分布可呈"镶嵌样"
	MRI	病灶呈巨大囊实性肿块，以囊性为主，伴小部分实性成分，实性成分信号不均，肉见小囊肿状、斑点状液体信号，肿块与子宫肌层分界不清，实性成分T_1、T_2信号与子宫肌层信号相仿，DWI呈高信号，增强后扫描明显强化	子宫内膜增厚，其内可见结节状稍短T_2信号影，内可见多发小圆形长T_2信号，DWI上病灶呈低信号，增强扫描呈明显强化	子宫腔内外相连圆形、椭圆形软组织密度肿块影，增强后均匀或不均匀强化	圆形T_1WI呈等信号，T_2WI呈稍高信号影，DWI（b=700 s/mm^2）呈高信号，病灶边界清楚，动态增强扫描显示该病灶呈轻度强化，强化程度低于正常肌层，时间-信号强度曲线为缓慢上升型	主要表现为T_1WI异质和低信号强度，T_2WI中等到高信号强度的80%，早期异质增强

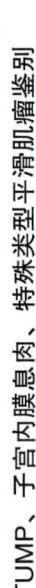

2. 恶性潜能未定的平滑肌肿瘤的临床病理分析

STUMP 是介于子宫平滑肌瘤与子宫平滑肌肉瘤交界的一种肿瘤类型，无特异性临床表现及大体所见，主要依据组织病理学进行诊断。《外科病理学》（第九版）中描述 STUMP 的组织病理学诊断标准为：①存在凝固性肿瘤坏死，肿瘤细胞无或轻度异型，核分裂象≤ 10 个/10HPF；②或缺乏凝固性肿瘤坏死，肿瘤细胞局灶性中度或重度异型，核分裂象＞ 10 个/10HPF；③或缺乏凝固性肿瘤坏死，肿瘤细胞弥漫性中度或重度异型，核分裂象≤ 10 个/10HPF。有学者提出以核分裂象指数、细胞不典型性的程度和有无凝固性坏死作为预示生物学行为的指标，认为凝固性坏死是预测平滑肌肿瘤预后的最重要因素。生物学标志物对 STUMP 的辅助诊断或预后评估可能有一定帮助，常用的标志物有 p16、p53、PR、Ki-67、CyclinD1、SMA、Desmin、CD10、Bcl-2 等。*p16* 是一种重要的抑癌基因，对 *Rb* 基因控制的细胞增殖周期中起负调节作用。文献报道，在 STUMP 与平滑肌肉瘤的鉴别诊断中，*p16* 在子宫肉瘤中表达更强。*p53* 是一种抑癌基因，大部分研究结果显示 *p53* 在 STUMP 中的阳性表达明显低于子宫肉瘤，故可作为 STUMP 与平滑肌肉瘤的鉴别诊断标志物。而且 *p53* 弥漫阳性可提示预后不良（本例未做）。平滑肌瘤是激素敏感性肿瘤，几乎所有平滑肌瘤均不同程度表达 PR（本例没有 PR 染色），而平滑肌肉瘤则存在一定程度缺失。PR 在 STUMP 与平滑肌肉瘤中均有不同程度阳性表达，故认为在区分 STUMP 与平滑肌瘤中的作用不大。Ki-67 用于判断细胞的增生活性，增生指数高，可提示肿瘤生长活跃。文献报道 Ki-67 在 STUMP 的平均增殖指数为 5.7% 及 7.5%，远低于平滑肌肉瘤的 45.4% 及 49.5%。STUMP 比平滑肌肉瘤的 Ki-67 增殖指数明显偏低（本例为 20%），所以认为 Ki-67 在鉴别 STUMP 与平滑肌肉瘤时可能有一定帮助。Cyclin D1的过度表达与恶性肿瘤的发生、组织学类型、分化程度、侵袭性及患者预后存在密切关系，其表达促进细胞的分裂与增生，故可作为病理诊断的辅助指标，以及判断病情、预后的重要参考（本例仅描述为阳性，没有程度的划分）。平滑肌肌动蛋白SMA、Desmin结蛋白是一种存在于骨骼肌和心肌及平滑肌和非肌肉细胞的中间纤丝中的蛋白质，故SMA及Desmin在平滑肌性质肿瘤中表达阳性率较高，其可以很好地判定肿瘤是否来源于平滑肌组织，但无法区分同一组织来源的病理亚型。CD10为共同急性淋巴细胞性母细胞性白血病抗原，可作为特异性较强的子宫内膜间质细胞的标志物，故在鉴别子宫内膜间质肉瘤中有一定意义。Bcl-2蛋白在STUMP的高表达明显强于良性平滑肌肿瘤，故Bcl-2在子宫平滑肌肿瘤细胞的增生和凋亡过程中起着不容忽视的作用（本例散在阳性）。

病例点评

本例为年轻未婚女性，月经频发、过多，继发贫血，发现组织物脱出，首先考虑为黏膜下肌瘤和腺肌瘤样息肉，当然也不能排除潜在的恶性病变可能。患者虽然没有性生活史，但是应考虑尽早采取手术方式明确诊断、去除病灶。宫腔镜技术能使我们更容易地对青少年女性进行阴道和宫颈甚至宫腔的检查。诊断和去除病灶是意料之中的结果，其病理诊断为恶性潜能未定的平滑肌瘤虽一时感意外，但细思也在情理之中，毕竟它也是一种平滑肌瘤的病理亚型，都属于发病机制不清的病变，临床症状和体征也没有特异性，病理诊断才是"金标准"。对于青少年AUB的患者，鉴别诊断的第一步就是要着眼于排除器质性病变。

本例患者月经周期短，经量多，即便手术后也需要药物管理，但结合其病理结果，反思口服避孕药可能有一定风险，毕竟存在明显的雌激素效应。但对于单纯孕激素药具是否合适也没有明确答案，都需要密切监测随诊。

参考文献

1. O'NEILL C J，MCBRIDE H A，CONNOLLY L E，et al. Uterine leiomyosarcomas are characterized by high p16，p533 and MIB1 expression in comparison with usual leiomyomas，leiomyoma variants and smooth muscle tumours of uncertain malignant p-otential. Histopathology，2007，50（7）：851-858.
2. 丁琳茹，张小亮，李玉先. 子宫肌层恶性潜能未定的子宫平滑肌肿瘤超声表现一例. 中华医学超声杂志，2011，8（8）：1850-1851.
3. 张晓芳，张廷国. 免疫组化在妇科肿瘤诊断和鉴别诊断中的应用. 实用妇产科杂志，2015，31（11）：812-815.

（曾莉　邓姗）

病例10 疑似动静脉瘘的人流术后大出血

病历摘要

【基本信息】

患者，女性，23岁，G_1P_0。2018年6月13日因"孕12周，社会因素"行药流（米非司酮+米索前列醇）+清宫术，清宫术中阴道出血量多，自诉为400 mL，给予止血处理（具体不详），未输血；术后阴道出血逐渐减少，清宫术后第18天凌晨2点无明显诱因出现阴道大量出血，如流水样，伴大血块，半小时可浸满1片卫生巾，无明显腹痛、腹胀，外院急诊超声提示"子宫动静脉瘘？"建议转入我院行子宫动脉栓塞术。

【妇科检查】

全血细胞分析：红细胞（red blood cell，RBC）2.80×10^{12}/L，血红蛋白（hemoglobin，HGB）86 g/L，HCT 24.5%；凝血：PT 13.5 s，APTT 35.5 s，APTT-R 1.31 s；β-人绒毛膜促性腺激素（β-human chorionic gonadotropin，β-hCG）137.2 IU/L；经阴道超声检查（图10-1）：子宫5.1 cm×5.3 cm×4.1 cm，肌层回声均，宫腔内等回声，范围约4.3 cm×3.1 cm×2.1 cm，宫内回声不均，可见小无回声区。CDFI：内见多发条状血流信号，来自宫底及后壁，部分血流信号丰富，较大范围约2.1 cm×2.1 cm，呈低阻血流信号，PSV：107 cm/s，RI：0.40，妊娠物残留可能，血流呈高速低阻，不排除局部动静脉瘘形成；双侧附件区未见明确囊实性包块，盆腔少量积液；宫腔内见等回声。

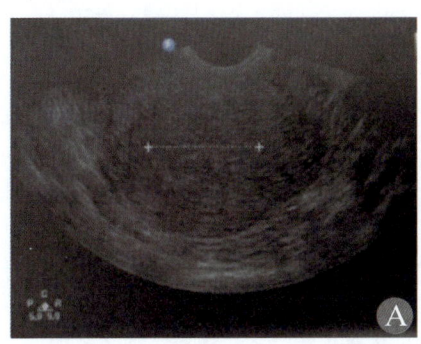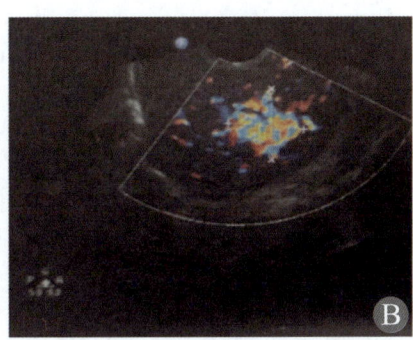

A：子宫 5.1 cm×5.3 cm×4.1 cm，宫腔内见等回声，范围约 4.3 cm×3.1 cm×2.1 cm，宫内回声不均，可见小无回声区；B：CDFI 示内见多发条状血流信号，来自宫底及后壁，部分血流信号丰富，较大范围约 2.1 cm×2.1 cm，呈低阻血流信号，PSV：107 cm/s，RI：0.40。肌层回声均。

图 10-1　经阴道超声检查

【治疗经过】

次日行双侧子宫动脉造影术（图 10-2），术中见双侧子宫动脉增粗，子宫区染色丰富，未见明显动静脉瘘。造影后次日在超声引导下行清宫术：探宫腔中位，深约 9 cm。宫腔内组织物较多，卵圆钳夹出机化蜕膜组织约 10 g 送病理。手术顺利，术中出血少，清宫术后次日 β-hCG：88.7 IU/L，出院门诊随诊平顺。

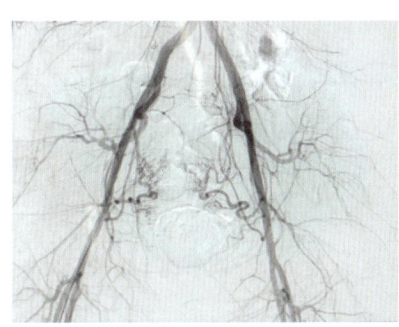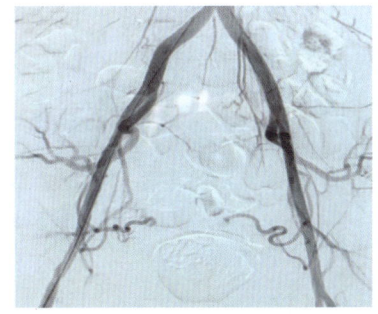

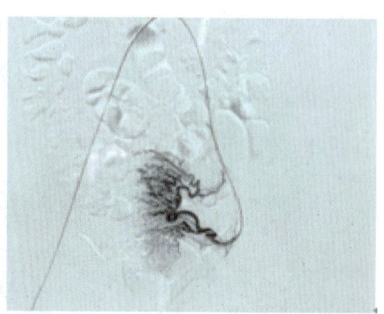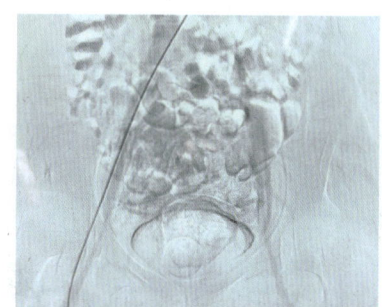

图 10-2 双侧子宫动脉增粗，子宫区染色丰富，未见明显动静脉瘘

病例分析

1. 宫腔残留的影像学鉴别诊断要点（表 10-1）

表 10-1 宫腔残留的影像学鉴别诊断要点

	超声	数字减影血管造影术
宫腔残留	宫腔内高回声为主，少数为不均匀高低回声混杂；如果检测到残留物和局部肌壁有低阻力型滋养层血流，可能是存在绒毛残留，如果没有滋养层血流，可能仅为血凝块、蜕膜残留，或宫缩不佳	无特异性的表现，主要的表现为子宫动脉增粗、迂曲。行子宫动脉造影的主要目的为排除子宫动脉潜在交通支和动静脉瘘等
子宫动静脉瘘	特征性的液性暗区或低回声区内显示丰富、明亮、五彩镶嵌的血流信号，或呈"蜂窝样"，或呈"湖泊样"，主要是由于子宫动静脉瘘形成处的动脉、静脉直接交通，血液循环阻力明显下降，血流速度显著加快引起	能显示精细的血管结构，是诊断金标准，表现为子宫动脉增粗、迂曲，结构紊乱，病变部位呈血管团，出现向对侧静脉分流的侧支循环，动脉期造影见造影剂外溢，静脉期出现早期静脉回流
子宫假性动脉瘤	子宫肌壁内囊性结构，囊腔内透声可较好或不佳，有时可见缓慢涌动的云雾状回声；彩色多普勒血流显像显示瘤体内可见红蓝相间的湍流状血流；脉冲多普勒可探及收缩期动脉内高速血流冲入瘤腔，舒张期血流自瘤腔返回动脉的双向血流频谱	突出于动脉血管腔外的囊状阴影及其供血动脉，较大的动脉瘤可见造影剂喷入动脉瘤内，当有活动性出血时可观察到造影剂外溢

2. 宫腔残留相关 AUB 的特点

女性在流产后通常会出现一定程度的子宫出血，有时难以与异常出血相区分。前瞻性研究报道发现，流产后平均出血时间为 8～11 天，但也有患者出血常持续 2 周或更长。人工流产后出血时间短于药物流产。因此，流产后如果出血量过多存在导致贫血的可能（排出大的血凝块，或出血量比月经量多得多，或出血量不随时间减少），或出血时间长（即持续时间＞3 周），认为其很可能为异常出血。通常需考虑与以下因素：妊娠物残留（包括植入性胎盘），宫腔积血，宫缩无力/子宫复旧不全，异位妊娠，创伤（子宫颈或阴道撕裂、子宫动脉血管畸形、子宫穿孔），妊娠滋养细胞疾病。存在子宫内膜异常回声病灶，尤其伴多普勒影像检查显示有血流的证据，是最能预测存在妊娠物残留的征象。高度怀疑残留且有持续大量出血情况，就应尽早采取手术干预。

3. 子宫动静脉瘘出血的特点

子宫动静脉瘘（uterine arteriovenous fistula，UAVF）为少见的子宫血管畸形，多见于 20～40 岁的育龄期女性，分先天性和获得性。获得性 UAVF 常继发于子宫的创伤（手术、分娩、流产、刮宫）、感染、肿瘤（尤其是滋养细胞肿瘤），创伤的动脉分支与肌层静脉之间形成小的动静脉通路，常为单根动静脉相通，并不累及周围组织。临床表现为不规律阴道出血或阴道突发大量出血，突然发生，突然停止，称为"开关式"。出血量多，严重时出现休克，危及生命，出血往往发生在经期或剧烈活动时。考虑为月经期或剧烈活动时畸形血管暴露破裂所致。

病例点评

子宫动静脉瘘发病率低，本例患者近期有明确的妊娠及人流术史，应首先排除宫腔残留的问题。少数宫腔残留可继发获得性子宫局部动静脉瘘，如超声有提示且同时存在大量阴道出血，可先行子宫动脉造影，既明确诊断又可同时行栓塞治疗。对未生育的患者，需慎重考虑术后宫腔粘连的风险，与患者及家属交代病情。

（彭诗维　李晓川）

病例 11　剖宫产瘢痕憩室的出血

病历摘要

【基本信息】

患者，女，31岁，G_1P_1。主因"月经淋漓不尽发现子宫内膜息肉和剖宫产瘢痕憩室"。2017年2月14日，患者曾剖宫产分娩一胎，2018年年底出现月经淋漓不尽，每次持续12~16天。2019年4月曾在外院行宫腔镜下诊刮，子宫内膜病理未见异常。

【妇科检查】

盆腔 MRI（图 11-1）：子宫后屈位，6.3 cm×5.0 cm×5.7 cm，内膜最厚约 1.3 cm，信号欠均匀，与肌层分界清晰欠规整。结合带不清，肌层信号欠均匀。宫体下段前壁肌层局部明显变薄，后方呈憩室样长 T_1、长 T_2 信号，大小约 0.8 cm×0.5 cm×0.8 cm，其前方浆肌层最薄处约 0.21 cm。患者咨询是否可以直接试孕，暂时不想做憩室修复手术。

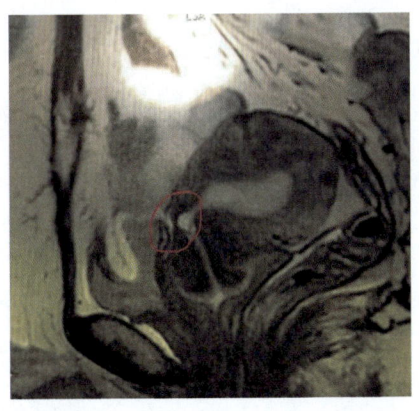

子宫后倾后屈，宫体饱满，结合带不清，子宫内膜较厚，峡部可见憩室。

图 11-1　盆腔 MRI 检查（矢状位）

病例分析

1. 剖宫产瘢痕憩室的治疗指征

根据 Meta 分析的结果，有剖宫产史的女性与阴道分娩的女性相比，其日后妊娠的概率要低约 9%，且非输卵管因素的继发不孕发病率增高。而且，剖宫产后瘢痕缺损（previous cesarean section scar defect，PCSD）的存在可增加 AUB 的概率。近年来，随着对 PCSD 认识的普及，以及前期剖宫产率较高且又迎来二孩政策放开的自然结果，越来越多的有剖宫产史的患者因发现 PCSD 而就诊或咨询，焦点在于自己有"憩室"是不是需要治疗。

结合几篇综述和 Meta 分析的结果，共识性的结论是：只有有症状的"憩室"才是需要治疗的，其中症状包括异常子宫出血（以经期延长为主要表现，也有经期后再出血的情况）、盆腔痛和继发不孕。而不同的治疗方式也有相应的适应证，宫腔镜下的峡部成形术（isthmoplasty）主要适用于残余肌层 ≥ 0.3 cm 的病例，有些医师还认为此种术式更适合于前位的子宫。至于阴式、开腹和腹腔镜修补均属于开放性修补术，主要取决于术者不同路径的经验。鉴于腹腔镜下对于憩室内壁处理较困难，有日本专家建议宫腹腔镜联合手术。

至于 PCSD 相关的不孕处理指征并无明确共识或指南，但大多数临床观察确实都提示治疗后的妊娠率是较高的。日本专家提出的一种标准是：①经期后到排卵期可探及憩室内积液；②在排除其他不孕原因后，经 ART 移植 2 次胚胎以上仍未孕，并分析憩室导致不孕的原因可能是一方面增加阴道出血时间，另一方面干扰宫腔内种植环境（图 11-2）。

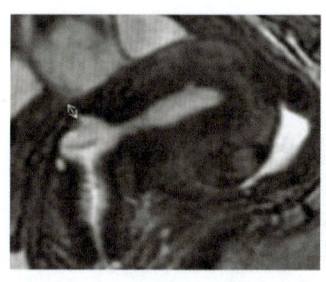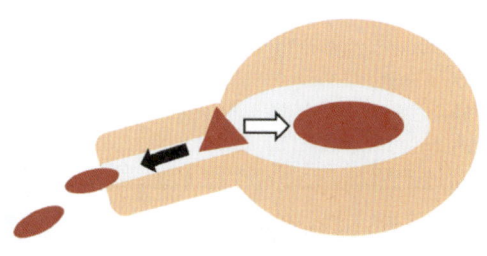

后位子宫的 PCSD 及其局部积液，示意图提示其异常出血逆流可干扰宫腔种植环境。

图 11-2　MRI 检查

2. PCSD 再次妊娠的破裂风险

总体而言，有剖宫产史的患者的子宫破裂风险约在 0.2%。是否存在 PCSD 而且残余肌层过薄就会发生子宫破裂呢？2014 年一项观察性的前瞻性研究显示，以再次剖宫产术中发现子宫下段浆膜下肌层裂开（uterine dehiscence）为结局，该组患者在非孕时经超声检测的憩室深度（D）为（6.3±1.2）mm，与对照组（2.7±0.4）mm 相比具有统计学差异，憩室深度与残余肌层厚度（residual myometrial thickness, RMT）的比值（D/RMT）为（1.40±0.39），与对照组（0.36±0.07）也有显著差异（图 11-3）。采用决策树模型，以 D/RMT > 0.785 为界值，发生子宫肌层裂开的概率约为 30%（图 11-4）。

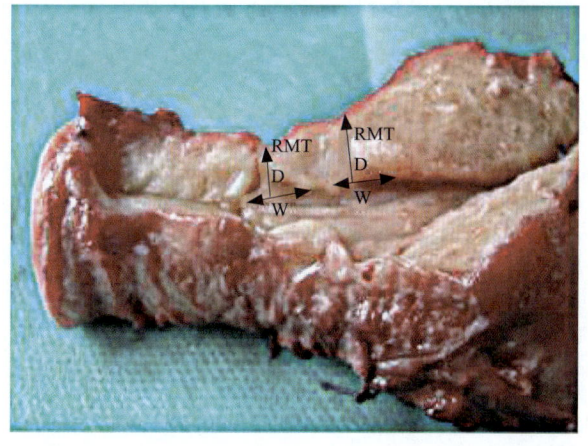

图 11-3　以切除子宫标本演示 PCSD 的各测量径线

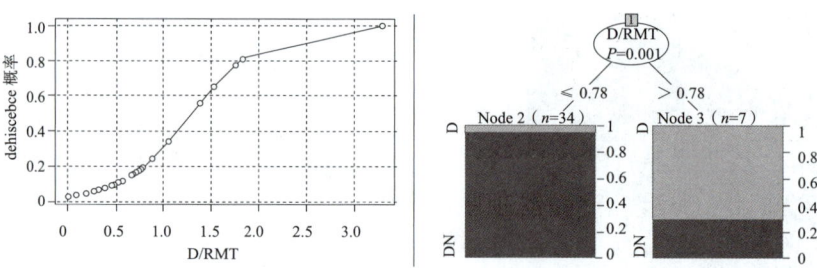

图11-4 根据PCSD超声检测的D/RMT比值预测再次剖宫产术中子宫肌层裂开的风险

病例点评

对于PCSD与子宫破裂的关联，可能一直存在一定程度的误读。真正的子宫破裂多年来并未明显增多，倒是所谓的"憩室"诊断的越来越多。从产科医师"保守"的角度来看，"憩室"的风险确实并不如想象的那么高，单纯针对"影像"而非"病症"治疗的做法确实不可取。我们坚持治疗的是那些被经期延长影响生活质量的患者，或是符合不孕诊断标准的患者。至于PCSD局部肌层过薄是否一定不能顺利妊娠和分娩，事实上缺乏足够的证据。明确的结论有两点：一是种植在憩室内的妊娠不适合保留；二是RMT过薄的子宫不适合阴道试产。而剖宫产术中发现浆膜下肌层裂开与危及生命的子宫破裂毕竟还有很大区别，应该说，以目前有剖宫产史的产妇绝大多数选择再次剖宫产的现状而言，绝大多数产妇应该是安全的。因此，严格把握手术指征，客观的知情告知始终是最重要的。

参考文献

1. SETUBAL A, ALVES J, OSORIO F, et al. Treatment for uterine isthmocele, a pouchlike defect at the site of a cesearean section scar. J Minim Invasive Gynecol, 2018, 25（1）: 38-46.

2. SIPAHI S，SASAKI K，MILER C E. The minimally invasive approach to the symptomatic isthmocele-what does the literature say? A step-by-step primer on laparoscopic isthmocele-excision and repair. Curr Opin Obstet Gynecol，2017，29（4）：257-265.

3. TULANDI T，COHEN A. Emerging manifestations of cesearean scar defect in reproductive-aged women. J Minim Invasive Gynecol，2016，23（6）：893-902.

4. TANIMURA S，FUNAMOTO H，HOSONO T，et al. New diagnostic criteria and operative strategy for cesearean scar syndrome：Endoscopic repair for secondary infertilty caused by cesarean scar defect. J Obstet Gynecol Res，2015，41（9）：1363-1369.

5. POMORSKI M，FUCHS T，ZIMMER M. Prediction of uterine dehiscence using ultrasonograpic parameters of cesarean section scar in the nongregnant uterus：A prospective observational study. BMC Pregnancy Childbirth，2014，14：365-371.

（邓姗）

第二章
辅助生育失败篇

病例 12　AM 合并胚胎停育伴发热

病历摘要

【基本信息】

患者，女，29 岁，G_2P_0（21 岁人流 1 次）。主因"停经 9 周 4 天，阴道出血伴腹痛 1 个月"入院。

患者因子宫腺肌症、多囊卵巢综合征、继发不孕在我院行体外受精-胚胎移植，2019 年 5 月 16 日于我院移植冻胚 2 枚（2018 年 11 月取卵 9 个，配成 6 个囊胚，因合并腺肌症未移植鲜胚，移植之前打 GnRHa 5 针，还剩 4 个冻胚），6 月 4 日（移植后 2 周 5 天）

开始出现阴道少量褐色出血伴下腹坠痛，根据超声提示宫内早孕，双胎（双绒毛膜囊双羊膜囊），其一未见明确胎心搏动。考虑先兆流产，予口服地屈孕酮、戊酸雌二醇保胎治疗。此后仍少量阴道出血伴腹痛。6月13日（移植后3周5天）阴道掉出2 cm×2 cm胎囊，次日超声见宫腔单活胎，胎心搏动（搏动较前微弱）；妊娠囊旁可见无回声区，范围约2.8 cm×1.8 cm，透声欠佳，宫腔积血可能，余同前。保守观察期间治疗，始终有少量阴道黏液样分泌物伴腹痛。6月25日（移植后5周3天）起出现低热，体温最高37.5 ℃，持续2天，此后每日体温37.2～37.3 ℃，期间6月26日再次少量阴道肉样组织排出0.5～1 cm，2日后急诊超声见宫内胎心搏动消失；妊娠囊旁可见无回声区约3.8 cm×2.3 cm×1.3 cm，余同前，不除外胚胎停育、宫腔积血可能。当日开始口服头孢抗生素，次日再次发热体温最高38.5 ℃，伴畏寒、阴道出血及腹部发紧感，急诊检查：C-反应蛋白（C-reactive protein，CRP）53.0 mg/L，WBC 11.62×10^9/L，中性粒细胞百分比（neutrophil granulocyte，NEUT%）86.8%，PCT ＜ 0.072 ng/mL，2019年6月30日查β-hCG 118899.0 IU/L。再次复查超声未见胎心搏动，为行清宫术入院。患者发病以来的系列超声及同期hCG水平详见表12-1。既往史：继发性痛经、发现子宫腺肌症6年，2016—2017年口服避孕药，腹痛无显著缓解。2017年发现子宫增大，可追溯的关于子宫大小的资料包括：2018年3月MRI显示子宫体积增大、弥漫性增厚、外缘不清、内信号不均（自阅片，宫底平第一骶骨水平，如图12-1；移植前最大径8 cm）。2018年10月子宫大小7.1 cm×6.3 cm×6.4 cm，曾注射用醋酸曲普瑞林、醋酸戈舍瑞林、醋酸亮丙瑞林共18针。

表 12-1　患者移植后系列超声和同期 βhCG 水平

时间	βhCG（IU/L）	超声
2019 年 6 月 7 日（移植后 3 周 1 天）	78172.8	子宫增大，回声不均，可见栅栏样声衰减。宫内可见 2 个妊娠囊，左上者大小约 2.6 cm×2.0 cm×1.6 cm，内可见胎芽，胎芽长 0.20 cm，可见胎心搏动；右下者大小约 1.5 cm×1.2 cm×1.0 cm，内见卵黄囊，直径约 0.3 cm，卵黄囊旁似见胎芽，长约 0.17 cm，未见明显胎心搏动。考虑宫内早孕，双胎（双绒毛膜囊双羊膜囊），其一未见明确胎心搏动
2019 年 6 月 14 日（移植后 3 周 6 天）	190084.4	宫腔仅见 1 个妊娠囊，大小为 6.0 cm×1.8 cm×1.8 cm，内可见胎芽，胎芽长 0.78 cm，可见胎心搏动（搏动较前微弱）；妊娠囊旁可见无回声区，范围约 2.8 cm×1.8 cm，透声欠佳，宫腔积血可能，余同前
2019 年 6 月 27 日（移植后 5 周 5 天）	—	宫腔见 1 个妊娠囊，大小为 3.7 cm×4.7 cm×3.7 cm，未见胎心搏动；妊娠囊旁可见无回声区约 3.8 cm×2.3 cm×1.3 cm，余同前，不除外胚胎停育、宫腔积血可能
2019 年 6 月 30 日（移植后 6 周 1 天）	118899.0	子宫增大，回声不均，可见栅栏样声衰减。宫腔仅见 1 个妊娠囊，大小为 3.5 cm×4.4 cm×2.2 cm，张力不佳，未见胎心搏动；妊娠囊旁可见低 – 无回声区，范围约 5.8 cm×2.0 cm，余同前。考虑子宫腺肌症可能，宫内早孕，未见明确胎心搏动，考虑胚胎停育，妊娠囊旁低 – 无回声区，考虑凝血块

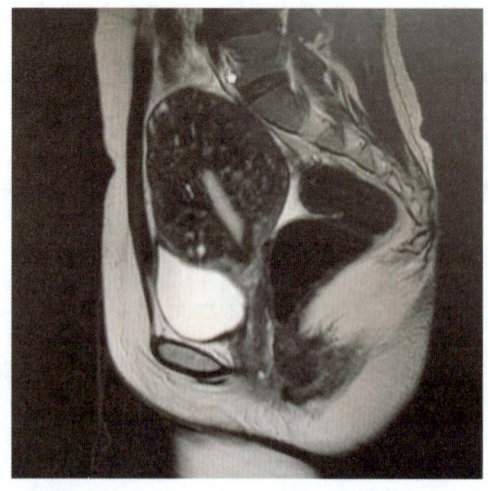

子宫前后壁及宫底弥漫性增厚，结合带消失，与病变肌层浑然一体，内可见微小囊腔。
图 12-1　盆腔 MRI 检查（矢状位）

【妇科检查】

宫体如孕18周，宫底达脐下1横指，质韧，压痛（-）；双附件：左附件区压痛（+），右附件区压痛（-），三合诊同上。

【治疗经过】

入院当日患者阴道出血量增多，感染指标及血象均未见显著异常，于D+P麻醉下行清宫术，术后第1～3日患者出现发热，Tmax 38.7℃，加强抗感染、对症、支持治疗，此后患者体温正常，下腹部仍有压痛，考虑与子宫腺肌症相关，抗感染满1周后出院，嘱患者继续口服抗感染药物，门诊随诊。

病例分析

1. 子宫腺肌症对妊娠的不利影响

在患有不孕症的妇女中，子宫腺肌症的发病率可达47%。11%～12%的子宫腺肌症女性有不孕的临床表现。目前还没有关于子宫腺肌症女性自然受孕结局的研究。但是动物研究表明，狒狒即使没有子宫内膜异位症，子宫腺肌症对其自然受孕也有负面影响，提示子宫腺肌症是导致不孕的独立危险因素。

在接受体外受精–胚胎移植（in-vitro fertilization-embryo transplantation，IVF-ET）的女性中，合并子宫腺肌症女性的妊娠率低于没有子宫腺肌症的女性，在合并子宫腺肌症女性中，流产率更高（30% *vs.* 14%），早产率也更高。目前认为，子宫腺肌症女性成功怀孕的概率与子宫腺肌症的严重程度有关。子宫腺肌症女性发生不孕的机制有多种，如子宫蠕动的改变从而导致宫腔内精子的向上运输受阻；子宫内膜功能和容受性改变，妨碍胚胎植入；子宫内膜的蜕膜样变过程受损；宫内自由基浓度异常等。

2. 子宫腺肌症合并不孕的处理策略

目前有关不孕合并子宫腺肌症患者的治疗共识或指南，总体上可分为：GnRHa 治疗、手术治疗、GnRHa 联合手术治疗、子宫动脉栓塞或高强度聚焦超声（high-intensity focused ultrasound，HIFU）治疗。回顾性研究表明，接受 GnRHa 治疗、将子宫大小缩小成接近正常大小的子宫，有助于合并子宫腺肌症患者的受孕。长期的 GnRHa 治疗预处理，并不会降低患者的妊娠率。也有研究表明，同样是接受冻胚移植的子宫腺肌症患者，GnRHa 治疗后患者的妊娠率比之前没有接受 GnRHa 治疗的患者高。需要注意的是，通常不孕合并子宫腺肌症患者的年龄较大，使用 GnRHa 后可能对患者卵巢功能有影响。因此可考虑在 GnRHa 治疗前取卵进行冷冻胚胎，进而采用辅助生殖技术协助受孕。

手术治疗包括腹腔镜微创或开腹手术切除腺肌瘤组织或部分腺肌症病灶。手术方式多与子宫肌瘤剔除术无太大差异，子宫上可选择横切口、纵切口、楔形切除或横 H 切除，病灶可通过电刀或冷刀切除。子宫肌层的缝合，可采用"8"字缝合、"U"形缝合或间断缝合。通常，子宫需要多层缝合，且日本学者提出，采用重叠子宫浆肌层的缝合方法关闭子宫肌层，如三瓣法或双瓣法，可降低妊娠后的子宫破裂风险。整体上，手术之后的妊娠率、分娩率和流产率分别为 47%、37% 和 10%（包括接受 ART 的患者）。Kishi 等则发现手术治疗对 40 岁以上女性的妊娠结局没有益处，妊娠率很低。也有学者比较手术治疗与单独 GnRHa 治疗后发现，前者分娩率更高（33% *vs.* 8%）；手术联合 GnRHa 治疗与单独手术相比，分娩率没有差异，可能与手术联合 GnRHa 治疗组的患者年龄更高有关。

也有一定数量的研究表明，子宫动脉栓塞或核磁引导下 HIFU 治疗有利于妊娠、分娩。但尚无大样本量关于妊娠结局的研究，因此目前尚不推荐其作为不孕合并子宫腺肌症且有生育要求患者的治疗方案。

病例点评

不孕患者的 AM 治疗策略问题是临床医师面临的难点之一，现有的短效口服避孕药、高效孕激素、曼月乐环、GnRHa 等虽然都能在一定程度上缓解 AM 相关疼痛和 AUB 症状，但显然对生育帮助不大。AM 患者的生育很大程度上依赖于辅助生育技术，即便如此，AM 也是导致助孕失败的明确不利因素之一。既往文献多是提供 AM 整体对辅助生育结局的负面影响证据，但不同类型的 AM（除局灶优于弥漫性病变有所论述）对生育结局的影响尚无细致划分，可能与目前尚无统一的 AM 分型标准有关。笔者曾对我院 5 年间以不孕为指征，行宫腹腔镜评估和治疗的 100 例合并 AM 的不孕患者的 107 例次妊娠结局进行回顾性分析，借鉴最新的 MRI 影像分型理念，结合超声和术中所见进行分型，其中自然妊娠和 IVF-ET 妊娠的例数分别为 50 例和 57 例，总体妊娠率为 62%。在"结局良好"和"结局不良"2 组间，不孕时间、子宫体积、AM 亚型和 CA125 水平具有统计学差异，"结局不良"组的不孕时间更长，子宫体积更大，非对称性宫体增大的亚型占比更高。而"结局良好"组的 AM 亚型以外突的局灶性腺肌瘤更多见。提示 AM 的不同亚型与生育结局密切相关，值得开展更大样本的前瞻性队列研究予以验证。

本例讨论患者的 MRI 属于弥漫对称型，子宫体积明显增大，而且对结合带和整个肌层的破坏很明显，通常会选择先以 GnRHa 治疗，如果移植前子宫体积仍大，则通常妊娠结局不良，必要时可考虑手术治疗。单纯手术对缩减病灶和子宫体积帮助较大，但对子宫内膜及结合带的改善程度尚不可知。

参考文献

1. STRUBLE J, REID S, BEDAIWY M A. Adenomyosis：A clinical review of a challenging gynecologic condition. J Minim Invasive Gynecol，2016，23（2）：164-185.

2. HUANG F J, KUNG F T, CHANG S Y, et al. Effects of short-course buserelin therapy on adenomyosis：A report of two cases. J Reprod Med Obstet Gynecol，1999，44（8）：741-744.

3. YOUM H S, CHOI Y S, HAN H D. In vitro fertilization and embryo transfer outcomes in relation to myometrial thickness. J Assist Reprod Genet，2011，28（11）：1135-1140.

4. GORDTS S, BROSENS J J, FUSI L, et al. Uterine adenomyosis：A need for uniform terminology and consensus classification. Reprod Biomed Online，2008，17（2）：244-248.

5. CAMPO S, CAMPO V, BENAGIANO G. Adenomyosis and infertility. Reprod Biomed Online，2012，24（1）：35-46.

6. PONTIS A, D'ALTERIO M N, PIRARBA S, et al. Adenomyosis：A systematic review of medical treatment. Gynecol Endocrinol，2016，32（9）：696-700.

7. DUEHOLM M. Uterine adenomyosis and infertility，review of reproductive outcome after in vitro fertilization and surgery. Acta Obstet Gynecol Scand，2017，96（6）：715-726.

8. KISHI Y, YABUTA M, TANIGUCHI F. Who will benefit from uterus-sparing surgery in adenomyosis-associated subfertility？Fertil Steril，2014，102（3）：802-807，e1.

9. WANG P H, LIU W M, FUH J L, et al. Comparison of surgery alone and combined surgical- medical treatment in the management of symptomatic uterine adenomyoma. Fertil Steril，2009，92（3）：876-885.

10. WANG P H, FUH J L, CHAO H T, et al. Is the surgical approach beneficial to subfertile women with symptomatic extensive adenomyosis？ J Obstet Gynaecol Res，2009，35（3）：495-502.

11. 黄琳，李慧，郁琦，等. 子宫腺肌症亚型与生育结局相关性的回顾性分析. 生殖医学杂志，2020，29（2）：156-162.

（张志博　邓姗）

病例 13　子宫腺肌症反复移植失败后病灶切除

病历摘要

【基本信息】

患者，32岁，已婚未育。主因"进行性痛经11年，发现子宫腺肌症10年，多次人工助孕失败"入院。

既往月经规律，初潮13岁，7天/30天，量中，痛经（−）。继发性痛经11年，进行性加重，VAS 9分，且需口服、外用止痛药，效果均不明显，经期伴恶心、腹泻、肛门坠胀。既往月经量中等，11年来月经量较前增多，曾继发贫血，血红蛋白最低70 g/L。10年前经B超诊断为子宫腺肌症，予中药口服治疗，曾试孕1年未孕。2010年予注射用醋酸曲普瑞林4针治疗，2011年7月于当地医院行胚胎移植，取卵8个，配成5个，移植4个，均未存活，当地无冻胚。2012年中药调理1年，经期腹痛及经量性质同前，经期及周期无明显改变，后中断治疗。2016年9月起规律服用炔雌醇环丙孕酮一年半，2018年3月再次辅助生育，取卵10个，配成5个胚胎，新鲜移植2个未成功，2018年7月予注射用醋酸曲普瑞林9针治疗，2019年5月予注射用醋酸曲普瑞林5个月治疗，每月2针，共10针。

【辅助检查】

2019年8月16日超声显示：子宫大小为4.8 cm×5.2 cm×5.2 cm，内膜厚约0.6 cm，肌层回声明显不均，可见栅栏样回声衰减，前壁肌层厚约 3.0 cm，后壁肌层厚约 1.8 cm。2019 年 11 月 25 日行盆腔常规 MRI（图 13-1）：子宫呈前倾、前屈位，子宫增大呈球形，结合带显示不清，子宫肌层信号不均匀，可见片状短 T_2 信号，伴点片状长 T_2 信号及斑点状短 T_1 信号，宫腔小、受压，宫内膜高 T_2 信号连续。对比我院 2018 年 10 月片，子宫腺肌症，较前增大，子宫壁斑点状异常信号影较前增多。

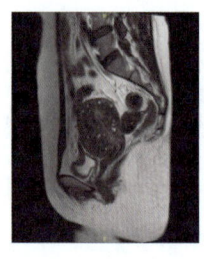
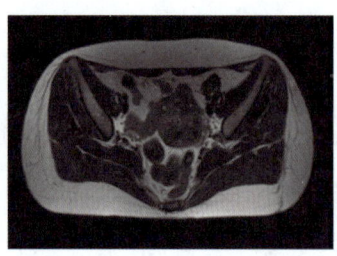
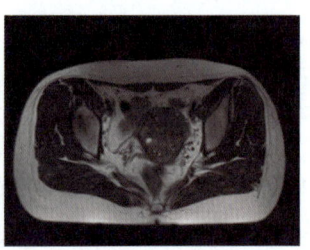

子宫增大呈球形，结合带显示不清，子宫肌层信号不均匀，可见片状短 T_2 信号，伴点片状长 T_2 信号及斑点状短 T_1 信号，宫腔小、受压，宫内膜高 T_2 信号连续。

图 13-1　盆腔 MRI 检查

【治疗经过】

患者仍有生育愿望，此次入院行开腹子宫腺肌症病灶切除术。术中见乙状结肠与宫底及后壁致密粘连，子宫前壁与膀胱后壁粘连致密，子宫均匀增大如孕 2^+ 个月，左侧卵巢与子宫侧壁粘连，右侧附件及左侧输卵管外观未见明显异常。切除子宫前后壁肌壁间的病灶总计 55 g。术后病理检查：增生的平滑肌组织中可见子宫内膜异位灶，病变符合子宫腺肌症。术后计划予注射用醋酸曲普瑞林和地诺孕素序贯治疗，配合避孕 1 年后再尝试移植。

病例分析

1. 子宫腺肌症患者保留生育能力的处理方法

子宫腺肌症是指子宫内膜组织（包括腺体及间质）侵入子宫肌层生长而产生的良性病变，病变常弥散在子宫肌层，当病变在子宫肌层内表现为局限性的结节状时，又称子宫腺肌瘤。子宫腺肌症是影响育龄妇女生殖健康的常见疾病，可导致慢性盆腔疼痛、异常子宫出血及不孕。据统计，在不孕妇女中的发生率高达 24.4%，经常与子宫内膜异位症（简称内异症）伴发，尤其在反复流产、反复种植失败和高龄辅助生殖的妇女中常见。原因可能是腺肌症改变了子宫肌层结构和宫腔环境，影响子宫蠕动，导致胚胎种植失败。腺肌症与胚胎种植相关的一些细胞因子的异常，如同源盒基因 -A10（*HOXA10*）、白血病抑制因子（leukemi inhibitory factor，LIF）、基质金属蛋白酶 2（matrix metalloproteinase 2，MMP2）、白细胞介素 -6（interleukin-6，IL-6）等可能影响子宫内膜容受性。子宫腺肌症患者子宫内膜分泌中期 *HOXA10* 基因表达下调，LIF 水平下降，可能是胚胎种植率下降的重要原因；另外，子宫腺肌症的炎症反应、组织损伤及修复机制、免疫应答异常等也可能影响胚胎种植。

对年轻且有生育需求的患者，只能采用保守性治疗方式，总体分为药物、手术和辅助生殖技术 3 种方式，可根据患者的具体情况进行个体化选择和综合策略使用。现将各种方案的适用人群、原理、优点和缺点整理见表 13-1。

表 13-1 子宫腺肌症保守性治疗方法

	分类	原理	效果	缺点	使用时机
药物治疗	促性腺激素释放激素激动剂	抑制垂体分泌促性腺激素，诱导类似绝经后的激素状态，有效抑制病灶生长	子宫体积显著缩小，经量减少，盆腔痛显减低	长期应用存在低雌激素的明显不良症状和反应，如潮热、出汗、情绪不稳定、睡眠差和骨量丢失等	通常用于术前预处理，使子宫缩小，贫血改善术后辅助治疗，延缓复发；辅助生育前的预处理，改善生育结局等
	地诺孕素	轻度抑制性腺轴，抑制排卵，对异位的子宫内膜有直接的抑制作用。中枢和外周的双重作用使病灶得以控制，对疼痛的治疗效果与GnRHa相当	明显改善痛经和盆腔疼痛，长期使用抑制病变复发	不规则出血，不适合原本出血症状明显的患者	可长期口服，作为避免切除子宫的一种替代治疗方案
	左炔诺孕酮宫内缓释系统	缓慢释放左炔诺孕酮的"T"型支架环，以局部的高效孕激素作用抑制子宫内膜生长，有效改善月经过多和痛经的症状，减少经血逆流，一定程度上预防内异症复发	经量减少；痛经改善；对卵巢功能基本上无影响	上环初期的不规则突破性出血和远期闭经的月经模式改变；环有脱落和异位可能，尤其是对合并子宫肌瘤、宫腔较宽大不规则、既往月经量较大的患者	子宫体积小于孕8周以下可以直接放置，如子宫体积过大，或出血多继发贫血的患者，可先使用GnRHa数个周期后再放置曼月乐

续表

分类		原理	效果	缺点	使用时机
手术治疗	子宫内膜去除术	利用热球或射频工作原理，通过生物高热变性的原理，使子宫内膜发生凝固坏死的不可逆损伤，减少或终止子宫出血，但对性腺轴的功能无影响	保留子宫；诱导闭经，减少子宫出血，也能一定程度地缓解痛经	并不能100%诱导闭经，且随着治疗时间的延长，有减弱趋势，部分病例症状复发，而子宫腺肌症治疗效果不满意的危险因素之一	适用于曼月乐环脱落，治疗效果不满意，没有生育需求的患者
	子宫腺肌症病灶切除术	最大程度切除病灶	保留子宫；缓解痛经、子宫出血和盆腔疼痛等症状；可能改善生育结局	病灶无法完全切净，存在复发风险；术后妊娠时，胎盘植入、粘连、子宫破裂等并发症风险升高	药物治疗效果差，适用于年轻或有生育要求的患者
	子宫动脉栓塞术	经皮股动脉穿刺上行至子宫动脉，栓塞阻断子宫血供，使子宫肌瘤或腺肌症病灶缺血坏死而缩小	保留子宫；创伤小，恢复快；缓解疼痛，减轻痛经，缩小子宫体积	存在子宫性闭经、卵巢性闭经的风险，不建议用于有生育要求的患者。术后1~2周，侧支循环即建立，有复发可能	一般用于紧急止血治疗，择期的治疗需慎重选择适应证
	高强度聚焦超声	非侵入性保留子宫的治疗方法；在超声或磁共振成像的指导下精准介入治疗腺肌瘤病灶，不损伤子宫内膜	保留子宫；治疗后更早地尝试妊娠或分娩期间子宫破裂的风险低于手术治疗	下腹痛，阴道分泌物增多，皮肤烧伤；症状复发	首选病灶局限，腺肌瘤患者

2. 子宫腺肌症保留生育功能的手术治疗

子宫腺肌症病灶切除手术（也称保守性手术）作为一种可以保留子宫的治疗方式，其主要适用于患者年轻且经药物治疗临床症状效果差，且有生育需求者。

（1）手术要点

①根据病灶局限或弥散，选择合适的子宫切口，尽可能较大程度切除病灶，但需确保术后肌层厚度范围是 9～15 mm；②完整保留子宫内膜核层；③切除的病灶缺损处需要多层缝合，其子宫内膜核及外皮之间需严密缝合，确保浆肌层严密，避免血肿发生；④多瓣法缝合子宫成型；⑤子宫体表面的外露缝线尽量减少，降低术后粘连的发生率。

（2）病灶切除术具备的优势

①最大限度切除病灶，复发率低；②保留子宫内膜及子宫的完整性，有效规避以往根治性手术方式继发的盆底功能障碍；③保留子宫浆膜层也同时保留了子宫动脉上行支，维持了卵巢的血供，有利于卵巢功能的维护；④病灶清除较彻底，术后经量正常、痛经缓解；⑤病灶切除术感染率低且患者的住院时间大大缩短；⑥该种治疗方式比微创治疗的效果更加确切，开腹比腹腔镜诊断的病灶区域更加全面，术后患者生活质量显著提高。

（3）病灶切除术对妊娠的影响

一项回顾性队列研究 106 例样本中单纯 GnRHa 和病灶切除术联合 GnRHa 治疗 3 年内的自然妊娠率，提示手术对临床妊娠的帮助有显著性意义（$OR=6.22$，95% CI：$2.34～16.54$）。现有文献的临床研究显示，子宫腺肌症患者的术后妊娠率并不低，并且部分术前不孕的患者在术后可以自然妊娠，表明保守性手术不仅不会影响患者术后妊娠，反而可以起到促进妊娠的作用。保守性手术术后总自然妊娠率为 18.2%，但是如果术后辅以 GnRHa 补充治疗后，自然妊娠率可达 40.7%，未补充药物治疗的患者则仅为 15%。然而，需要明确一点，年龄是决定妊娠的关键因素，39 岁以内子宫腺肌症病灶切除后可获得 21.3% 的自然妊娠率和 60% 的 IVF 妊娠率，但 40 岁以上仅有 3.7% 的临床妊娠率。此外有研究者也提出，辅助生殖技术能够有效提高术后妊娠率，建议接受保守性手术后的患者尽早接受辅助生殖技术助孕。故一般情况下，有生育要求的患者首选药物治疗，当子宫腺肌症相关不孕患者接受药物治疗和辅助生殖技术后仍然无法妊娠，保守性手术或许是可行的措施。但对于高龄妇女手术价值不大。

病例点评

随着辅助生育技术的不断推广，子宫腺肌症合并不孕的患者似乎找到了实现生育的方法，但不乏反复种植失败的难治病例。不难想象，子宫腺肌症对子宫环境的破坏，包括子宫内膜容受性和子宫肌异常蠕动会影响妊娠结局。但哪种类型的腺肌症生殖预后更差，或是药物和手术对改善生育结局的机制，都不是很清楚，其落脚点可能还在于改善子宫内膜的容受性，未来基因、分子的表达谱研究可能对此有一定的帮助。

子宫腺肌症保留子宫的手术一度因辅助生育技术受到冷落和质疑，但经过以日本医学家为代表的"手术卫道士"的不懈努力，似乎证实了手术仍有其重要的价值。目前对于手术时机和适应证的选择还都缺乏更多、更好的证据支持，尤其是没有随机对照手术与辅助生育的研究，而且由于腺肌症的病灶切除手术对于手术技术的要求较高，术后需要至少1年以上的避孕时间，所以通常还是用于辅助生育反复失败、药物治疗无效的患者。子宫腺肌症病灶切除术后，关键是重建子宫肌壁的完整性为日后的妊娠做准备，但有些外生性腺肌症常合并深部内异症，后壁与周围脏器的粘连紧密，且缺乏光滑的浆肌层面，所以给手术修复带来更多困难。术前评估、分型，充分的风险预警和准备，以及与患者的沟通交流都是必要的。

参考文献

1. VANNUCCINI S，TOSTI C，CARMONA F，et al. Pathogenesis of adenomyosis：An update on molecular mechanisms. Reprod Biomed Online，2017，35（5）：592-601.
2. OTSUBO Y，NISHIDA M，ARAI Y，et al. Association of uterine wall thickness with pregnancy outcome following uterine-sparing surgery for diffuse uterine adenomyosis. Aust N Z J Obstet Gynaecol，2016，56（1）：88-91.
3. YOUNES G，TULANDI T. Effects of adenomyosis on in vitro fertilization treatment outcomes：A meta-analysis. Fertil Steril，2017，108（3）：483-490.
4. TSUI K H，LEE F K，SEOW K M，et al. Conservative surgical treatment of adenomyosis to improve ertility：Controversial values，indications，complications，and pregnancy outcomes. Taiwan J Obstet Gyneco，2015，54（6）：635-640.

（曾莉　邓姗）

病例 14 OHSS 腹穿血性腹腔积液

病历摘要

【基本信息】

患者，女，29 岁，G_1P_1。主因"取卵后 7 天，恶心、呕吐、食欲缺乏 3 天"急诊入院。

因"继发不孕，爱人弱精"拟行 IVF-ET，2018 年 5 月 27 日开始促排卵，6 月 27 日取卵 11 枚；取卵当晚即出现腹痛伴有肛门坠胀感，第二天腹痛症状稍缓解，偶有头晕、乏力症状。入院前 3 天（取卵后第 4 天）开始出现恶心、呕吐、食欲缺乏症状。入院前血常规：WBC 21.38×10^9/L，Hb 138 g/L，HCT 40.3%。

【妇科检查】

急诊超声提示：左侧卵巢大小 8.4 cm × 4.3 cm，右侧卵巢大小 8.5 cm × 5.1 cm，盆腔见游离液性暗区，深约 6.1 cm。超声定位：盆腔内可见游离液性暗区，较深处深约 9.1 cm，定位处深约 6.6 cm，距离体表 1.5 cm，进针深度不宜超过 2.8 cm。

入院查体：血压 104/71 mmHg，体重 52 kg，腹围 77 cm。

【治疗经过】

入院后予卡文 1440 mL、琥珀酰明胶 500 mL 补液治疗。患者入院当天 18：00 行腹腔穿刺，穿刺过程顺利，抽取出暗红色、陈旧性血性腹腔积液约 1300 mL。穿刺过程中患者无主诉不适症状，恶心、呕吐症状明显缓解，有食欲，穿刺结束后腹围 75.5 cm，血压 100/

50 mmHg，心率 75 次 / 分。穿刺前卡文输注约 700 mL，穿刺后开始输注胶体液。穿刺后考虑患者存在腹腔内出血情况，但结合患者腹腔积液性状，不考虑活动性出血可能，遂予检测血常规，结果如图 14-1。

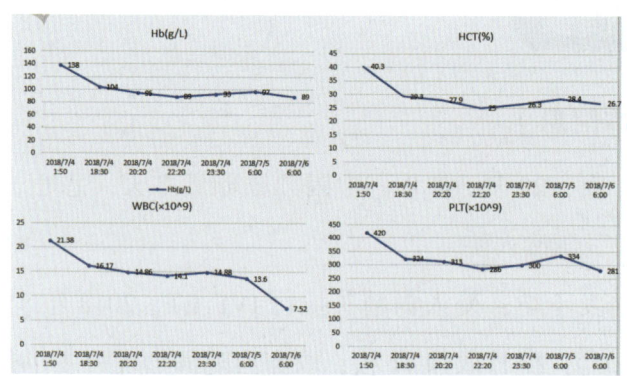

图 14-1 患者各项血液指标的变化

监测期间，患者无明显不适症状，血压维持在 95/50 mmHg 左右，心率在 75 次 / 分左右。

后予患者蔗糖铁输注，患者一般状况良好，监测腹围 73～74 cm，体重 52 kg。穿刺治疗后患者腹痛、腹胀及恶心、呕吐症状明显缓解，无明显主诉不适，能自行进食，穿刺后 B 超提示盆腔内见游离液性暗区，较深处位于右下腹，深约 4.1 cm；1 天后复查游离液性暗区，较深处位于右下腹，深约 4.6 cm，盆腔积液未再增加。患者恢复良好后出院。

病例分析

1. 血性腹腔积液的鉴别诊断

血性腹腔积液病因以恶性肿瘤占首位，尤其为消化系统肿瘤，临床表现也以消化道症状明显。消化道肿瘤中以原发性肝癌或肝硬化恶变、胃癌多见。可由恶性肿瘤浸润引起曲张的肠系膜静脉破裂或血管糜烂出血引起，或由癌症侵蚀肝引起自发性出血，或由肝硬化合并肝癌产生血性腹腔积液。原发性肝癌产生血性腹腔积液的病因多由肝癌结节破裂，或腹膜被肿瘤侵犯并有糜烂，或肝血管内有癌栓阻塞所致。

非肿瘤性血性腹腔积液病因呈多样化，散发。在非肿瘤性血性腹腔积液中，肝硬化伴结核性腹腔积液、肝硬化合并出凝血功能障碍引起的血性腹腔积液也不少见。结核性腹膜炎是由结核性炎症浸润、血管通透性增强或腹膜结核结节坏死而引起的出血，失代偿期肝硬化或肾病综合征还常见并发自发性细菌性腹膜炎产生血性的腹腔积液，由凝血酶原时间延长、血小板减少、凝血障碍所致。由此可见，非肿瘤性血性腹腔积液病因多样，机制也不尽相同。在妇产科患者和疾病中，出现血性腹腔积液的病例可能为盆（腹）腔恶性肿瘤、盆（腹）腔结核、子宫内膜异位症等。

2. 针对 IVF-ET 的患者出现血性腹腔积液应考虑的情况

临床上经阴道穿刺取卵后腹腔内出血的发生率为 0～1.3%，通常在术后早期伴随卵巢、宫旁或盆腔血管创伤。经阴道穿刺取卵后立即出现贫血的体征和症状应怀疑腹腔内出血。虽然血红蛋白浓度的下降是迅速输血的一种指征，但血流动力学进展决定了随后的血流动力学干预。取卵后腹腔内出血的治疗方式包括保守治疗和手术治疗，但是 Aragona、Zhen 等报道 17 349 例取卵周期患者中有 9 例严重腹腔内出血的患者，均采用腹腔镜手术治疗，而且促排卵引起卵巢增大、组织脆而易碎，手术止血效果欠佳，一般采用患侧卵巢切除术。

病例点评

此为很有趣的一个病例，因其发生率低，临床上很容易忽略。所以当我们的住院医师腹穿穿出血性腹腔积液时，第一反应是腹穿损伤所致。但是，当观察发现穿刺全程为均一暗红色腹腔积液，患者血压、心率等血流动力学指标无太大波动时，才考虑为陈旧性出血——可能为取卵穿刺所致，这一诊断的关键在于对临床指标的密切观察。这个临床判断很重要，它关系到我们的临床决策：是否采取更为积极的临床处理。正如文献所示，由于组织糟脆，止血效果很差，一旦手术干预，切除患侧卵巢可能性更大。当然，这就意味着可能带来不良的预后。

参考文献

1. EL-SHAWARBY S A, MARGARA R A, TREW G H, et al. Thrombocythemia and hemoperitoneum after transvaginal oocyte retrieval for in vitro fertilization. Fertil Steril, 2004, 82（3）：735-737.
2. ZHEN X, QIAO J, MA C, et al. Intraperitoneal bleeding following transvaginal oocyte retrieval. International Journal of Gynecology & Obstetrics, 2010, 108（1）：31-34.
3. ARAGONA C, MOHAMED M A, ESPINOLA M S, et al. Clinical complications after transvaginal oocyte retrieval in 7098 IVF cycles. Fertility & Sterility, 2011, 95（1）：293-294.
4. 马春梅，邢兰凤，胡小玲，等．经阴道取卵术后并发严重腹腔内出血成功保守治疗 11 例．中华急诊医学杂志，2016，25（5）：680-682.
5. MASHIACH R, STOCKHEIM D, ZOLTI M, et al. Delayed intra-abdominal bleeding following trans-vaginal ultrasonography guided oocyte retrieval forin vitro fertilization in patients at risk for thrombo-embolic events under anticoagulant therapy. FlOOORes, 2013, 2：189.

（郝之栋　王阳）

病例 15　取卵后卵巢出血

病历摘要

【基本信息】

患者，女，39 岁，G_0P_0。主因"取卵后腹痛 1 天"入院。

平素月经规律，13 岁初潮，4～5 天/29～30 天，量中，无痛经。因男方因素于外院行超促排卵和体外受精，3 月 13 日上午双侧卵巢共穿刺取卵 14 枚，下午 3：00 左右开始出现腹痛、腹胀，逐渐加重，扩散至全腹部，不能平卧，伴有恶心和肛门坠胀感，无呕吐和心悸。

【妇科检查】

急诊检查，Hb 90 g/L（外院取卵前化验单提示 Hb 130 g/L），查体全腹软，有轻微压痛，反跳痛不明显。B 超提示盆腔 9 cm×11 cm 混合回声，盆腔积液最深处 5 cm。

【治疗经过】

入院后于左下腹反麦氏点行腹腔穿刺，穿出少量不凝血，决定急诊行腹腔镜探查术。术中见盆腹腔大量积血及血块，量约 1600 mL，子宫正常大小，外观无特殊，左侧卵巢增大伴破裂，局部可见血块 8 cm×10 cm，清除左卵巢周围血块，见卵巢呈半球形，整个横切面广泛渗血。褥式缝合卵巢＋双极电凝创缘，止血基本满意。右侧卵巢略饱满，双侧输卵管外观未见异常。冲洗盆腔及左卵巢创面，确认无活跃出血后，局部喷洒止血剂（ARISTA）1 支，并用防粘连膜（Interceed）包裹左侧卵巢。探查上腹腔未见异常，吸出肝膈间剩余积血。术后给予静脉止血药、抗生素及铁剂治疗。术后即时血红蛋白74 g/L，次日复查血红蛋白84 g/L。患者一般状况稳定后出院。

病例分析

1. 经阴道穿刺取卵的并发症概况

经阴道取卵（transvaginal oocyte recruitment，TVOR）的最常见并发症是出血、创伤、盆腔脏器损伤和感染。另外也有附件扭转、子宫内膜异位症囊肿破裂及脊柱脊髓炎的报道。

穿刺后出血最常表现为阴道部位少量出血，文献报道发生率为1.4%～18.4%，主要是穿刺时阴道血管损伤所致。有学者研究了经阴道取卵后24小时的平均失血量为230 mL，出血量与排卵前E_2水平、取卵数量、操作时长无明显相关性。

取卵后卵巢出血的机制是被超促排卵的卵巢增大，并且血管丰富，且多点穿刺都使出血风险增加。出血严重的情况下会引起盆腹腔大量出血，甚至失血性休克，需要紧急手术干预。发生大量腹腔内出血的中位时间为18.5小时（8～28小时）。B超可以看到盆腔内的大量积液，CT血管检查或手术过程当中可以明确见到卵巢出血。Kazem Nour分析了4例取卵后卵巢出血的患者资料，并分析了文献中32例卵巢出血的病例报道，总体的TVOR后出血发生率为0.04%～0.20%。33.3%的出血在取卵后的第一小时即有表现，93.3%在操作的24小时之内有腹膜炎的表现。文献报道TVOR后进行外科手术的中位时间间隔为10小时。在这32例患者中，4例未能保留卵巢，与出现症状的时间、手术的间隔时间密切相关。TVOR后卵巢出血并没有明确的危险因素，但是身体较瘦及有多囊卵巢综合征的患者似乎更容易发生出血。如果血流动力学稳定，首选保守治疗，但是对于患者的症状、体征和血红蛋白变化情况应密切监测，延误手术时机有可能造成切除一侧卵巢的结果。术中可以通过缝扎或电凝对出血卵巢进行止血，也可考虑局部应用含有凝血因子的辅助止血材料帮助止血。

盆腔感染是第二常见的并发症，发生率约为0.6%，往往与操作中阴道消毒不充分有关。另外有盆腔感染疾病病史的患者TVOR后盆腔感染的概率增加，但是对所有的患者是否都应用预防性抗生素治疗目前仍无定论。

2. OHSS与腹腔内出血的鉴别诊断

卵巢过度刺激综合征（ovary hyper-stimulation syndrome，OHSS）是药物刺激卵巢的常见并发症，血管通透性增加使体液外移至体腔第三间隙是其重要的病例改变，主要表现为血液浓缩、低血容量、电解质紊乱、肝肾功能受损及血栓形成等一系列综合征，临床表现可有快速的体重增加，低血压及中心静脉压，腹腔积液引起的腹胀、腹部不适，恶心、呕吐，胸腔积液引起的呼吸困难，血容量低引起的少尿甚至无尿等。实验室指标表现为血液浓缩（HCT＞0.45），WBC不同程度的升高，严重者伴有血肌酐、肝酶、电解质凝血功能的异常（高钾、低钠）。B超提示卵巢增大和盆腹腔积液。轻度的OHSS无须特殊治疗，具有明显的自限性。中重度则需要住院支持治疗，包括补液扩容，纠正电解质、酸碱平衡紊乱，引流胸、腹腔积液等对症治疗。

取卵后腹腔内出血也表现为腹痛、腹胀，但核心为失血的相关表现，如头晕、心悸、腹胀、腹痛、血刺激腹膜引起的恶心、呕吐，查体可以发现低血压，严重者存在休克的表现。实验室检查也主要体现在血红蛋白的下降和持续出血引起的凝血功能异常。盆腹腔积血和腹腔积液漏出液的 B 超影像特点也有所不同（表 15-1）。

表 15-1 穿刺后腹腔内出血、感染与 OHSS 的鉴别诊断要点

	穿刺后腹腔内出血	穿刺后盆腔感染	OHSS
发病时间	穿刺后短期内进展	可能潜伏数日	通常发生于取卵后 1 周左右
病理基础	内出血	感染	血管通透性增加
临床表现	血红蛋白下降、休克	发热、腹痛	腹胀、腹水积液、呼吸困难（胸腔积液）
辅助检查	血红蛋白下降	白细胞升高	血液浓缩、低蛋白血症
腹腔穿刺	不凝血	炎性渗出液	清亮漏出液

病例点评

随着 ART 的广泛开展，人们对于 OHSS 这类相对常见的并发症不再陌生，但对于 TVOR 后腹腔内出血这种少见并发症则没有充分的警惕意识。本例患者就诊初期，值班医师对其腹痛、腹胀的表现，第一反应是 OHSS，但考虑到穿刺取卵当日即出现症状，与 OHSS 的普遍规律不符，而且患者辗转不能平卧的表现也与一般胸、腹腔积液患者的呼吸困难差别显著，加之血红蛋白的明显下降都提示有内出血的可能。尽管患者一直没有出现显著的失血性休克表现，回顾性分析可能与其内出血速度相对较慢有关，给了机体代偿的机会。就本例患者而言，应强调腹腔穿刺对于急腹症鉴别诊断的重要性，对于性质不明的腹腔内大量积液，往往"一针"定乾坤，决策自出，切忌纠结于影像学的模糊判断。

参考文献

1. EL-SHAWARBY S，MARGARA R，TREW G，et al. A review of complications following transvaginal oocyte retrieval for in-vitro fertilization. Human Fertility，2004，7（2）：127-133.

2. DESSOLE S，RUBATTU G，AMBROSINI G，et al. Blood loss following noncomplicated transvaginal oocyte retrieval for in vitro fertilization. Fertil Steril，2001，76（1）：205-206.

3. NOURI K，WALCH K，PROMBERGER R，et al. Severe haematoperitoneum caused by ovarian bleeding after transvaginal oocyte retrieval：A retrospective analysis and systematic literature review. Reprod Biomed Online，2014，29（6）：699-707.

4. FLIBERTY G，HYMAN J H，ELDAR-GEVA T，et al. Ovarian hemorrhage after transvaginal ultrasonographically guided oocyte aspiration：A potentially catastrophic and not so rare complication among lean patients with polycystic ovary syndrome. Fertil Steril，2010，93（3）：874-879.

（邱琳　邓姗）

病例 16　席恩综合征 ART 再孕胚停

病历摘要

【基本信息】

患者，女，33 岁，G_3P_1。主诉：IVF-ET 后孕 6^{+6} 周超声提示胚胎停育。

患者 2012 年产后大出血 1000 mL，闭经半年后诊断为席恩综合征。

【妇科检查】

超声提示（2019 年 11 月 29 日，6^{+6} 周）：可疑宫内早孕，未见胎心、胎芽，无卵黄囊。超声提示（2019 年 12 月 2 日）：子宫增大，宫腔偏右侧内见 2 个妊娠囊样回声，内均未见胎芽及胎心。

历年的甲状腺功能相关指标参见图 16-1。

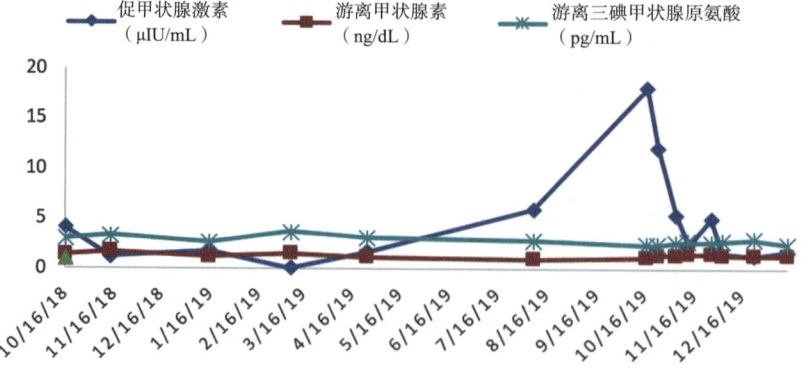

图 16-1　患者甲状腺相关指标水平

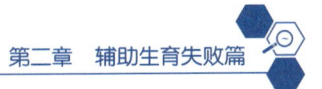

【治疗经过】

目前口服雷替斯 100 μg qd，氢化可的松 15 mg qd，2016 年以后至今，ACTH 水平一直在正常范围内。2018 年 12 月起使用后半周期地屈孕酮，能定期出现月经。2018 年 12 月孕 11 周亦有 1 次 IVF-ET 胎停清宫史。LMP：2019 年 9 月 30 日。患者因继发不孕（输卵管因素）行 IVF-ET，2019 年 10 月 18 日移植冻胚 1 枚。2019 年 9 月 24 日至 2019 年 11 月 8 日，戊酸雌二醇 3 mg tid。2019 年 10 月 16 日至 2019 年 10 月 22 日，黄体酮 40 mg bid，肌内注射。2019 年 12 月 1 日，患者自觉下腹痛，伴少量阴道出血，呈褐色。

病例分析

1. 席恩综合征

（1）概述

席恩综合征（sheehan syndrome）又称为产后垂体功能减退（postpartum hypopituitarism），是产后大出血（postpartum hemorrhage，PPH）致严重低血压甚至休克导致的垂体组织缺血坏死，继发垂体功能减退。该疾病在 1937 年首次被 Harold Leeming Sheehan 记录，主要表现为不同程度的垂体功能减退，以腺垂体功能减退较常见，其具体发病机制尚未完全清楚。

席恩综合征在发达国家的发生率有所下降，一项西班牙流行病调查指出垂体功能不足的患病率约为 45.5/ 百万，其中席恩综合征占 6%。发展中国家席恩综合征的发生率相对较高。其发病与产后出血的严重程度和是否得到及时处理（输血 / 补液）联系紧密。

（2）病理生理

妊娠期垂体代偿性增大，蝶鞍体积不变，导致血管结构受压。

研究表明，早孕期垂体腺体增加45%，足月增加至原来体积的120%～136%，产后几周内体积大到峰值，产后6个月恢复到正常大小。孕期垂体增大主要由PRL分泌细胞增生引起，Gn分泌细胞和GH分泌细胞数量反而下降，ACTH分泌细胞和TSH分泌细胞数量维持不变。增大的垂体导致其对缺血损伤更加敏感。

孕期垂体在胎盘雌激素的刺激下，PRL分泌细胞增生，导致垂体体积增大。垂体血管结构可能因此受压。此时，产后出血引起的血管痉挛或血栓可导致组织缺血坏死。随后自身免疫因素可能导致垂体功能不全发生恶化。缺血引发不同程度的垂体功能不足，继发垂体功能减退及靶器官功能减退，如肾上腺功能减退、低Gn、泌乳障碍、生殖激素缺乏、中枢性尿崩症（神经垂体受损）等（图16-2）。

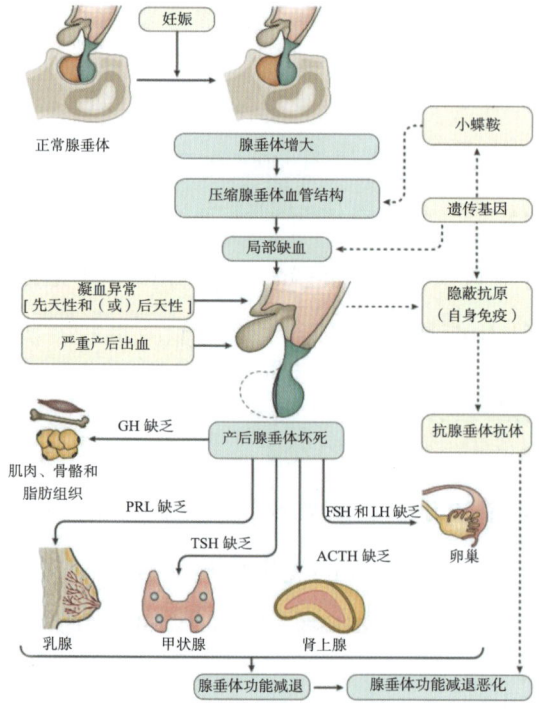

图16-2 席恩综合征的病理生理

（3）临床表现

根据各种分泌激素的细胞距血管结构的位置不同，席恩综合征的临床表现多样，其中 GH、PRL 缺乏最常见，其次为 Gn 缺乏，TSH、ACTH 缺乏较少见，肾上腺危象罕见（表 16-1）。

表 16-1　席恩综合征不同激素缺乏的相关文献报道

研究	病例数量	GH 缺乏（%）	PRL 缺乏（%）	FSH 和 LH 缺乏（%）	TSH 缺乏（%）	ACTH 缺乏（%）
Dokmetas et al.[58]	20	100	100	100	90	55
Diri et al.[5]	114	100	71	100	90	71
Kelestimur et al.[62]	91	100*	NR	80	86	87
Lim et al.[63]	78	100	95	9	90	91
Sert et al.[64]	28	100	100	100	100	100
Ozbey et al.[52]	40	93	100	43	76	93
Gokalp et al.[61]	124	100	79	100	73	76#

诊断时的激素水平。ACTH：促肾上腺皮质激素；FSH：尿促卵泡素；GH：生长激素；LH：黄体生成素；NR：未报告；PRL：泌乳素；TSH：促甲状腺激素。# 仅有生长激素缺乏的患者被纳入研究；* 根据基础的皮质醇水平。

（4）治疗原则

激素替代治疗是目前唯一的治疗方式，根据病情补充相应的激素，如糖皮质激素、甲状腺激素、雌孕激素、生长激素、血管加压素。此外，免疫系统可对坏死的垂体细胞产生抗体，攻击剩余垂体正常组织，垂体功能低下可能会随病程的发展加重，因此在补充激素的同时还需同时定期监测垂体功能。

2. 垂体功能减退对再生育的影响

垂体功能减退的患者有生育力下降的表现包括继发闭经和不孕，

但席恩综合征患者有自然妊娠的相关报道。垂体功能减退患者患妊娠期并发症（流产、贫血、妊娠期高血压疾病、早产、产后出血）的风险增加。辅助生殖技术能够提高垂体功能减退患者的临床妊娠率。

对于垂体功能减退的患者，备孕期间应补充足够的相应激素剂量，以维持患者的第二性征和生殖功能。研究表明，人工周期可促进子宫内膜和阴道上皮细胞生长及子宫发育。联合补充大剂量雌激素和生长激素能提高垂体功能减退患者的妊娠率。该类患者辅助生殖促排卵最常用的药物为Gn。此外有研究表明，加用GH可提高此类患者的临床妊娠率。妊娠期间，因垂体代偿性增生和胎盘的分泌功能，患者垂体功能减退的现象可能得到部分或完全缓解。有文献报道，席恩综合征患者再次妊娠后促甲状腺激素功能恢复正常。此外，孕12周前外源性的黄体支持可以减少垂体功能减退患者的早孕期丢失。因妊娠期生理状态下母体下丘脑-垂体-肾上腺轴的活性增强，ACTH生理设定值升高，总糖皮质激素和游离糖皮质激素量均升高，故对妊娠期患者应规律调整糖皮质激素剂量。此外，由于TSH与hCG化学结构相似，生理状态下妊娠期甲状腺激素分泌增加。同时因血清中甲状腺激素结合蛋白含量增加和胎盘对T_4的降解作用，孕期T_4的需求增加，因此此类患者的甲状腺激素用量同样需要调整，上调约30%。关于哺乳期PRL的补充尚无文献记载。

病例点评

本例是三系受累的席恩综合征患者，而性腺轴的功能似乎还没到绝对低雌的水平，根据其病史，用后半周期孕激素就可以诱导月经；而甲状腺功能在补充甲状腺素后数年都很稳定，唯独在移植前的1个月内出现明显的波动，是否与其后期的胚胎停育有关也是疑点之一。患者有两次胚胎移植失败史，是否跟席恩综合征直接相关，相关信息不是特别充分，所以难以深入讨论和分析，但是不妨碍以此为契机学习新知。

参考文献

1. KARACA Z，LAWAY B A，DOKMETAS H S，et al. Sheehan syndrome. Nat Rev Dis Primers，2016，2：16092.
2. DU X，YUAN Q，YAO Y，et al. Hypopituitarism and successful pregnancy. Int J Clin Exp Med，2014，7（12）：4660-4665.

（丁雪松　邓姗）

第三章 性发育异常

病例 17　完全型雄激素不敏感综合征

病历摘要

【基本信息】

患者，26岁。主因"无自主月经来潮"入院。

患者系其母第二胎第二产，足月顺产，孕期顺利，未服特殊药物。出生时女性外阴，按女孩抚养，身高、智力与同龄女孩相仿，学习成绩中等。8岁时自诉扪及双侧腹股沟有包块，但未就诊。16岁乳房自主发育，Ⅳ级，无腋毛、阴毛。身高均匀增长，无明显突增期。18岁因"原发性闭经"于当地医院就诊，诊断"幼稚子宫"，未治疗。

2019年4月于北京某医院就诊，子宫附件彩超提示"阴道远端实性低回声，1.3 cm×0.6 cm，考虑阴道盲端可能性大，始基子宫不除外，双侧卵巢未探及"。腹股沟彩超提示"右侧腹股沟区皮下异常回声，实性部分大小4.8 cm×1.8 cm，形态规则，边界清，内可见血流信号，其上方可见多发囊性区，最大1.4 cm×1.0 cm。左侧腹股沟区皮下可见异常回声，实性部分2.8 cm×2.0 cm，形态规则，边界清，内可见血流信号，其上方可见囊性区，大小约1.4 cm×1.0 cm。双侧腹股沟包块，性质待定，卵睾？结合染色体及激素检查"。2019年5月10日外院染色体为46，XY。2019年7月于我院就诊，2019年7月16日，检查提示FSH 11.15 IU/L，E_2 37 pg/mL，P 1.06 ng/mL，T 7.42 ng/mL，LH 33.32 IU/L，PRL 7.8 ng/mL，DS 460 μg/dL，门诊以"雄激素不敏感综合征"收入院。

患者"磺胺类"药物过敏。未婚，有性生活。父母非近亲结婚，母亲G_3P_3，有一哥哥，顺产分娩，出生2天夭折，具体原因不详。有一弟弟，20岁，顺产分娩，身高与智力与同龄人相仿，外生殖器正常，现为义务兵。否认家族中有类似疾病史，否认家族性精神病、肿瘤病、遗传性疾病病史。

【妇科检查】

查体：身高169 cm，体重54 kg。无腋毛，乳房发育好，Ⅳ级，乳头发育稍小。妇科查体：无阴毛，阴蒂不大，大小阴唇外观正常；阴道盲端，长约6 cm，可容2指；盆腔空虚，未扪及包块。左侧腹股沟未扪及明显包块，加压后，似可扪及一小结节样肿物。右侧腹股沟可扪及一包块，大小约5 cm×4 cm，边界清，活动可，无压痛（图17-1）。

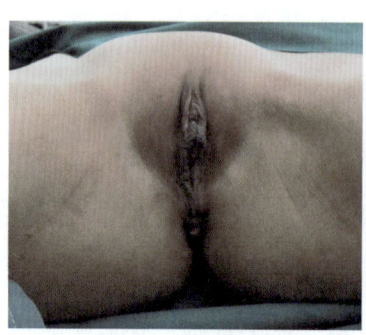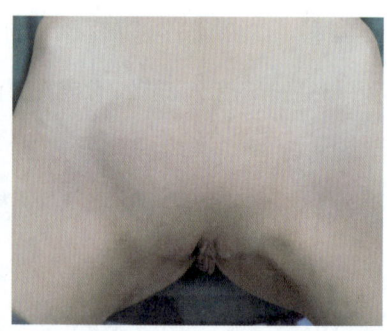

无阴毛，阴蒂不大，大小阴唇外观正常；左侧腹股沟未扪及明显包块。右侧腹股沟可扪及一包块，大小约 5 cm×4 cm，边界清，活动可，无压痛。

图 17-1　患者的外阴及腹股沟情况

【治疗经过】

入院后择期行腹腔镜左侧性腺＋经会阴右侧性腺切除术，术中见子宫缺如（图 17-2）。左侧性腺位于盆腔，大小约 3 cm×2 cm，右侧性腺盆腔不可见，位于腹股沟内，大小约 5 cm×4 cm。台下检查右侧性腺内可见直径约 2 cm 实性黄色肿瘤（图 17-3），将右侧睾丸从腹股沟中牵入腹腔内，切除双侧睾丸及附睾组织。术后病理：双侧性腺发育不良的睾丸组织，伴支持细胞腺瘤结节，符合雄激素不敏感综合征。术后门诊随诊，予以雌激素药物治疗。

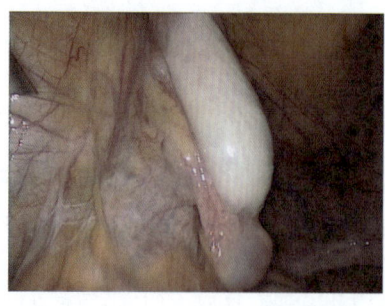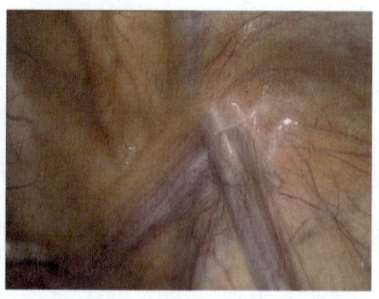

左侧性腺位于盆腔，大小约 3 cm×2 cm，右侧性腺盆腔不可见，位于腹股沟内，大小约 5 cm×4 cm。

图 17-2　术中所见子宫缺如

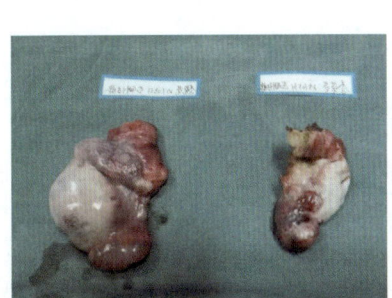
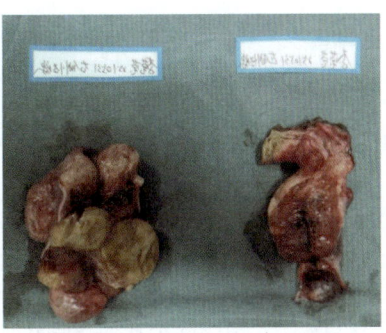

右侧性腺内可见直径约 2 cm 实性黄色肿瘤。

图 17-3　术后剖视标本

病例分析

雄激素不敏感综合征（androgen insensitivity syndrome，AIS）是一种 X 连锁隐性遗传疾病，1953 年 Morris 首次详尽地描述了该病的临床表现，称此类患者为"睾丸女性化"，目前发现其主要病因是雄激素受体基因改变导致的雄激素作用不全或完全不起作用，改称"雄激素不敏感综合征"。AIS 占原发闭经病因中的 6%～10%。

1. 睾丸下降的影响因素

睾丸正常下降的机制并不十分明确。不过，睾丸在腹腔内下降阶段的程度可能并不依赖于雄激素，而是由下降素所介导。睾丸下降取决于多种解剖学和内分泌因素。睾丸经腹股沟管下降始于妊娠第 28 周，其被认为是机械性因素、激素和神经递质相互作用的结果。腹腔内压力改变、鞘状突未闭、引带退化、雄激素、促性腺激素、副中肾管抑制物质（müllerian inhibiting substance，MIS）和降钙素基因相关肽等因素均可能起了一定作用。胰岛素样因子 3（insulin-like factor 3，INSL3）也在睾丸下降的腹股沟阶段发挥作用。INSL3 可能控制睾丸引带分化，睾丸引带通过附睾将睾丸与腹股沟管结构相连接。

与睾丸正常下降相比，人们对睾丸未降的发病机制了解不多。睾丸正常下降相关因素的任何改变理论上都可以导致睾丸未降。有人认为，宫内促性腺激素缺乏、MIS减少和胎盘雌二醇表达增加都是睾丸未降的促发因素。

对我院1984年6月—2009年3月间74例AIS患者的回顾性分析表明，在48例完全型雄激素不敏感综合征（complete androgen insensitivity syndrome，CAIS）中，25例（52.1%）的双侧性腺均位于盆腔；10例（20.8%）一侧性腺位于盆腔，另一侧位于腹股沟内；13例（27.1%）双侧性腺均位于腹股沟内。而在26例不完全型雄激素不敏感综合征（incomplete androgen insensitivity syndrome，IAIS）中，仅3例（11.5%）双侧性腺均位于盆腔；9例（34.6%）双侧性腺均位于腹股沟内；10例（38.5%）双侧性腺均位于大阴唇中；2例（7.7%）一侧性腺位于盆腔内，另一侧位于腹股沟内；2例（7.7%）一侧性腺位于腹股沟内，一侧性腺位于大阴唇内。

睾丸的下降与雄激素作用有一定的关系，雄激素可促进睾丸的下降，如雄激素作用完全丧失或受损，容易影响睾丸的下降。绝大部分CAIS患者性腺位于盆腔，少部分性腺位于腹股沟，与其雄激素受体基因改变导致雄激素完全不起作用有关，因此CAIS较少出现性腺位于大阴唇的情况。IAIS患者性腺位置以大阴唇及腹股沟为主，与其雄激素受体基因改变导致的雄激素作用不全有关，雄激素部分发挥作用，故睾丸有一定程度的下降，依据发挥作用的程度不同，下降的位置各有差异。

2. 雄激素不敏感综合征手术路径的选择

睾丸的手术切除方式随睾丸位置的不同而选择途径不同，并且随着手术技术的提高和进展，会有更多新的选择。如睾丸位于盆腔内，不管是单侧还是双侧，可行腹腔镜下手术。如在腹股沟，不易推至大阴唇内，也建议行腹腔镜下手术，将腹股沟内的性腺牵入盆腔切除。如双侧睾丸均位于大阴唇内或在腹股沟，但可推至大阴唇内，可经大阴唇手术，花费低、损伤少，不引起盆腔的并发症；此时不必经腹腔镜或开腹手术将睾丸牵拉至腹腔再切除，一是将睾丸从大阴唇经腹股沟牵扯回盆腔不容易，二是美观效果不如经大阴唇手术，导致手术难度增加。准备经大阴唇手术时，对于睾丸活动度大（可回纳盆腔，也可推至大阴唇）的患者，如担心睾丸在手术麻醉后滑回盆腔，可行脊椎麻醉，患者处于清醒状态，必要时可让患者用力或咳嗽增加腹压，有助于手术的进行。不同手术方式的优缺点详见表17-1。根据我院74例AIS（包括48例完全型，26例不完全型）的回顾性资料，CAIS全部可经腹腔镜切除性腺。手术治疗的26例IAIS患者中，经腹切除性腺16例，经会阴切除性腺10例。

病例点评

绝大多数典型的完全型雄激素不敏感综合征患者为"无毛的女性"，外阴并无下降的睾丸。据我院多年的手术经验，通常可以经腹腔镜切除，只有少数患者需要从腹股沟或会阴切口切除。腹腔镜手术相对更微创，尤其是单孔技术使腹壁切口更隐蔽，尤其适用于此类相对简单的盆腔手术。当然也要考虑到相应的操作困难，因性腺往往位于盆腔侧壁，甚至需要从腹股沟管内牵引取出，至少需要2把器械同时操作，而由于单孔腔镜的"筷子效应"，很可能需要专用的工具，同时医师应具有一定的单孔腹腔镜操作经验。

表 17-1 不同手术方式的优缺点

手术方式	开腹手术	会阴手术	腹腔镜手术	未来是否可尝试单孔腹腔镜
手术入路	下腹部横切口	大阴唇内侧纵行切开皮肤	下腹部 3～4 个 trocar 口	脐部一个切口，大小 1.5～2.0 cm
手术步骤	需沿腹股沟管内口切开腹横筋膜，暴露腹股沟管，沿精索牵出睾丸组织后切除	睾丸组织位于大阴唇内，沿大阴唇内侧纵行切开皮肤，分离暴露睾丸组织，接着沿精索根部切除睾丸后，缝合皮肤，可同时择期行保留血管神经的阴蒂缩小复位术	Lap 手术可清晰地观察到，在腹股沟管内口处相当于圆韧带进入腹股沟管的位置有呈条索样结构（精索），可用无齿钳和有齿腹腔镜 5 mm 切两把入腹腔交替牵拉，将睾丸组织牵出腹股沟内口后，沿远端切断	具体步骤同传统腹腔镜手术
优点	无须经腹，不影响胃肠道功能，术后恢复快。术后大阴唇的自然皱褶或阴毛长出后，切口不易发现，不影响会阴部外观，更利心理健康		创伤小，疼痛轻，恢复快，术中视野暴露清楚，损伤少，出血少，术后粘连发生率、术后并发症少，术后止痛药应用少，胃肠道功能恢复快，术后瘢痕小	最大的优势：体表不易察觉的瘢痕所带来的美容效果。单一切口减少了多个切口相关的潜在并发症风险，比如腹壁血管损伤、切口疝形成、穿刺部位粘连等
缺点	术中易造成腹壁下动静脉的损伤，如睾丸下降较多，术后容易会阴部水肿。因腹腔镜手术开展的普及，目前已基本不用该术式			局限：手术器械的相互干扰，违背了传统的三角分布原则，产生了所谓的"筷子效应"，在一定程度上影响了术者对距离的判断，精准度下降。遇到复杂、难暴露的性腺，手术难度增加

对少数无法牵引至盆腔的性腺，经由腹股沟或外阴手术，其实优点也很多，如花费低、损伤少、不会引起盆腔的并发症、不影响胃肠道功能等。术后腹股沟或大阴唇的自然皱褶会遮蔽切口，基本不影响局部外观，而且花费比腹腔镜手术还低。因此，应尽可能在术前根据患者性腺的位置，以及可推移方向和程度选择手术切除路径，适合的便是最好的。

参考文献

1. 葛秦生. 实用女性生殖内分泌学. 北京：人民卫生出版社，2008：91-92.
2. HUSMANN D A, LEVY J B. Current concepts in the pathophysiology of testicular undescent. Urology，1995，46（2）：267-276.
3. HUTSON J M. Undescended testis：The underlying mechanisms and the effects on germ cells that cause infertility and cancer. J Pediatr Surg，2013，48（5）：903-908.
4. 白枫，田秦杰. 雄激素不敏感综合征手术治疗及探查结果分析. 生殖医学杂志，2010，19（5）：381-384.

（王靖　邓姗）

病例 18　46，XY 部分性腺发育不全

📋 病历摘要

【基本信息】

患者，15 岁。主因"无月经来潮"入院。

患者为其母第三胎第一产，孕足月，母亲妊娠期无特殊用药。出生时外阴为女性，自小身高高于同龄人，肤色较深，学习成绩好。12 岁出现腋毛、阴毛生长，唇上长细小胡须，面部有痤疮，音调变低，无乳房发育。2017 年因无月经来潮就诊于当地医院，查染色体为 46，XY，SRY（+）。2018 年 2 月患者就诊于我院，查性激素提示 FSH 54.97 IU/L，E_2 39.82 pg/mL，P 1.23 ng/mL，T 3.22 ng/mL，LH 17.03 IU/L。抗苗勒管激素（anti-mullerian hormone，AMH）0.31 ng/mL。17α- 羟孕酮、血总皮质醇、甲状腺功能、AFP、CEA 未见异常。盆腔 B 超提示膀胱后方见条状阴道样回声，其上方可见中等回声，约 3.3 cm×2.1 cm×1.3 cm，中部见线样回声，宽 0.1 cm，发育不良的子宫或宫颈不除外。会阴 B 超提示右下腹髂外血管起始段旁似见低回声，约 1.6 cm×1.2 cm×0.8 cm，左下腹髂总血管旁似见低回声，约 2.1 cm×1.2 cm，发育不良的性腺组织可能性大。测骨龄 X 线提示手部及肘部骨骺均已愈合，掌骨征阳性。2018 年 3 月复查染色体仍为 46，XY。

【妇科检查】

2018 年 7 月患者入院后复查性激素：FSH 52.10 IU/L，E_2 31.36 pg/mL，

P 0.81 ng/mL，T 3.01 ng/mL，LH 17.35 IU/L，PRL 14.53 ng/mL。测血压及电解质正常。

妇科查体：身高172 cm，体重65 kg，唇上有胡须，面部可见痤疮，乳房发育Tanner Ⅰ级，右乳周围有毛发生长（图18-1A），腹股沟未触及肿物。外阴阴毛分布呈菱形，脐周有毛发生长，阴蒂增大增粗，约2 cm×1.5 cm×1.5 cm，后联合不高，阴唇内未触及包块。尿道口可见，阴道口相应位置有一小孔（图18-1B、图18-1C）。

直肠指检：盆腔可疑小子宫，双侧未触及包块。

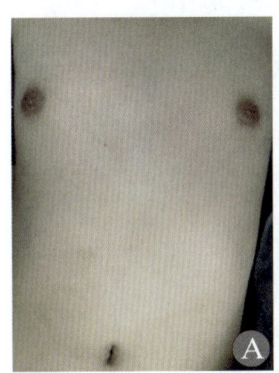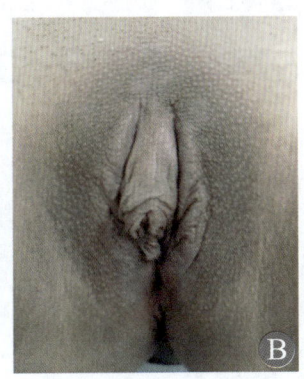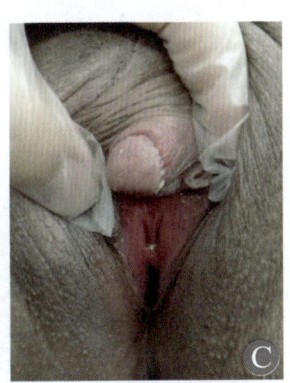

A：乳房发育，Tanner Ⅰ级；B：术前，阴毛已剃除，阴蒂包皮大；C：术前，增大阴蒂，尿道口和阴道口分开。

图18-1　妇科查体

【治疗经过】

2018年7月1日行腹腔镜+宫腔镜探查，术中在两侧圆韧带之间可见极幼稚的索条样子宫结构，左侧腹股沟内口内侧可见大小约2.0 cm×1.5 cm瓷白色性腺，并见幼稚的输卵管结构；右侧腹股沟内口内侧可见大小约1.0 cm×1.5 cm瓷白色性腺，可见幼稚的输卵管结构（图18-2A、图18-2B）。术中切除双侧性腺组织。探针探查可及阴道深6 cm。宫腔镜下见阴道黏膜无特殊，幼稚宫颈结构（图18-2C），宫颈管狭长，可进入幼稚的子宫腔，子宫内膜菲薄。术后第一天复查性激素：FSH 66.54 IU/L，E_2 26.23 pg/mL，P 0.12 ng/mL，T 0.27 ng/mL，LH 29.43 IU/L，PRL 22.26 ng/mL。术后病理：（左右侧性腺）发育不良的睾丸、附睾及输卵管组织（图18-2D）。

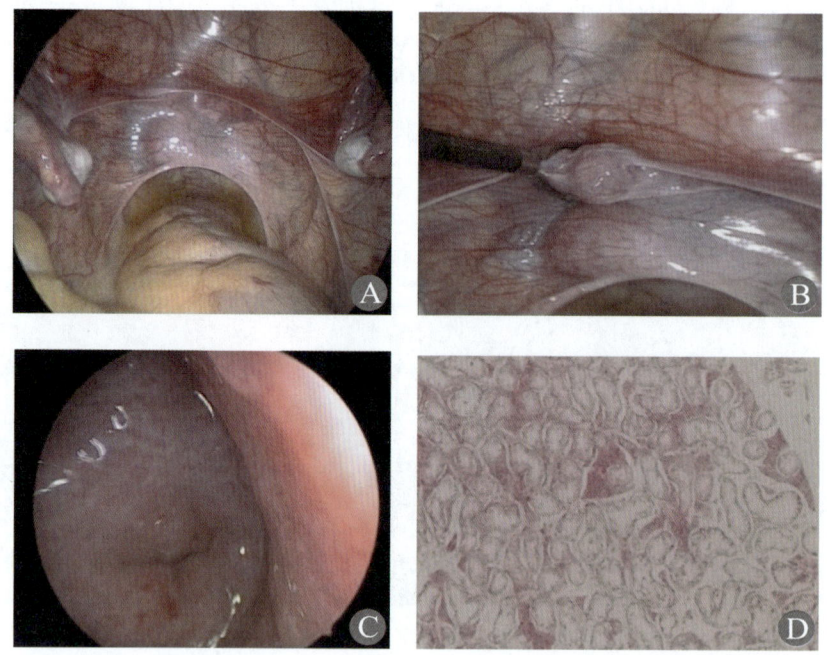

A、B：幼稚的输卵管结构；C：宫腔镜下见阴道黏膜无特殊，幼稚宫颈结构；D：术后病理：（左右侧性腺）发育不良的睾丸、附睾及输卵管组织。

图 18-2　腹腔镜+宫腔镜探查术中所见及术后病理

病例分析

1. 46，XY 部分性腺发育不全的临床特点及鉴别诊断思路

46，XY 单纯性腺发育不全（pure gonadal dysgenesis，PGD）是由于 *SRY* 基因异常或 SRY 蛋白作用所必需的另一种基因功能丧失，导致胚胎早期睾丸不发育，未分泌 AMH 和睾酮，副中肾管未被 AMH 抑制，发育为输卵管、子宫、阴道上段，外生殖器未受雄激素

影响发育为女性。患者生长和智力发育正常，部分患者上肢长，指距大于身高。原发闭经，青春期无女性第二性征发育，无阴、腋毛或稀少，乳房不发育。内外生殖器发育幼稚，人工周期可来月经。成年后血清促性腺激素水平升高，雌激素水平低下，睾酮可能高于正常女性，骨密度显著低于正常。个别患者可有部分雄激素过多的表现，表现为阴蒂肥大，称为部分型性腺发育不全。

该患者符合46，XY部分型性腺发育不全的表现，因有阴蒂肥大、痤疮、阴毛呈菱形分布等男性化表现，切除性腺后睾酮值明显降低证明雄激素确实来源于性腺。46，XY单纯性腺发育不全的条索状性腺在组织学上表现为纤维结缔组织，有时类似于波状的卵巢间质但无卵泡，但该患者组织学所见为小管样结构。因此考虑患者为46，XY部分型性腺发育不全，性腺可能仍有分泌雄激素的功能。外院报道1例同类病例，囊性纤维化跨膜传导调节因子基因检测发现220 c＞T和2563G＞A 2个突变位点，该基因突变可导致囊性纤维化。但两者是否存在相关性需进一步研究。

2. AMH检测在46，XY性发育异常疾病中的意义

在男性中，AMH由睾丸支持细胞分泌，抑制副中肾管发育为子宫、输卵管及阴道上段，可用于评价睾丸支持细胞功能。睾酮通过与支持细胞上的雄激素受体结合抑制AMH的分泌，促进生殖细胞成熟。在妊娠7周以前，支持细胞上缺乏雄激素受体，AMH的分泌由局部因子调控，不受FSH和睾酮影响，但其后FSH通过调控睾丸支持细胞增生和每个睾丸支持细胞中AMH的表达，从而调控睾丸分泌AMH水平。在围产期AMH水平下降，但随后逐渐升高直到出生后第2年。在儿童时期，血清AMH值相对稳定，但在青春期第一阶段，AMH表达被睾丸内升高的雄激素水平抑制，从而显著降低。男性一生中AMH值比女性高5～20倍。

AMH 可用于 46，XY 性发育异常（disorders of sex development, DSD）的鉴别。在性腺发育不全的 DSD 中，血清 AMH 水平较低或检测不到，反映了有功能的睾丸支持细胞的数量极少，并间接反映了睾丸组织的数量。在雄激素合成障碍的 DSD 中，睾丸及睾丸支持细胞分化发育正常。其中，原发性睾丸 Leydig 细胞发育不全的先天性性腺功能低下患者，AMH 值正常或偏高；5α-还原酶缺乏的患者，血清 AMH 值为正常低值或低于正常男性水平，因为雄激素水平及雄激素受体水平正常，FSH 未升高，血清 AMH 亦未升高。在 AIS 患者中，由于睾丸支持细胞分化发育正常，因此血清 AMH 水平正常或升高。但在 CAIS 和 PAIS 患者中 AMH 水平不完全相同。在新生儿期，CAIS 患者 FSH 仍然较低，这或许可解释 AMH 水平不如预期高，相反的 PAIS 患者 FSH 水平更高并诱导 AMH 水平升高。在儿童期，促性腺激素水平降低，血清 AMH 水平在正常男性范围内。在青春期，如果未行性腺切除，CAIS 患者中血清 AMH 显著升高，反映了正常雄激素抑制作用的缺失；而在 PAIS 患者中睾酮诱导了部分抑制 AMH 表达的作用，但 AMH 水平仍然不适当地升高（图 18-3）。

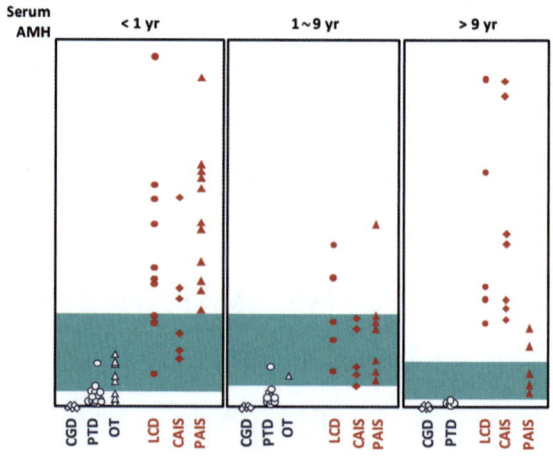

阴影部分代表正常男性水平。CGD：完全型性腺发育不全；PTD：部分睾丸退化；OT：卵睾；LCD：Leydig 细胞缺陷（发育不全、类固醇酶缺陷）；CAIS：完全型雄激素不敏感综合征；PAIS：部分型雄激素不敏感综合征。

图 18-4　DSD 患者不同年龄时期血清 AMH 水平

病例点评

DSD是妇科内分泌学中重要的组成部分，该类疾病看似天马行空、庞杂无序，其实又是有着必然的内在联系。尤其是典型病例，必然是遵循疾病的特征规律的。就DSD的分类而言，业界泰斗葛秦生教授及其团队做出了极重要的贡献。至今，我院仍然遵循其将DSD分为性染色体异常、性腺发育异常、性激素异常三大类的分类方法。

要想学好或掌握该类疾病的诊治，就必须从典型病例入手，首先理解并记忆正常的性分化及发育过程，进而掌握典型DSD的发病机制，以及其经典临床表现、实验室指标、影像学表现，乃至病例之间的相互关联。在此基础上，再进一步总结不那么典型、貌似和熟知的普遍规律不一致的病例。譬如这个病例，既有46，XY单纯性腺发育不全的共性，又有其特殊性，如该患者性腺有一定功能，青春期后能够分泌一定的雄激素，促使部分第二性征发育。最常见的原因为：①条索状性腺可能从门细胞巢中分泌睾酮。高水平的促性腺激素促进门细胞增生，导致循环中雄激素水平轻度上升，后者在缺乏雌激素时有强大的生物作用，出现部分男性化表现，如本例患者。②完全型患者的性腺发生肿瘤，可以出现雄激素的表现，并不少见，应加以警惕。

参考文献

1. 田秦杰，葛秦生. 实用女性生殖内分泌学. 北京：人民卫生出版社，2008.
2. 罗振宇，田秦杰. 部分型46，XY单纯性腺发育不全合并CFTR基因突变——病例报告与分析. 生殖医学杂志，2018（1）：21-25.
3. WEINTRAUB A，ELDAR-GEVA T. Anti-Mullerian Hormone（AMH）

determinations in the pediatric and adolescent endocrine practice. Pediatr Endocrinol Rev,2017,14（4）：364-370.

4. FREIRE A V，GRINSPON R P，REY R A. Importance of serum testicular protein hormone measurement in the assessment of disorders of sex development. Sex Dev，2018，12（1-3）：30-40.

（黄筱颐　王阳）

病例 19　11β-羟化酶缺乏

病历摘要

【基本信息】

患者，女，20 岁，G_0P_0。主因"外生殖器发育异常 20 年，身高增长停滞、血压升高 8 年"入院。

患者系第二胎第一产，足月顺产。出生后发现外生殖器异常，有小阴茎，以女孩抚养。5 岁前易感冒，5 岁后身体健康。7 岁时发育明显增快，身高较同龄人高约 20 cm，变声，出现阴毛，阴蒂变大。9 岁开始生长发育较前明显下降。12 岁就诊于当地医院，查染色体 46，XX，超声提示幼稚子宫，查 T 3.77 ng/mL，PRL 32.61 ng/mL，E_2 38.49 pg/mL，P 5.35 ng/mL，FSH 7.07 IU/L，LH 2.19 IU/L，骨龄相当于 17 岁。同年就诊于我院。查体：身高 138 cm（小于第 3 百分位），体重 39.5 kg，血压 115/95 mmHg，心率 84 次/分；乳腺未发育，有喉结，可见小胡须，阴毛呈倒三角形，体毛重，阴蒂约 1.5 cm 长，直径 1 cm，阴道口及尿道口共同开口于尿生殖窦。探入小孔，向下可探及阴道，深 6～7 cm；子宫小；双侧腹股沟未见明显包块。检查：K^+ 3.3 mmol/L，Na^+ 141 mmol/L；T 4.43 ng/mL，PRL 22.29 ng/mL，E_2 57.1 pg/mL，P 4.65 ng/mL，FSH 7.2 IU/L，LH 2.0 IU/L，ACTH 832 pg/mL，24 小时尿 F（皮质醇）18.5 μg/24 h，硫酸脱氢表雄酮（dehydroepiandrosterone sulfate，DHEA-SO_4）365.4 μg/dL，17α-OHP 39.13 ng/mL，IGF-1 252 ng/mL。超声提示子

宫大小约 2.4 cm×2.0 cm×1.5 cm，内膜厚 0.2 cm，可见双侧卵巢；X线骨龄相当于成人骨龄像；CT 提示双侧肾上腺增生。14 岁患者月经初潮，2 年后建立规律月经，身高未进一步增长。19 岁患者无诱因出现头晕，当地医院查血压 170/130 mmHg。转诊我院。既往、个人、家族史无特殊。

【妇科检查】

查体：身高 139 cm，体重 40 kg，血压 150/120 mmHg，乳房Ⅲ°，乳周、脐下多毛，阴毛Ⅳ期，菱形分布，阴蒂增大约 2 cm×1.5 cm×1.5 cm，会阴体高，Prader Ⅲ级，肛查可触及 3 cm×3 cm×2 cm 子宫，K^+ 3.8 mmol/L，Na^+ 139 mmol/L，T 3.28 ng/mL，E_2 205 pg/mL，PRL 18.53 ng/mL，P 6.41 ng/mL，FSH 3.86 IU/L，LH 1.75 IU/L，DHEA-SO_4 520.4 μg/dL，17α-OHP 28.73 ng/mL，ACTH 219.0 pg/mL，血 F（8:00 am）25.69 μg/dL，ALD2 21.82 ng/dL，PRA2 0.09 ng/（mL·h）。CT 提示双侧肾上腺增粗，基因检测鉴别诊断为 11β-OHD。

【治疗经过】

予地塞米松 0.375 mg qd 口服治疗，后调整为 0.375 mg/0.75 mg qod。经与患者及家属沟通，要求于大学毕业后行手术治疗。2018 年 9 月复诊，诉近期血压控制满意，无须服用降压药物。复查激素水平大致同前，ACTH 67.9 pg/mL，K^+ 4.5 mmol/L，Na^+ 140 mmol/L。现患者一般情况好，为进一步诊治收入院。临床诊断考虑先天性肾上腺皮质增生症，因患者血压偏高，考虑 11β-羟化酶缺陷可能性大。予泼尼松口服，早 2.5 mg，晚 7.5 mg。1 年后因体重增长自行停药，后未规律监测血压及激素水平。入院后择期行保留血管神经的阴蒂海绵体切除术＋外阴整形术，围手术期用静脉氢化可的松 100 mg q12h 过渡，术后恢复平顺。

病例分析

1. 先天性肾上腺皮质增生症

先天性肾上腺皮质增生症（congenital adrenal hyperplasia，CAH）是一组因肾上腺皮质激素合成途径中的酶缺陷引起的常染色体隐性遗传病。CAH主要包括21-羟化酶缺乏、11β-羟化酶缺乏、17α-羟化酶缺乏、类脂性肾上腺皮质增生症、3β-羟类固醇脱氢酶缺乏和18-羟化酶缺乏等类型。其中以21-羟化酶缺乏最为多见，占CAH的90%～95%。

21-OHD是由于缺乏21-羟化酶，导致肾上腺皮质激素生物合成通路受阻，对垂体促肾上腺皮质激素分泌的负反馈抑制作用减弱，从而使肾上腺皮质激素前体物质17-羟孕酮堆积，转而经旁路致肾上腺雄激素合成增加而导致的一种相对常见的遗传性内分泌疾病。

2. 11β-羟化酶缺乏和21-羟化酶缺乏的鉴别诊断

从肾上腺皮质激素生成示意流程图（图19-1）可以看出，11β-羟化酶缺乏和21-羟化酶缺乏均不会影响雄激素的合成途径，同时，由于皮质醇、醛固酮合成障碍，雄激素会异常升高，出现高雄激素的症状和体征。所不同的是，两者作用于合成途径的阶段不同，所累积的17-羟孕酮及11-脱氧皮质醇、11-脱氧皮质酮的水平不同。其中11-脱氧皮质酮具有相对较强的盐皮质激素作用，表现为明显的高血压、高血钠、低血钾。两者的区别如表19-1。

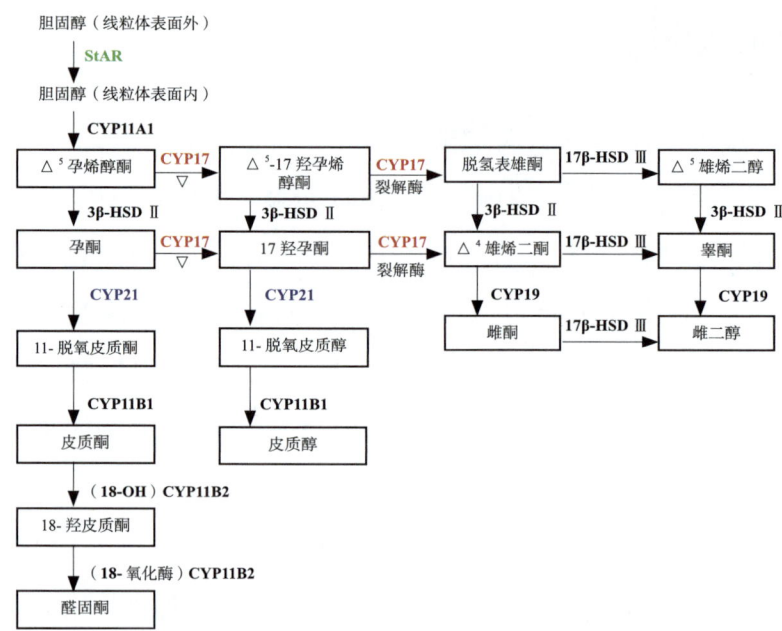

图 19-1　肾上腺皮质激素生产示意

表 19-1　11β- 羟化酶缺乏与 21- 羟化酶缺乏对比

	致病基因	相关激素			临床表现
		17-羟孕酮	11-脱氧皮质酮	11-脱氧皮质醇	
11β-羟化酶缺乏	CYP11B1	正常或↑	↑↑	↑↑↑	无失盐（低血钾、高钠和氯）、高血压、高雄
21-羟化酶缺乏	CYP21A2	↑↑↑	↓	↓	单纯男性化型没有高血压，失盐型有低血压、高雄、高血钾、低钠和低氯

3. 合理的诊疗路径

国际上新生儿 CAH 筛查（即 21-OHD 筛查）起始于 1977 年，至今已有 30 多个国家开展了新生儿 CAH 筛查。我国 CAH 筛查起步于 20 世纪 90 年代初，目前全国有近百家新生儿筛查中心开展了

CAH筛查。新生儿筛查可降低新生儿死亡率、减少女婴外生殖器男性化而造成的性别误判，改善生长发育。但CAH的筛查主要通过检测17-羟孕酮浓度完成，对于11β-羟化酶缺乏不具有区分能力。

11β-羟化酶缺乏患者按照临床表型也可分为经典型和非经典型。经典型11β-羟化酶缺乏均有不同程度的男性化，且有近2/3的患者存在高血压。若未及时治疗，患者除发生典型的男性化表现外，还可因性激素使骨骺过早成熟、闭合导致最终身高明显偏矮。而女性患者进入青春期后常无月经来潮或月经周期不规律。已有报道表明，若经典型患者的血压一直未能控制，可伴发高血压的并发症，如心肌病、视网膜静脉阻塞、失明。因此，高血压是鉴别21-OHD和11β-OHD的重要临床表现。在男性化明显的患者中，必须重视高血压的临床表现，以便及时采取有效药物来改善症状，预防高血压并发症的发生。

与经典型11β-OHD患者的临床表现不同，非经典型的患者并无明显的男性化表现，血压亦可在正常范围，其准确的发病率仍不清楚，但估计远低于非经典型的21-OHD。若非经典型患者在儿童期发病，临床上仅表现为轻度男性化或阴毛初现等部分性早熟的改变。而非经典型的成年女性患者也仅表现为轻度多毛、痤疮、月经失调或不孕，这些临床特点常易与多囊卵巢综合征相混淆。曾有人假设，在一些被诊断为多囊卵巢综合征的患者中，可能存在小部分非经典型11β-OHD。但遗憾的是，迄今为止，确诊为非经典型11β-OHD的患者仅在个别几篇文献中报道过。

糖皮质激素是治疗CAH的主要药物，它可抑制下丘脑及垂体分泌过量的促肾上腺皮质激素释放激素（corticotropin releasing hormone，CRH）及ACTH，抑制肾上腺产生过量的性激素。糖皮质激素的剂量应维持在能充分抑制雄性激素，控制男性化症状，保持正常生长的最小剂量。此外，近年的研究表明生长激素可有效增加长期接受糖皮

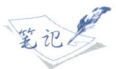

质激素治疗患者的生长速度，改善患者的最终身高。

病例点评

从肾上腺皮质激素生成示意图来看，11β-羟化酶和21-羟化酶是在相邻部位发生"一夫当关，万夫莫开"的效应，上游的黄体酮和17-羟孕酮堆积，以及旁路的高雄激素血症是共有的。当然，更多的21-OHD是以单纯外阴男性化为突出特点的。在代谢产物上，两者明确的区别在于11-脱氧皮质酮和11-脱氧皮质醇在11β-OHD显著升高，经典型患儿多半由于严重的失盐而夭折，而非典型患者可以长期生存，如本例。由于临床上很少检测11-脱氧皮质酮和11-脱氧皮质醇，于是最终的鉴别还有赖于基因的诊断。基因检测已经广泛进入临床领域，甚至成为不可或缺的工具。而对于这些罕见疾病，早期诊断和规范管理对于改善患儿的发育、生育和生存质量都至关重要，基因筛查也将发挥重要的作用。

（王轶男　邓姗）

病例 20　真两性畸形 – Ⅰ

病历摘要

【基本信息】

患者，15岁。主因"无月经来潮"入院。患者，23岁，社会性别男。主因"外生殖器畸形23年，乳房发育、周期性血尿8年"入院。

患者系第二胎足月顺产，母亲妊娠期无特殊用药史，出生时发现外生殖器模糊，自幼按男性抚养，因不能站立式排小便，6岁在当地医院行"尿道下裂修补术"，术后可站立式小便。学习成绩中等，无嗅觉异常，13～14岁时开始出现生长加速，14～15岁出现变声、腋毛、阴毛生长，无明显喉结，无胡须生长，同期出现阴茎勃起，但无明显阴茎增大，无遗精。16岁出现乳房发育，并出现周期性尿血，周期25～26天，持续3～6天，第一天伴有下腹痛，VAS 2～3分。18岁身高167 cm，体重60 kg，后身高停止增长至今。父母非近亲结婚，一姐已生育一女，一弟，均未发现类似情况。

【妇科检查】

血压112/64 mmHg，体重65 kg，身高167 cm，指尖距164 cm，面部无痤疮，无胡须，无喉结，乳房Ⅴ期，无溢乳，双侧腋毛稀疏，会阴处可见陈旧性手术瘢痕，无大小阴唇结构，阴茎长3.5 cm，周径7 cm，左侧阴囊空虚，右侧阴囊内可触及花生米大小组织，质地较韧，阴毛Ⅳ期，双侧腹股沟区未触及肿块（图20-1）。阴囊彩超：右侧阴囊内可见低回声，大小约3.2 cm×0.8 cm，左侧阴囊内未见睾丸样回声。经直肠B超：中位子宫，大小约5.3 cm×4.0 cm×4.2 cm，内膜厚0.8 cm，宫颈厚约1.1 cm，盆腔内可见一卵巢回声，大小约3.6 cm×2.4 cm，内可见数个卵泡样回声，另一个卵巢未探及。乳腺B超：双侧乳房部位可见乳腺组织回声，结构紊乱，回声强弱不等，呈网络状改变，左侧厚0.8 cm，右侧厚0.8 cm。肝胆、泌尿系统、肾上腺、心脏B超未发现异常。

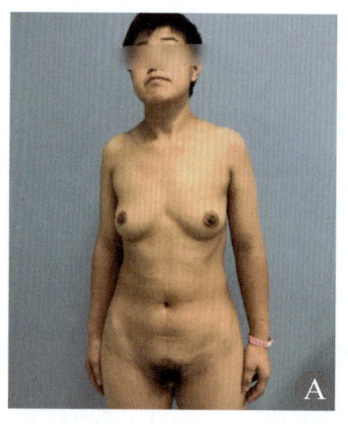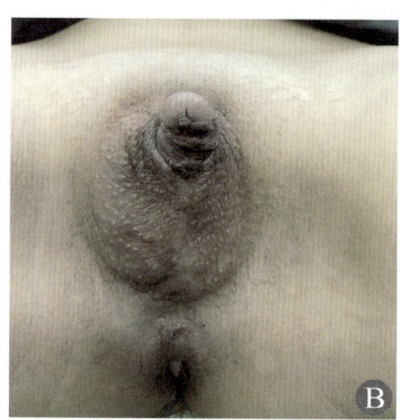

A：患者外观，乳房发育良好；B：外阴所见：有短小阴茎和阴囊，但阴囊内睾丸不明显。

图20-1 患者查体

外周血染色体核型：46，XX。*SRY*基因阴性。*CYP21A2*基因检测没有发现致病基因。性激素：FSH 1.88 IU/L，LH 1.80 IU/L，E_2 128.00 pg/mL，P 7.79 ng/mL，T 0.50 ng/mL，PRL 16.11 ng/mL；肾上腺及甲状腺功能正常。hCG刺激试验结果如表20-1，提示睾丸组织对hCG反应较好。

表20-1 hCG刺激试验的性激素变化

	FSH（IU/L）	LH（IU/L）	E_2（pg/mL）	P（ng/mL）	T（ng/mL）	PRL（ng/mL）	备注
血尿第1天	1.88	1.8	128	7.79	0.5	16.11	肌内注射hCG 3000 U

续表

	FSH （IU/L）	LH （IU/L）	E_2 （pg/mL）	P （ng/mL）	T （ng/mL）	PRL （ng/mL）	备注
血尿 第4天	1.32	1.59	146	13.04	1.24	未测	
血尿 第6天					1.57		

【治疗经过】

入院后完善各项检查，妇科、泌尿科、乳腺科、整形外科多科讨论后，多次与患者及其家属进行疾病解释，保留性腺选择利弊沟通，但患者及其家属仍坚持要求按男性生活，遂行腹腔镜探查＋宫腔镜探查＋乳腺整形术。术中见盆腔左侧单角子宫发育良好，左侧输卵管和卵巢外观正常，卵巢可见黄体。右侧盆腔空虚，未见性腺组织（图20-2）。按要求切除左侧输卵管和卵巢，切除子宫后可向下探及阴道。尿道开口位于阴蒂头下方，置入宫腔检查镜可见阴囊后方的前庭、尿道及阴道开口。为不破坏血－睾屏障，右侧睾丸暂不活检。

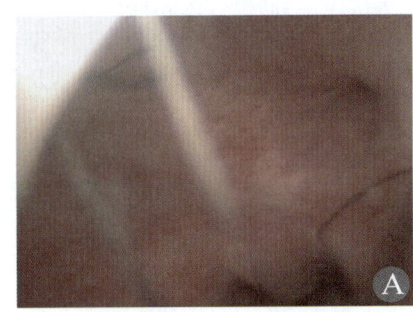 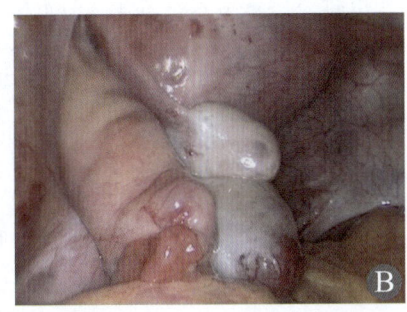

A：子宫、左侧性腺可见，右侧性腺未见；B：宫腔镜下见尿道开口位于前庭，与阴道分开，被整形后的皮瓣"尿道"遮掩。

图20-2　腹腔镜术中所见

病例分析

1. 对外生殖器模糊不清的诊断思路

外生殖器性别不清是性发育异常的最常见临床表现，主要与雄激素异常有关，根据病因分为三大类：雄激素过多、雄激素不足、性腺分化异常。以 CAH、IAIS 和真两性畸形相对常见（表 20-2）。少见的有：早孕期外源性雄激素使用、部分型单纯性腺发育不全、不完全型 17α- 羟化酶缺乏、睾丸退化、5α 还原酶缺乏。

外生殖器性别不清的新生儿，需要询问孕期用药情况及家族史，成年后需要注意乳房是否发育，身高是否正常，这些均有重要的鉴别诊断意义。

表 20-2 真两性畸形鉴别诊断

	CAH	IAIS	真两性畸形
染色体	46，XX	46，XY	46，XX 及 46，XY 或其他各种嵌合，SRY 90% 阴性
外生殖器	阴蒂增大。也可能发生部分或完全阴唇融合和尿殖孔前移	阴蒂增大，阴唇阴囊皱襞部分融合，阴道为盲端	与同侧性腺相同，形态不一致。不易分辨男女。绝大多数有阴蒂增大、小阴茎及尿道下裂
乳房发育	+	±	大多数成年后有乳房发育
性腺位置	盆腔	盆腔、腹股沟、大阴唇	盆腔、腹股沟、大阴唇
内生殖器	卵巢、子宫	睾丸，无子宫	一侧为卵巢，另一侧为睾丸亦可能一侧或两侧为卵睾；多数有子宫
血压、电解质	经典型 21- 羟化酶缺陷症患者存在盐皮质激素缺乏，有低钠血症和高钾血症	正常	正常

2. 真两性畸形的处理

真两性畸形是指一个个体内具有卵巢、睾丸两种性腺组织，手术时应保留与社会性别相同的正常性腺。若社会性别是男性，切除卵巢，同时切除子宫、输卵管，保留正常的睾丸组织，阴道无须切除。若社会性别是女性，应切除全部睾丸组织，保留正常的卵巢组织，如子宫发育不良应予切除。

Willem Niekerk 等的研究显示，在 86 例真两性畸形中，77% 的卵巢组织学检查是正常的，23% 有异常（主要是始基卵泡减少），50% 显示有排卵；而大多数睾丸组织学检查是异常的，仅 8.3% 有接近正常的组织，看不到精原细胞和生精现象。因此选择按男性生活的应慎重。

外生殖器根据患者的社会性别予以矫形，但其功能潜质也是需要考虑的重要问题，不是选择男性生活的患者都能通过手术达到满意的性别认定效果。

病例点评

真两性畸形发病率约 1/20 000，性别认定是复杂的问题，涉及多学科合作和多因素影响。因临床罕见，易误诊、误治，而及时正确的诊断，以及科学的指导性别确定和手术治疗，将会从根本改善患者的身心健康。本例患者出生时外生殖器性别不清，误诊为尿道下裂行修补术，从而掩盖了阴道、尿道口，使后期的诊断和治疗更困难。而根据此次手术中所见，患者以女性生活，从性腺、生殖器功能上来讲更合理，且具有生育可能。而选择男性生活既情有可原，但不无遗憾，其保留的睾丸功能并不好，后天"矫形"的男性外生殖器也极不理想，他日后的性生活质量恐怕不佳。因此，尽早给予患者

明确的诊断，并提供合适的社会性别选择，将有助于改善患者的最终生活质量。

参考文献

1. 黄瑜，赵姝，田秦杰．真两性畸形 14 例临床分析．生殖医学杂志，2013，22（3）：181-184.
2. 田秦杰，王阳，崔全才，等．真两性畸形腹股沟内子宫卵巢异位病例分析（附一例报告）．生殖医学杂志，2006，15（1）：42-43.
3. 葛秦生，田秦杰．实用女性生殖内分泌学．北京：人民卫生出版社，2008：94-95.
4. 田秦杰．性发育异常田秦杰 2016 观点．北京：科学技术文献出版社，2016：47-50.
5. ORTENBERG J，ODDOUX C，CRAVER R，et al. Sry gene expression in the ovotestes of xx true hermaphrodites. The Journal of Urology，2002，167（4）：1828-1831.
6. VAN NIEKERK W A，RETIEF A E. The gonads of human true hermaphrodites. Hum Genet，1981，58（1）：117-122.

（於利刚　邓姗）

病例 21　真两性畸形 - Ⅱ

病历摘要

【基本信息】

患者，15岁，社会性别女。主因"外阴整形术后12年，周期性下腹痛1年"于2019年1月住院。

患者为其母第一胎第一产，足月剖宫产，母亲妊娠期无特殊用药史，无毒物、放射线接触史，父亲在锡料污染环境下工作。患者出生时外阴为男性，当地医院考虑尿道下裂（具体不详）。3岁时原本打算做尿道下裂手术，术前查染色体为46，XX，暂时未手术。4岁（2007年11月）于外院行"两性畸形矫正，阴囊内容物探查，阴蒂、阴唇再造术"，术中见阴茎长约4 cm，向腹侧弯曲，尿道开口于其根部下方约1 cm处，双侧阴囊上移，右侧空虚，左侧可触及质软滑动团块。行阴茎缩短术，左侧阴囊内性腺组织（黄豆大小）切除，病理为睾丸。2007年12月二期手术行会阴后联合成形术和会阴部皮瓣移植人工阴道成形术。术后无特殊不适。近1年每月出现周期性下腹坠痛，持续4天缓解，近3个月加重，伴恶心、呕吐。

【辅助检查】

性激素（2018年12月27日）：FSH 5.99 IU/L，LH 6.47 IU/L，T 0.16 mmol/L，E_2 27.4 pg/mL，P 0.05 nmol/L，PRL 14.1 ng/mL。外院经直肠超声：子宫大小 5.2 cm × 3.6 cm × 3.3 cm，宫腔线显示不清，似见分离 0.7 cm，未见明显宫颈回声，左侧卵巢探及不清，右侧卵巢

大小 3.2 cm×1.8 cm，盆腔探及多个囊性区，最大 4.3 cm×3.3 cm，内见细密光点回声。

【治疗经过】

入院后择期行腹腔镜探查＋盆腔残迹子宫及单侧卵管切除＋粘连松解术＋外阴整形。术中见阴蒂切除术后，残余阴蒂符合成年女性大小，双侧小阴唇粘连遮盖尿道口，阴道外口亦不可见（图 21-1）。在尿管指示下沿正中纵行切开后联合长 2 cm，暴露尿道外口，其下方见阴道口，可容 1 指，深约 3 cm，顶端疏松粘连，顶压后可深达 5 cm，无积血顶端为盲端，未见宫颈。用 4-0 可吸收线间断横向缝合切口会阴皮肤、皮下组织、阴道口黏膜。查阴道口容 1 指松。阴道口临时压迫油纱卷 1 个，次日取出。腹腔镜下见盆腔内有少量暗血性积液，右侧盆壁骨盆入口水平见幼稚子宫，一侧紧贴盆壁，另一侧与右卵巢卵管相连，卵管增粗，直径 5 cm，可见伞端，走行迂曲，下垂入盆腔，表面被网膜包裹（图 21-2）。左侧盆腔未见性腺。切除右侧残迹子宫和输卵管后，恢复良好，腹痛症状消失。

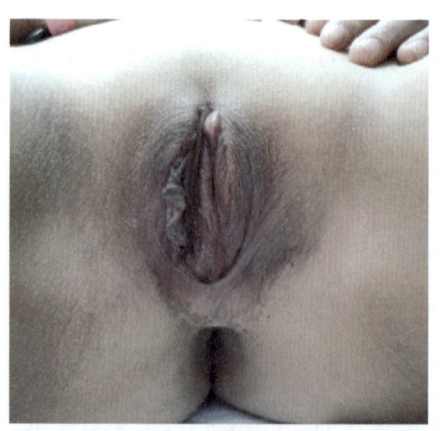

阴蒂切除术后，残余阴蒂符合成年女性大小，双侧小阴唇粘连遮盖尿道口，阴道外口亦不可见。

图 21-1　阴蒂切除术后

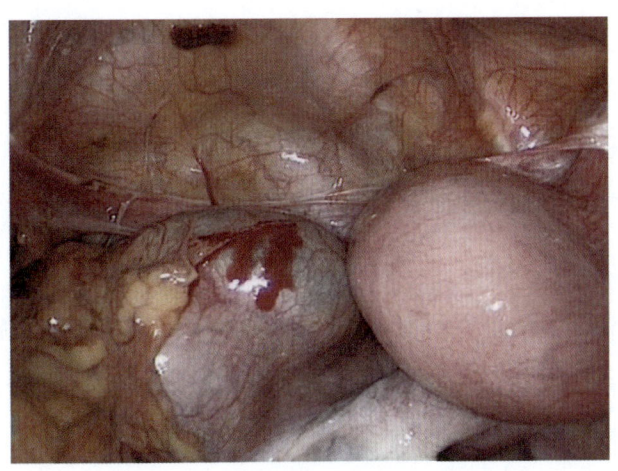

腹腔镜下见盆腔内有少量暗血性积液，右侧盆壁骨盆入口水平见幼稚子宫，一侧紧贴盆壁，另一侧与右卵巢卵管相连，卵管增粗，直径 5 cm，可见伞端，走行迂曲，下垂入盆腔，表面被网膜包裹。

图 21-2　腹腔镜下左侧盆腔未见性腺

病例分析

1. 青春期女性出现周期性腹痛应该想到哪些可能

青春期女性出现周期性腹痛，伴随规律月经者，多为原发或继发痛经，除前列腺素含量增高，造成子宫平滑肌过强收缩、血管痉挛、子宫缺血、乏氧状态而出现痛经外，还有子宫内膜异位症、子宫腺肌症可能。部分生殖器官畸形者更容易伴发痛经，例如：①阴道斜隔综合征（oblique vaginal septum syndrome，OVSS）：双子宫、双子宫颈、双阴道，一侧阴道完全或不完全闭锁的先天性畸形，多伴闭锁阴道侧的泌尿系统畸形，以肾缺如多见。我院于 1985 年首次提出"阴道斜隔综合征"这一名称，简明形象，便于记忆和应用，分为无孔型、有孔型和宫颈瘘管型 3 种类型。3 种亚型均有痛经，其中Ⅰ型较重，发病年龄最小，Ⅱ型和Ⅲ型多伴有流脓和血性分泌物淋漓不尽，Ⅲ型阴道有脓性分泌物。②小阴唇融合：多表现为周期性血尿，当经血排出不畅时，也有下腹痛出现。

如果无月经来潮，却伴有明显的周期性下腹痛，多考虑生殖道梗阻性病变，常因先天性生殖道畸形所致。常见类型如下。

（1）处女膜异常

这些异常包括处女膜闭锁、微孔处女膜、分隔处女膜、筛孔处女膜等。

（2）阴道畸形

①MRKH综合征：全称为"Mayer Rokitansky Küster Hauser syndrome"，是双侧副中肾管未发育或其尾端发育停滞而未向下延伸所致的无阴道表现。解剖学特征为：单个或双侧实性始基子宫结节，极少数患者可以有功能的子宫内膜，阴道闭锁，阴道前庭结构正常，性腺结构正常。②阴道闭锁：特指具有发育良好的子宫合并部分或完全性阴道闭锁畸形，伴或不伴子宫颈发育异常。此类患者通常有功能正常的子宫内膜。国际上分为：①阴道下段闭锁，对应我院分型法的Ⅰ型，有发育正常的阴道上端、子宫颈及子宫；②阴道完全闭锁，对应我院分型法的Ⅱ型，多合并子宫颈发育异常，宫体发育正常或虽有畸形但内膜有功能；③完全性阴道横隔。

（3）子宫畸形

①残角子宫：一侧副中肾管中下段发育缺陷，当残角子宫内有功能性内膜，而不与单角子宫相通时，即可出现周期性下腹痛。②Robert子宫：子宫分隔偏于宫腔一侧，将该侧宫腔完全封闭，使之成为与阴道或对侧宫腔不相通的盲腔。③子宫颈畸形：子宫颈未发育、子宫颈完全闭锁、子宫颈外口闭塞、条索状子宫颈、子宫颈残迹。

2. 性发育异常与生殖道畸形的关系

性发育异常是指一类性染色体、性腺或第二性征表现不典型的先天性异常，其发生率为1/（4500～5000）新生儿。性分化发育过程是一个非常复杂的过程，包括性确定（sex determinationg）与性分化（sex differentiaion）。性确定是指有两性潜能的性腺发育成睾丸或卵巢的过程。性分化是指发育中的性腺正常发挥功能产生肽类激素和甾体的过程。

未分化人胚第6周时，男女两性胚胎都具有两套生殖管，即中肾管（mesonephric duct，又称Wolffian duct）和副中肾管（paramesonephric duct，又称苗勒管）。副中肾管由体腔上皮内陷卷褶而成，上段位于中肾管的外侧，两者相互平行；中段弯向内侧，越过中肾管的腹面，到达中肾管的内侧；下段的左、右副中肾管在中线合并。副中肾管上端呈漏斗形，开口于腹腔，下端是盲端，突入尿生殖窦的背侧壁，在窦腔内形成一隆起，称窦结节。中肾管开口于窦结节的两侧。中肾管和副中肾管的分化和发育决定于睾丸分泌的睾酮和抗苗勒管激素的作用。女性卵巢不分泌睾酮和AMH，中肾管不发育，副中肾管将从头向尾形成输卵管、子宫、阴道上段。尿生殖窦形成尿道、阴道下段和前庭，与上段相通。

女性生殖道畸形是指副中肾管发育、融合、隔吸收过程中，不同节点发生异常而出现的（自头侧向尾侧方向）输卵管、宫体、宫颈、阴道的多种多样的结构异常，既可以是单独的局部异常，如子宫纵隔，也可以是多部位的组合畸形，如先天性无子宫、无阴道的MRKH综合征。由于副中肾管发育与中肾管及泌尿系统发育在胚胎早期密切相关，故女性生殖道畸形也常伴有肾和输尿管的畸形，甚至合并骨骼、心脏、神经系统等畸形（图21-3至图21-5）。

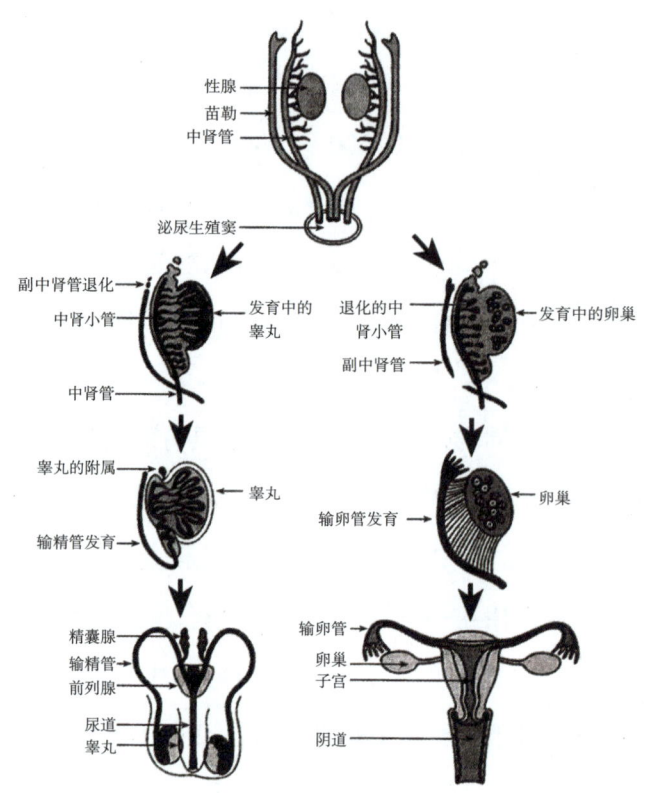

图 21-3 内生殖器的分化与发育

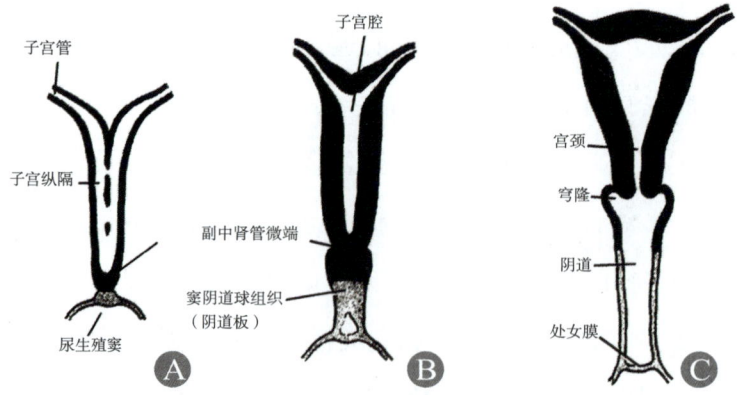

A. 妊娠第九周：子宫纵隔消失。B. 妊娠 3 个月末，请注意窦阴道球组织。C. 新生儿期：副中肾组织的空泡化形成上部分阴道和穹隆，窦阴道球的空泡化形成下部分阴道。出生前，处女膜贯通。

图 21-4 子宫和阴道的形成过程

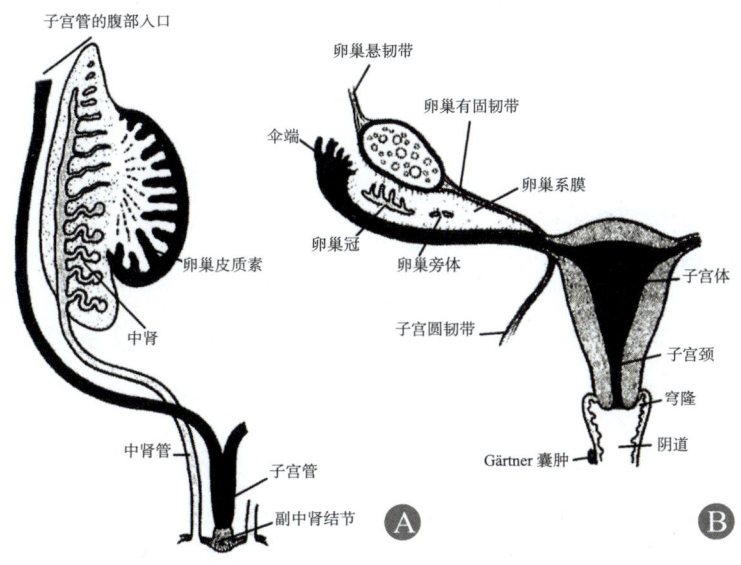

A. 在胚胎的第二个月末女性生殖道的发育：副中肾结节，以及子宫腔的形成；B. 卵巢下降后的生殖道。唯一残留的中肾管系统是卵巢冠、卵巢旁体及Gärtner囊肿。

图21-5　子宫和阴道的形成过程

妇科就诊的DSD患者，社会性别基本均为女性，就诊主要原因是生殖道存在器质或者功能异常。根据生殖道分化形成机制可知，性腺的分化是生殖道分化发育的前提，正常的性腺所分泌的甾体激素（主要是睾酮）及AMH等，将诱导两性的生殖道始基分别发育，而性腺的异常必然会导致内生殖器（即生殖道）发育的畸形。以雄激素不敏感综合征为例，尽管对于染色体性别为46，XY的个体而言，无子宫是必然的，但对于表型为女性的患者而言，她的生殖道畸形问题也容易与MRKH综合征相混淆。另一种典型的模型即是本例所代表的卵巢睾丸性DSD，即原来所说的"真两性畸形"，体内存在2种有功能的性腺，则可以有2套生殖系统，但由于睾丸性腺往往发育不良，或是更常见的性腺类型为卵睾，就预示着该类患者的内外生殖器发育存在多种变异，也难免合并各种生殖道发育畸形。

当然，更多的DSD类型，如各种染色体异常的单纯性腺发育不全，因其最初的性腺是无功能的,所以不影响女性生殖道的发育,后天在激素补充治疗后,幼稚的子宫可以发育至有月经来潮甚至育龄大小。

病例点评

对本院19例卵睾性DSD病例的回顾性分析,以及国内文献244例相关病例的汇总分析发现,卵巢睾丸性DSD最常见的染色体核型是46,XX,性腺的占比排序为:卵睾＞卵巢＞睾丸;性腺组合的排序为:分侧型(卵巢-睾丸)、单侧性(卵睾-卵巢和卵睾-睾丸)、双侧性(卵睾-卵睾),与经典文献相符。除睾丸侧无子宫发育的规律外,卵睾侧通常也有子宫发育,可能发育欠佳,但也可能在幼年时仅呈条索或杏仁大小,但成年后仍发育为能来月经的功能性子宫,但目前没有追随到生育结局。7例子宫发育不良;4例无阴道;1例远端闭锁;4例线状狭小阴道,可疑尿生殖窦;2例阴道为盲端;可见合并生殖道发育畸形的并非少数。

卵巢睾丸性DSD是一种罕见且复杂的性发育异常疾病,从性腺类型到内外生殖器的表型均有多种可能性,如何及早诊断,在合适的年龄指导患者及其家庭选择合理的社会性别,并进行恰当的矫治性手术涉及多学科的理论和技术,强烈建议转诊至该领域内权威单位进行诊治。另一方面,性腺与内外生殖的发育在胚胎发育和临床解剖学的理论基础上也是有规律可循的,在卵巢睾丸性DSD的性腺功能中,卵巢通常占有优势,进而保留女性生育潜能是可行的,了解这一规律对于性别认定等重大临床决策会有很大帮助。

参考文献

1. 卞美璐，黄荣丽，吴葆桢，等. 先天性阴道斜隔. 中华妇产科杂志，1985，20（2）：85-88.
2. 中华医学会妇产科分会. 关于女性生殖器官畸形统一命名和定义的中国专家共识. 中华妇产科杂志，2015，50（9）：648-651.
3. 中华医学会妇产科分会. 女性生殖器官畸形诊治的中国专家共识. 中华妇产科杂志，2015，50（10）：729-733.
4. 王瑾晖，朱兰，郎景和. 阴道斜隔综合征临床分析. 现代妇产科进展，2005，14（5）：409-410.
5. 邓姗. 女性生殖道畸形新分类. 中国实用妇科与产科杂志，2018，34（4）：361-367.
6. 田秦杰，葛秦生，郎景和. 实用女性生殖内分泌学. 2版. 北京：人民卫生出版社，2018.
7. LEE P A, NORDENSTRÖM A, HOUK C P, et al. Global disorders of sex development update since 2006: perceptions, approach and care. Horm Res Paediatr, 2016, 85（3）：158-180.

（刘朝晖　邓姗　田秦杰）

病例22　真两性畸形的性别之"迷"

病历摘要

【基本信息】

患者，35岁，社会性别成年后由男改为女，未婚，否认性生活。主因"周期性腹痛19年，外阴整形术后4年"入院。

患者系其母第二胎第二产，足月顺产出生，母亲妊娠期无特殊用药史，出生无窒息史。出生时阴蒂偏大，按男性抚养，儿时体健，身高与同龄人相比略矮，无明显生长加速期。15岁时乳房发育，阴毛、腋毛发育，自认是女性，周期性腹痛，需"芬必得"止痛，程度渐加重，VAS 8分，止痛药效果欠佳，无头痛、视力障碍、嗅觉异常，无面部痤疮、嗓音变粗。30岁本院初诊，查体：阴蒂增大如小阴茎，约2 cm×3 cm×3 cm，尿道开口于阴茎根部，口小，阴囊融合，右侧空虚，左侧可触及2.5 cm睾丸样组织；染色体：46，XX，*SRY*基因（−）；超声检查：膀胱右侧类卵巢样回声，约5.4 cm×3.3 cm，前方6.0 cm×3.3 cm低回声，考虑子宫可能，左侧阴囊内2.2 cm×0.8 cm类睾丸样回声；激素水平：FSH 7.63 IU/L、LH 8.62 IU/L、E_2 53.75 pg/mL、P 0.17 ng/mL、T 0.60 ng/mL、PRL 12.05 ng/mL、F 7.56 μg/dL、17α-OHP 0.12 ng/mL、DS 85.0 μg/dL、ACTH 39.1 pg/mL。因身份证为"男性"无法在妇科手术。

既往史：1999年患"肺结核"，诉规则治疗后已治愈。2002年因"腹股沟疝"于外院行开腹疝修补术，诉术中探查可见女性内生殖器官，具体不详。2015年6月，于整形外科医院行"阴茎、左侧睾丸切除术+双侧大小阴唇再造整形术+阴蒂缩小整形术+尿道移位+女性外阴成形术+右侧隐睾切除术"。术后病理示（左阴囊、阴茎）镜下可见睾丸、附睾及阴茎组织，另可见少许卵巢皮质组织；（右阴囊）镜下可见疑似卵巢皮质样组织及宫内膜腺体。2016年3月，因"周期性下腹痛"于当地医院行"腹腔镜下盆腔粘连松解术"，术中见盆腔正中膀胱与直肠之间质硬包块，约6 cm×5 cm×5 cm，似子宫体，该包块顶端右侧见输卵管长约5 cm，有伞部，输卵管与子宫体中间后方可见卵巢样组织，约5 cm×3 cm×3 cm。2016年4月因"阴道缺如"于整形外科医院行"阴道再造，应用口腔黏膜游离移植术，阴蒂包皮整形术，黏膜剥离术"。此次历经多年波折，身份证修改了性别为"女性"才得以入院手术。

【妇科检查】

查体（图22-1）：身高160 cm、体重60 kg、血压110/71 mmHg，乳房发育Ⅴ级，有腋毛。外阴（图22-2）：腹股沟与会阴未及性腺。阴毛呈女性分布，阴蒂、大小阴唇形态尚可。指探阴道深约5 cm，未触及宫颈。肛查：阴道上端可触及实性包块，约5 cm×4 cm×4 cm，活动差。双侧未触及明显包块。性激素水平：FSH 4.59 IU/L、LH 4.00 IU/L、E_2 197 pg/mL、P 12.79 ng/mL、T 0.25 ng/mL、PRL 15.7 ng/mL。妇科超声（2019年4月9日）：膀胱上方见子宫样回声，未与阴道末端相连，大小约6.8 cm×5.4 cm×4.8 cm，内膜厚约1.3 cm，回声欠均，见散在条状强回声，较大者长约1.4 cm。肌层回声不均，见栅栏样衰减，可见多个无回声，较大者1.4 cm×0.4 cm。左侧卵巢未显示，右侧卵巢约4.2 cm×3.0 cm。

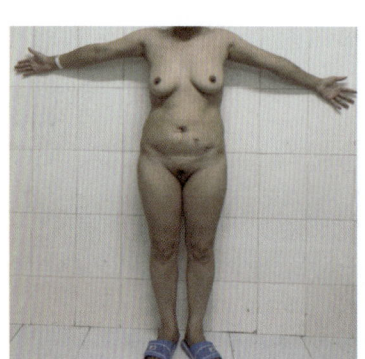
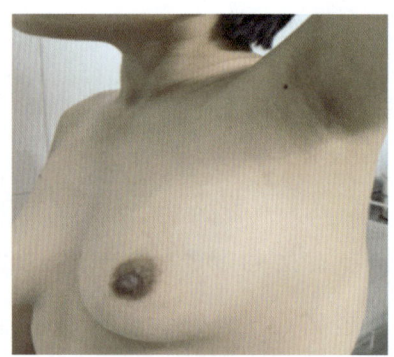

图 22-1　女性表型，乳房发育 V 级，有腋毛，阴毛呈女性分布

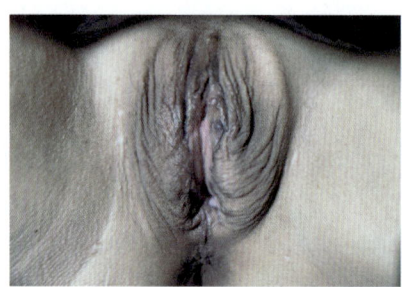
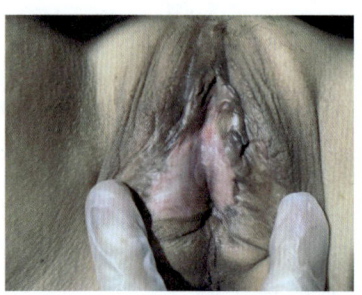

图 22-2　外阴整形术后外观，尿道口位于阴道口上方，与阴蒂相距较远

【治疗经过】

入院后行"腹腔镜下残角子宫切除术＋右侧输卵管切除术＋右侧性腺活检＋盆腔粘连松解术"。术中见（图 22-3）子宫位于右侧腹股沟管内口下方约 2 cm 处，形态失常，呈残角样（大小约 6 cm×6 cm×5 cm），表面多发炎性渗出。子宫与右侧盆壁及右侧卵巢粘连，有发育不良的宫颈结构位于右侧腹股沟韧带中段的位置。左侧附件缺如。右侧附件可见与残角子宫右侧相连的输卵管样结构；右侧性腺大小 4 cm×4 cm×3 cm，未见明确肿瘤，有黄体样囊肿，与残角子宫间有固有韧带相连。子宫直肠窝及宫骶韧带光滑。因右侧性腺冰冻病理提示为卵巢皮质组织，予保留右侧性腺。术后病理：右卵巢黄体血肿，子宫腺肌症，晚增早泌期子宫内膜，右侧输卵管未见特殊。

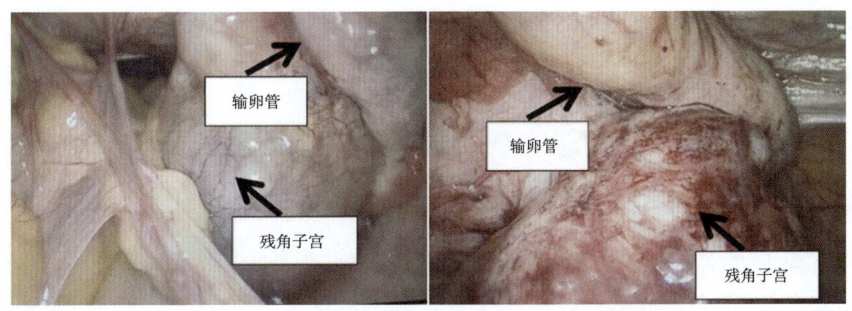

盆腔粘连，子宫残角样，表面多发炎性渗出；右侧性腺表面可见黄体样囊肿；右侧性腺旁可见输卵管结构，伞端发育良好。

图 2-3　腹腔镜探查术中所见

病例分析

真两性畸形的治疗原则为：成年人保留与社会性别相同的正常性腺。当社会性别为女性时，保留正常卵巢组织，切除全部睾丸，以及不能矫正或与阴道不相通、发育不好的子宫。当社会性别为男性时，切除卵巢，保留正常睾丸组织，切除异常睾丸组织。睾丸位置异常时应将其纠正至阴囊内。当性腺为卵睾，在切除卵巢组织时，应包含少量睾丸组织。需要注意：①切除子宫、输卵管，无须切除全部阴道。②外生殖器矫形。③重视心理状况。

病例点评

这是一例因出生时未能正确进行"性别认定"的真两性畸形患者的典型病例，因为其出生时有"阴茎"，就一直被当作男性抚养，但从其青春期后的临床表现来看，其睾丸功能很弱，而卵巢功能较强，子宫内膜亦有功能，但与阴道不相通才会表现为周期性腹痛。其切除梗阻性子宫的手术指征其实早就明确，但因为社会性别为"男性"，无法正常在妇科女性病房住院手术，为此花费了几年的时间周折，其中的身心痛苦可想而知。

为了避免歧视性语言，现已推荐废止"真两性畸形"这一术语，而采用"卵巢睾丸性性发育异常"的表述方法。在此类患者中，因为卵巢和卵睾侧均有子宫发育，而且卵巢组织的功能通常良好且有排卵功能，而绝大多数睾丸组织发育不良，使得大多数患者虽然外阴有不同程度的男性化表现，但很难像正常男性一样排尿、射精、性交等。相比之下，选择当女性更容易。

参考文献

1. 田秦杰.性发育异常田秦杰2020观点.北京：科学技术文献出版社，2020.

（康惠超　邓姗）

病例 23　DSD 合并预激综合征

病历摘要

【基本信息】

患者 13 岁，社会性别女。

患者系其母第一胎足月剖宫产，母亲妊娠期产时均无特殊。出生时为女性外阴，5 岁时左侧大腿前侧局部皮肤多毛，圆形直径约 5 cm，左小腿有 2 处皮肤色素斑直径约 1.0 cm，均给予局部皮肤切除，未送病检。11 岁起有乳房发育，有阴毛、无腋毛。身高自幼较同龄人高，近一年身高突增 10 cm，目前身高 180.5 cm，体重 84 kg，BMI 25.8 kg/m²。智力正常。12 岁（2017 年 10 月）因无月经来潮，于当地医院就诊，超声提示有子宫，性激素：FSH 72.74 IU/L，LH 53.63 IU/L，E_2 12.03 pg/mL，T 0.23 ng/mL，PRL 24.86 ng/mL，P 0.6 ng/mL。先后给予炔雌醇环丙孕酮 1 片/日，6 周期，芬吗通（1/10）1 片/日，2 周期，可有撤退性出血，量中，无痛经。口服药物后乳房增大不明显，后自行停药未再有月经来潮。转来我院后查染色体为 46，XY，考虑单纯性性腺发育不全，拟切除性腺收入院。

【妇科检查】

入院查体：心率 120 次/分，血压 154/80 mmHg（1 小时后复测为 130/80 mmHg），SpO_2：99%。全身散在、多发咖啡斑和黑痣，分布于左乳内上象限（直径约 1.0 cm）、腰部（直径 1.0 cm）、左手肘伸侧（直径 2～3 cm）、左手上臂和左手前臂（2 个 0.3 cm）、腰部（3个0.2 cm，1个0.5 cm）、右前臂（2个0.3 cm）。色素斑及黑痣均未凸出皮肤（诉出生时即有，未增大，颜色未加深）。乳房Tanner Ⅲ～Ⅳ级，乳头、乳晕发育差，有阴毛，Tanner Ⅱ级，无腋毛，外阴幼稚女性型，阴蒂不大，可见尿道口及阴道口，双侧腹股沟及大小阴唇处未扪及包块。复查性激素：FSH 90.30 IU/L，LH 40.56 IU/L，E_2 16.05 pg/mL，P 0.12 ng/mL，T 0.36 ng/mL，PRL 28.81 ng/mL。电解质：K^+ 3.7 mmol/L。Na^+ 138 mmol/L。心电图示预激综合征（图23-1）。同期心肌酶谱正常。追问病史诉曾有3次心慌史，持续10余秒自行缓解，父亲患"心肌缺血，心律不齐"；爷爷患"心肌缺血"。

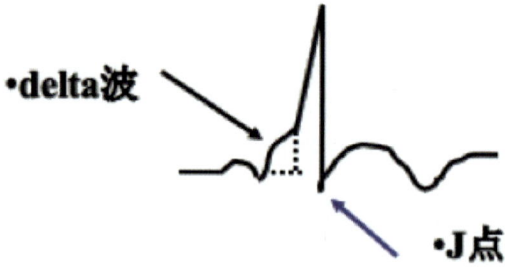

图23-1 预激综合征心电图模式

【治疗经过】

入院后经内科和麻醉科会诊，评估预激综合征对近期手术无明显影响，择期于全身麻醉下行腹腔镜双侧性腺+双侧输卵管切除术，术中见子宫位于盆腔正中，外形幼稚，双侧盆壁可见瓷白色短条形性腺样组织，左侧大小约0.8 cm×2.0 cm，右侧大小约0.5 cm×1.5 cm。其旁侧均可见输卵管样组织。手术顺利，围手术期维持血流动力学稳定，电解质无紊乱，术后恢复好，如期出院。

病例分析

1. 预激 / 预激综合征

（1）预激 / 预激综合征概述

在正常情况下，心房至心室的传导是通过房室（atrioventricular，AV）结-希-浦系统进行的。预激综合征患者存在一条额外路径或替代路径，称为旁路，其可绕过 AV 结，直接连接心房和心室。经旁路的 AV 传导（直接 AV 连接最常见）与经 AV 结的冲动传导相比，可导致心室更早激动，因此被称为预激。根据解剖上的差异，旁路可以分为几种类型：AV 旁路束或 Kent 束、James 纤维、Brechenmacher 纤维（心房-希氏束）。其中经典的旁路是预激综合征中的 AV 旁路束或 Kent 束，其直接连接心房与心室肌，绕过 AV 结-希-普系，通过 AV 旁路束（Kent 束）的预激产生的心电图模式，由 Wolff、Parkinson 和 White 于 1930 年首次描述，也是最常见的类型。

（2）诊断

①典型的预激心电图模式；②存在因涉及旁路的心律失常表现，如心悸、头晕目眩、晕厥或晕厥前兆、胸痛，以及心源性猝死。同时满足以上 2 点，可以诊断为预激综合征。

其中预激心电图以预激综合征心电图模式最为常见：① P-R 间期 < 0.12 s；② QRS 波起始部位出现粗钝模糊的预激波（delta 波）；③ QRS 时间 ≥ 0.12 s，P-J 间期正常（< 0.26 s）；④继发性 ST-T 段改变。

与预激综合征相关的心动过速可分为 2 类：①必须由旁路触发并维持的心动过速，即房室折返性心动过速（atrioventricular reentrant tachycardia，AVRT），包括顺行性 AVRT 及逆行性 AVRT 两种形式，可根据心电图QRS波群的宽度来鉴别这两种阵发性心律失常。②不需由旁路触发和维持的心动过速，包括房性快速性心律失常、交界性心动过速（包括AVNRT）、室性心动过速和心室颤动（ventricular fibrillation，VF）。

（3）评估与治疗

对于没有涉及旁路心律失常症状，而仅有典型预激心电图表现的患者，除了心动过速的病史，更应该关注其危险分层，对于低危的患者可以进行随访，高危的患者应该进行电生理检查，考虑射频消融。危险分层可通过无创（体表心电图、动态心电图、运动心电图检查及药物试验等）和有创（食管心房调搏、心脏电生理检查）两大类检查完成。提示低危的无创检查现象包括：①间歇性预激，提示房室旁道前传不应期长，并发房颤时心室率不快，危险性小；②运动时预激波突然消失，亦提示旁道不应期长；③静脉应用药物如普鲁卡因胺，预激波消失，旁道出现前传阻滞。而既往研究发现男性、旁道不应期短、房颤时最短RR间期＜200 ms及高交感状态均会增加猝死的发生风险；存在多个旁道、旁道位于间隔、既往有心动过速病史尤其是房颤也被列为猝死高危因素。具有上述高危特征的患者，则建议积极行进一步的有创电生理检查和射频消融。

对于以下情况：有症状性心律失常的患者；出现症状会使自己或他人面临危险的职业，如卡车司机、飞行员或一些运动员；危险分层评估结果为高危的无症状患者；推荐进行导管射频消融术。该治疗方法的安全性及有效性，已经在大量研究中得到证实和重复。

2. 预激综合征的围术期处理原则

（1）术前评估

对于合并有症状的预激综合征患者，需行射频消融根治后再行择期手术。但临床上更常见无症状的预激，常由术前心电图评估发现。对于该类患者，需进一步完善相关评估，具体见评估与治疗部分。简而言之，如术前无心动过速发作，或偶有轻微症状者，手术心脏评估风险小，无须处理；如引起 AVRT 或合并房颤，术前建议内科治疗。另外应请麻醉科及心内科会诊协助评估。对于本例性腺发育不全的患者，仅表现为无症状的预激，术前行超声心动图除外心脏结构畸形，经内科和麻醉科评估，预激对手术无明显影响，可择期手术。

（2）术中用药、监测及处理

对于有心血管疾病的患者，麻醉用药亦需谨慎。预激综合征的患者应避免交感神经兴奋，需要使用延长旁路不应期及抑制交感活性的药物。丙泊酚可与芬太尼合用，维持心血管稳定，部分患者 δ 波可消失，但氯胺酮可兴奋交感神经，应避免使用。肌松药物可使用罗库溴铵、维库溴铵，避免泮库溴铵。苯二氮䓬类镇静药物可抑制 AVRT，必要时可使用。抗胆碱能/抗胆碱酯酶药物在术中应避免使用，因其会加速传导，诱发心动过速。

术中应深度麻醉，充分止痛，减少机体对手术有害刺激的应激反应。广泛的交感阻断可致静脉回流减少，心房充盈减少易诱发心律不齐、低血压等，因此术中应给予足够补液；若出现低血压，去氧肾上腺素是首选的升压药。麻醉诱导后若出现预激综合征，给予相应处理，不必因此取消或停止手术。术中对子宫的牵拉会增加迷走神经反应，但深度麻醉后窦房结反应性降低，因而手术操作对心律影响较小。需注意即使是间歇性、无临床表现、未经抗心律失常药物治疗的预激患者，仍有小风险出现心动过速，所以应高度警惕，备好抢救药物及设备。

对于术中出现室上性心动过速的患者，给予按摩颈动脉窦、腺苷静脉滴注可使其转为窦律（腺苷可影响胎心率，对于孕产妇应同时进行胎心监护）。胺碘酮可用于预激所致房颤患者，此时禁用地高辛、维拉帕米、腺苷等药物，防止引起室颤。对于抗心律失常药物无效的室上性心动过速或房颤、休克的患者，应积极行同步电复律。

另外，对于妊娠合并预激综合征的患者，由于处于妊娠的特殊状态，情绪变化、雌激素水平升高、孕妇有效血容量升高、血流动力学改变、疼痛、压力、缩宫素等均为诱发因素，易触发室上性心动过速。因此应积极镇静镇痛，避免使用缩宫素。

（3）术后管理

术后仍应持续心电监护，以避免心血管事件的发生，必要时可返ICU。充分镇痛，避免引起应激的因素，如恶心、呕吐等，应予对症治疗。出院后心内科随诊。

病例点评

对于本例患者，术前心电图检查提示典型的预激心电图模式，曾经有3次心慌病史，但是目前暂无涉及旁路的心律失常症状，虽根据心电图诊断为"预激"明确，请心内科会诊进行风险分层后，考虑为低危，无须特殊处理，且对于近期全身麻醉手术无明显影响。

针对预激综合征患者的围手术期管理，术前应充分了解病情，制定合理的麻醉方案；充分镇静，消除患者紧张、焦虑的情绪；术中维持麻醉深度，减轻手术刺激，避免缺氧、二氧化碳蓄积及低血压；备好抗心律失常药物和除颤仪；药物治疗无效时应予直流电转复；术后心电监测，充分镇痛，避免应激，心内科随诊；整个围手术期避免使用加快心率的药物，如泮库溴铵、氯胺酮、肾上腺素、阿托品等。否则一个简单的"小"手术，就可能变成一种危及生命的"大"麻烦。

预激综合征本身与性发育异常目前并无可知的内在联系，但作为术前评估的特殊情况，专科医生通过会诊扩大知识信息面，对于日后类似病例的处理是有帮助的。

参考文献

1. STAIKOU C，STAMELOS M，STAVROULAKIS M. Perioperative management of patients with pre-excitation syndromes. Rom J Anaesth Intensive Care，2018，25（2）：131-147.
2. BENGALI R，WELLENS H J J，JIANG Y D. Perioperative management of the Wolff-Parkinson-White syndrome. Journal of Cardiothoracic and Vascular Anesthesia，2014，28（5）：1375-1386.

（刘坚　张林杰　刘方杰　邓姗）

病例24 以阴蒂增大就诊的"女性"Klinefelter综合征

病历摘要

【基本信息】

患者,社会性别女,14岁,G_0P_0。主因"阴蒂增大"就诊。

患者系其母第二胎足月剖宫产,母亲孕期无异常服药史,产程顺利。患者出生时为"女性外阴",平时蹲位排尿,自幼按女孩抚养。自幼较同龄人偏高,智力正常,爱好篮球运动,学习成绩中等。11岁开始出现阴毛、腋毛生长,至今没有明显身高突增,12岁开始出现阴蒂逐渐增大,至今无明显乳房发育、无月经,平素无头痛,无视野缺损,无周期性腹痛,无皮肤多痣,嗅觉正常。2018年9月及2018年11月于外院查2次染色体为47,XXY。多次盆腔超声提示盆腔内未探及子宫及双侧卵巢,2018年10月起就诊于我院。

【妇科检查】

查体:血压118/65 mmHg,心率90次/分,身高169 cm,体重72 kg,BMI 25.2 kg/m²;沉默少语,对答切题;肤色偏深,颈粗,颈部可见黑棘皮征,未见颈蹼,喉结不明显;乳房Tanner Ⅰ级,乳头、乳晕发育差;有腋毛,脐下有长毛,阴毛呈男性分布,阴蒂增大长约5 cm,根部周径约8 cm;大阴唇发育好,无小阴唇,阴唇后联合高(图24-1),可见尿道口位于阴蒂根部下方开口内,未见阴道口,双侧腹股沟及大阴唇处未扪及包块;肛诊盆腔空虚。复查多项激素化验指标,如表 24-1 所示。

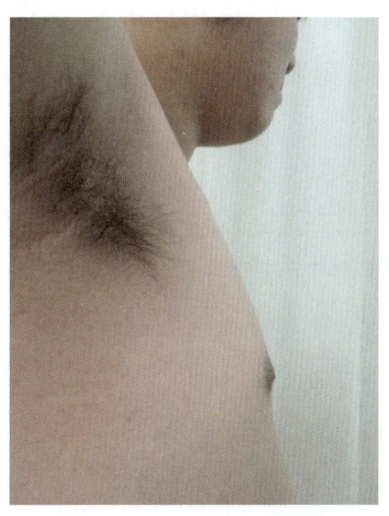
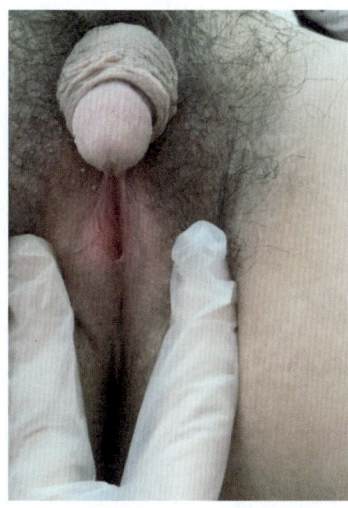

乳房 I 级,腋毛、阴毛较浓密,阴茎明显增大,可见会阴开口,后联合抬高。

图 24-1　患者的第二性征

表 24-1　患者术前的多次激素水平

	术前 3 个月	术前 1 周	手术当日	术后第 2 天	术后 2 个月
FSH(IU/L)	44.01	56.34		52.72	20.3
LH(IU/L)	15.34	19.17		22.72	10.46
E_2(pg/mL)	90.06	23.05		18	70
P(ng/mL)	1.3	0.12		< 0.08	0.91
T(ng/mL)	2.45 ↑	0.24		0.41	2.17 ↑
PRL(ng/mL)	7.79	8.58		27.1	
DHEA-S(μg/dL)		218			1787 ↑
游离皮质醇(μg/dL)		< 0.5 ↓	8.4		11.5
ACTH(pg/mL)			195 ↑		252 ↑
17α-OHP(ng/mL)		0.16			6.97

此外，术前评估甲状腺功能、空腹血糖、电解质无明显异常，空腹胰岛素 24.60 μIU/mL（正常值 5.2～17.2 μIU/mL）。同期超声检查提示：心血管系统未见明显异常，盆腔内未探及子宫及双侧卵巢，双侧腹股沟管见数个低回声淋巴结。

【治疗经过】

由于游离皮质醇降低，手术当天开始使用氢化可的松 50 mg 静脉滴注 q12h×3 天。入院后择期于全身麻醉下行腹腔镜探查＋双侧性腺切除＋保留血管神经的阴蒂缩短术，术中见盆腔空虚，未见子宫和性腺。打开双侧腹股沟内口表面腹膜，向外牵拉腹股沟韧带，可见性腺组织，右侧 1.6 cm×0.8 cm，左侧 2.0 cm×0.6 cm。手术过程顺利。术后病理：双侧性腺组织符合发育不良的睾丸、附睾及精索组织，部分睾丸生精小管基底膜增厚、硬化，残余生精小管内生殖细胞缺乏，间质细胞结节状增生。术后第三天患者出院，出院后嘱长期服用戊酸雌二醇 2 mg qd。

术后 2 个月内分泌科检查，LH 10.5 IU/L，FSH 20.3 IU/L，E_2 70 pg/mL，T 2.17 ng/mL，P 0.91 ng/mL。8：00 am 血总皮质醇 15.5 μg/dL，ACTH 252 pg/mL。17α- 羟孕酮 6.97 ng/mL。为寻找睾酮来源而进一步筛查，肾上腺 CT 示双侧肾上腺增粗。肾上腺皮质激素合成途径中间产物测定明显升高：硫酸脱氢表雄酮 13 464 ng/mL（正常值 570～3950 ng/mL）、17- 羟孕烯醇酮 24.8 ng/mL（正常值 0.4～4.7 ng/mL）、脱氢表雄酮 42 ng/mL（正常值＜ 5 ng/mL）。内分泌科考虑患者可能合并存在 3β- 羟类固醇脱氢酶缺乏，遂行基因检测。

采集患者外周静脉血基因组 DNA，通过基因检测 panel 和多重连接探针扩增技术，检测分析性发育障碍相关疾病的基因突变和拷贝数变异。结果显示，*HSD3B2* 基因的 4 号外显子存在 c.340 g＞C （p. A114P）纯合突变，且其父母均为该突变的携带者。提示为 *HSD3B2* 基因突变导致的 2 型 3β-HSD。

病例分析

1. Klinefelter 综合征

Klinefelter 综合征（Klinefelter's syndrome，KS）是男性先天性染色体异常疾病，最早于 1942 年由 Klinefelter 提出。发病原因可能是精子或卵子在减数分裂时 X 染色体的不分离所致，也可能是受精卵在有丝分裂时发生染色体不分离所致。发病率占出生男婴的 0.1%～0.2%。本病最常见的染色体核型是 47，XXY，占 80%～90%，其次为 46，XY/47，XXY 嵌合型，其余为罕见核型，包括 48，XXYY；48，XXXY；49，XXXXY 等。

KS 临床表现的种类和程度取决于多余的 X 染色体中基因的表达量。由于正常女性会有一条 X 染色体选择性失活，所以 KS 患者中多余染色体失活程度越低，各种相关表现就越突出。典型的 KS 表现为高促性腺激素性性腺功能减退（睾丸小、男性第二性征不明显、不育）、乳房发育。除了性腺性征上的异常外，由于患者雄激素水平低下，还可出现一系列代谢异常，最常见的如 2 型糖尿病、高血脂、向心性肥胖症等代谢综合征，患者的肌肉脂肪比下降，骨质疏松。此外，在精神心理方面存在学习能力、语言能力损害；部分患有认知心理障碍（智力低下、抑郁、焦虑、精神分裂、自闭症、孤独症等）。在补充睾酮至 LH 达正常范围后，患者的上述大部分代谢症状和部分精神心理症状可得到缓解。由于曲细精管发育不良，KS 患者在生育上面临无精症或重度少弱畸形精子症，雄激素补充后结合经皮睾丸取精可帮助部分患者实现生育力的贮存，后续可尝试 ICSI 助孕。

现有文献中对47，XXY的描述一般为男性患者，外生殖器为男性表现，可为小阴茎、尿道下裂，青春期后可有乳房发育。本例患者最特殊之处在于其是一名女性社会性别者，有类似于女性的外阴表现，这是否与经典KS的诊断相悖？再次复习病史，可见患者有增大阴蒂，阴蒂根部有尿道开口，大阴唇发育好，无小阴唇，会阴体高，阴道前庭内无阴道开口。笔者认为若将此段描述更改为"阴茎小，尿道下裂开口于阴茎根部，阴囊发育差，中央未完全融合"其实描述了同一外阴表现，只是从男性角度描述，因而也就与KS的诊断并不矛盾了。

2. 染色体异常的DSD

染色体异常的DSD主要包括45，X的Turner综合征，46，XXY的Klinefelter综合征，45，X/46，XY性腺发育不全和46，XX/46，XY嵌合的DSD，也有各种染色体核型的卵巢睾丸性DSD（即真两性畸形）的报道。

Klinefelter综合征又被称为曲细精管发育不良症，是性染色体异常DSD中的一种，经典的表现是男性睾丸性不育，生精能力低下或无生精。本例患者以社会性别女性就诊，还需与以下疾病鉴别。

（1）真两性畸形

一个个体体内同时具有卵巢与睾丸2种性腺组织，而且2种性腺都有一定功能和临床表现。此患者外阴性别不典型，但并无雌激素体征，而且经腹腔镜探查，证实无苗勒管发育，病理也不支持存在卵巢成分，则可以明确排除此诊断。

（2）5α-还原酶缺乏

通常核型为46，XY，性腺为睾丸，在胚胎发育过程中尽管睾酮分泌和作用正常，但由于5α-还原酶Ⅱ的缺乏，使睾酮在外周无法转化为双氢睾酮，于是外生殖器仍不发育，出生时外生殖器多为女性，阴道为盲端，中肾管分化良好，前列腺不发育。鉴于多数患者为部分酶活性缺乏，青春期后随睾酮分泌增多，男性化改变将变得明显。该患者虽有青春期后阴蒂增大，术前 3 个月的睾酮水平均不低，不能完全除外 5α- 还原酶缺乏的可能性。

（3）17α- 羟化酶缺乏（17α-OHD）

17α- 羟化酶存在于肾上腺和性腺，此酶缺乏时肾上腺合成皮质醇、睾酮和雌二醇及其他相应的代谢产物明显减少；睾丸内睾酮、脱氢表雄酮和雄烯二酮合成受阻，卵巢内则雌激素缺乏。患者外生殖器为女性幼稚型，多按女性生活。46，XY 患者性腺为发育不全的睾丸，可位于盆腔、腹股沟或大阴唇内，无子宫与输卵管，阴道呈盲端。46，XX 患者性腺为发育不全的卵巢或条索状性腺，外生殖器发育幼稚，第二性征不发育，有阴道，人工周期可来月经。患者骨骺闭合晚，身材偏高。多数有高血压和低血钾。激素水平特点为 FSH 和 LH 增高，T 和 E_2 水平低下，对 hCG 刺激试验无反应；皮质醇水平低下，ACTH 刺激试验反应不良。有部分酶缺乏患者（即存在一定的酶缺失，但仍存在一定的酶功能），46，XY 患者可有不同程度的男性化表现，如阴蒂肥大等；46，XX 患者可有一定程度的女性化表现，如乳房轻度发育，可来月经，但常有月经稀发、月经量少等特点。

3. 2 型 3β- 羟类固醇脱氢酶（2 型 3β-HSD）缺陷症

2 型 3β- 羟类固醇脱氢酶促进△5 孕烯醇酮到黄体酮、△517-OH- 孕烯醇酮向 17- 羟孕酮、脱氢表雄酮向△4 雄烯二酮的转化。由于睾酮合成障碍，此疾病会导致染色体 XY 男性出现男性化不足表现。同时，2 型 3β-HSD 缺乏症患者，青春期后可出现睾酮水平上升。

HSD3B2 基因主要在肾、睾丸和卵巢中表达，编码合成 2 型

3β-HSD。该酶在糖皮质激素、盐皮质激素和性激素的合成通路中均起重要作用，一旦缺乏，所有活性类固醇激素的合成均受损。该基因位于染色体 1p13.1，长约 7.8 kb，有 4 个外显子。此基因邻近区域存在与其高度同源的 *HSD3B1* 基因。该基因主要在胎盘、皮肤、乳房、脂肪细胞中表达，编码合成 1 型 3β-HSD。它对底物的亲和力是 2 型 3β-HSD 的 10 倍，可促进组织内低浓度的类固醇转变为睾酮。因此，2 型 3β-HSD 缺乏症患者，虽然肾上腺合成睾酮减少，但是，通过外周组织 1 型 3β-HSD 合成的睾酮增多（将 △53β-羟基类固醇转化为 △43-酮基类固醇）。

因此，本病可表现为多种类固醇激素缺乏（染色体 XY 男性表现为男性化不足，外生殖器畸形），类固醇前体激素堆积，青春期时睾酮水平上升。

病例点评

患者以女性外阴、阴蒂肥大、睾酮水平升高为主要临床表现。诊断疑点主要表现在两方面：第一，染色体核型 47，XXY 的 "Klinefelter 综合征"患者，本应表现为男性外生殖器，但患者却表现为女性外阴，在青春期后出现阴蒂增大；第二，行双侧性腺（睾丸）切除术后，睾酮水平下降后 2 个月，反而升高，不能单用 KS 解释。

此外，用真两性畸形、5α-还原酶缺乏、17-OHD 等不好解释其变化后，需考虑罕见的 2 型 3β 羟类固醇脱氢酶（2 型 3β-HSD）缺陷症。结合本例患者的青春期后睾酮升高和阴蒂增大表现，以及双侧性腺切除后仍高的睾酮水平，故首先考虑 *HSD3B2* 基因突变导致 2 型 3β-HSD 缺陷症。

"Klinefelter 综合征"合并"2 型 3β-HSD 缺陷症"的病例报道

罕见。这2种疾病均会影响患者性激素水平。在胎儿期和新生儿期，前者睾酮合成正常，后者合成睾酮减少；在青春期后，前者合成睾酮水平下降，后者合成睾酮水平上升。在患者体内，2种疾病的影响让睾酮水平出现复杂的变化，导致相应的临床表现。

参考文献

1. KANAKIS G A，NIESCHLAG E. Klinefelter syndrome：More than hypogonadism. Metabolism，2018，86：135-144.
2. GROTH K A，SKAKKEBAEK A. Clinical review：Klinefelter syndrome-a clinical update. J Clin Endocrinol Metab，2013，98（1）：20-30.
3. 田秦杰 . 性发育异常田秦杰2020观点 . 北京：科学技术文献出版社，2020.

（张多多　邓姗　田秦杰）

第四章 生殖道畸形

病例25 单角子宫合并功能性残角子宫

病历摘要

【基本信息】

患者，女，27岁，G_2P_2，LMP：2018年5月4日。主因"痛经进行性加重8年，发现生殖道畸形7年"于2018年8月17日入院。

12岁初潮，19岁开始痛经，疼痛部位位于左下腹，逐年加重，在第一胎产后明显加重，现VAS 10分。2011年（20岁时）考虑残角子宫，遂在当地行开腹探查，术中发现双子宫，行左侧卵巢囊肿剥除+右卵巢部分楔形切除术，术后病理提示卵巢巧克力囊肿。

2012年及2016年曾在外院行2次剖宫产史。2017年10月因考虑生殖道畸形于外院行宫腔镜检查，术中见偏右侧一桶状腔隙，内膜正常，输卵管开口可见，左侧未查及腔隙。2018年3月因考虑残角子宫再次于外院行剖腹探查，术中见2个子宫，两宫体关系不密切，右卵巢有一约4 cm囊性包块，左侧子宫增大如妊娠2个月，紫蓝色，与对侧宫腔不相通，考虑为残角子宫。因严重粘连仅行右卵巢囊肿剥除，病理示黄体血肿合并滤泡囊肿。2018年5月就诊我院。

【妇科检查】

妇科查体：阴道未见小孔，宫颈见1个，宫体2个，左侧子宫约妊娠10周大小，质硬，压痛明显。B超提示双子宫，右侧宫体5.0 cm×3.8 cm×4.0 cm，右侧可见宫颈回声；左侧子宫4.3 cm×4.8 cm×5.1 cm，内膜厚约0.4 cm，肌层回声不均，左侧未见明确宫颈回声，左侧考虑腺肌症可能。盆腔MRI提示双子宫、双阴道畸形，左侧子宫多发出血信号，与阴道似不相连；右侧附件区囊性病变（图25-1A～图25-1E）。泌尿系统B超提示左肾缺如。予GnRHa治疗3针（末次2018年7月2日），复查超声（2018年8月6日）提示双侧子宫均较前缩小。入院后查体：阴道通畅，未触及明显隔样组织，未见小孔；宫颈单个，光滑；盆腔左侧可及质硬包块，约4 cm，活动差，无压痛，右侧子宫正常大小，质中，活动可。

【治疗经过】

行剖腹探查术（2018年8月24日），术中见右侧单角子宫，右附件包裹成团，剥离后可见右侧输卵管伞，卵巢表面有粘连包鞘形成。左侧盆壁近骨盆入口水平见球形实性包块，约6 cm，表面与乙状结肠致密粘连，与右侧子宫以直径约1 cm肌束相连。于球形宫体下方切断，探查无明确宫颈结构，下方未探及囊性膨大的"隔后腔"，

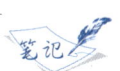

切除部分疑似左侧输卵管组织，左侧卵巢因致密粘连无法显露，探查无明显包块。台下剖视见左侧宫体为肌性结节，偏心处有一面积约 1 cm² 的宫腔及较厚的内膜组织，周围无管腔结构与外周相通，未见明确宫颈（图 25-1F）。行肠粘连分解术＋左侧残迹子宫和部分输卵管切除术＋右侧输卵管囊肿剔除术。术后病理：（左侧子宫）子宫体组织，分泌期子宫内膜，肌壁间可见子宫腺肌症，大体及镜下未见宫颈结构，符合残迹子宫；（左侧卵管）卵管组织，未见特殊。

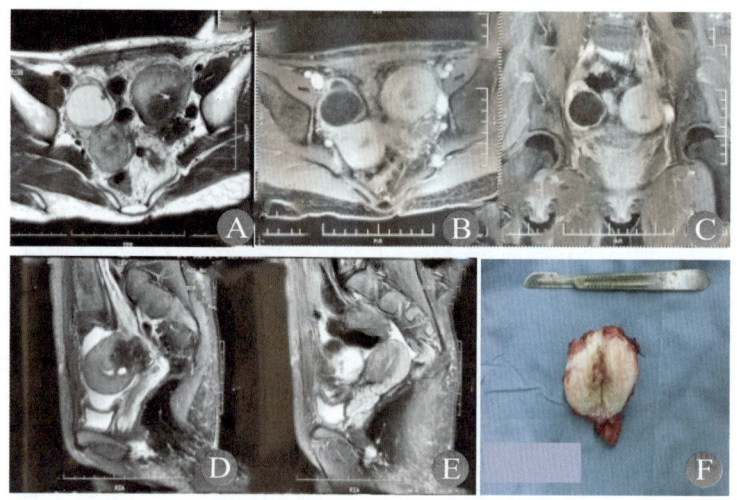

A：横切面可见双宫体，左侧子宫多发出血信号，右侧附件区囊性病变；B：同切面增强后影像；
C：冠状面可见左侧宫体肌层增厚，右附件区囊性病变；D：矢状位左侧子宫多发出血信号；
E：矢状位右侧宫体大致正常；F：切除之残迹子宫宫腔狭小，周围无管腔结构与外周相通，
未见明确宫颈。

图 25-1　患者术前 MRI 及手术切除之残迹子宫

病例分析

1. 阴道斜隔综合征和单角合并功能残角子宫的鉴别诊断要点

阴道斜隔综合征（oblique vaginal septum syndrome，OVSS）是指双子宫、双宫颈、双阴道，一侧阴道完全或不完全闭锁的先天性

畸形，多伴闭锁阴道侧的泌尿系统畸形，以肾缺如多见。1922年，由Purslow首先提出，后综合多位专家的名字命名为HWWS综合征（即Herlyn-Werner-Wunderlich syndrome）。国内，由我院于1985年首次提出"阴道斜隔综合征"这一名称，简明形象，便于记忆和应用。迄今，国内文献已有160余篇应用了"阴道斜隔综合征"这个名称。

阴道斜隔综合征分为以下3型（图25-2）。Ⅰ型（即无孔斜隔型）：一侧阴道完全闭锁，阴道斜隔后的子宫与外界及对侧子宫完全隔离，两子宫间和两阴道间无通道，子宫腔积血聚积于斜隔后腔（图25-2A）。Ⅱ型（即有孔斜隔型）：一侧阴道不完全闭锁，阴道斜隔上有1个直径数毫米的小孔，斜隔后的子宫与对侧子宫隔绝，经血可通过斜隔上的小孔滴出，但引流不畅（图25-2B）。Ⅲ型（即无孔斜隔合并子宫颈瘘管型）：一侧阴道完全闭锁，在两侧子宫颈之间或斜隔后腔与对侧子宫颈之间有一小瘘管，斜隔侧的经血可通过另一侧子宫颈排出，但引流不畅（图25-2C）。临床上以Ⅰ、Ⅱ型多见。无论哪种型别，分隔开的2个阴道腔隙是诊断的重要前提，如果不存在隔后腔、双宫颈，诊断就需要谨慎商榷。

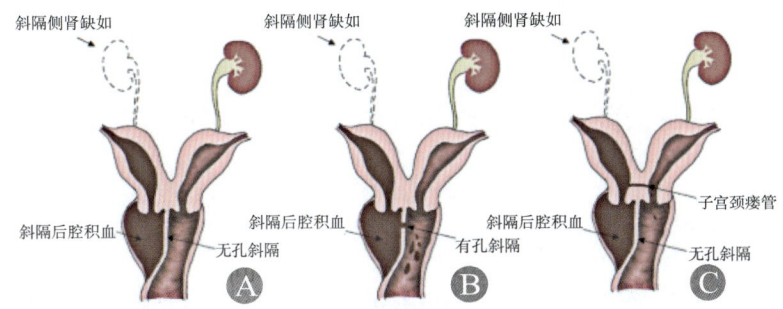

A：Ⅰ型，即无孔斜隔型；B：Ⅱ型，即有孔斜隔型；C：Ⅲ型，即无孔斜隔合并子宫颈瘘管型。

图25-2　阴道斜隔综合征的3种分型

单角子宫是一侧苗勒管发育的结果，而对侧发育不良的苗勒管可以形成不同表型的残迹子宫（rudimentary uterus），通常称为"残角子宫"，根据有无内膜腔及是否跟单角子宫相通又分为4种亚型（图25-3）。尽管残角子宫可以妊娠，但没有保留可能，属于绝对手术指征，因为这种发育不良的子宫妊娠后唯一的结局是破裂出血。而相同的胚胎发育机制和类似的临床表型提示单角子宫合并的"残角子宫"和MRKH综合征中的残迹子宫本质是相同的，当发生非妊娠期梗阻性隐经和腹痛症状时，也要想到单角子宫的可能。

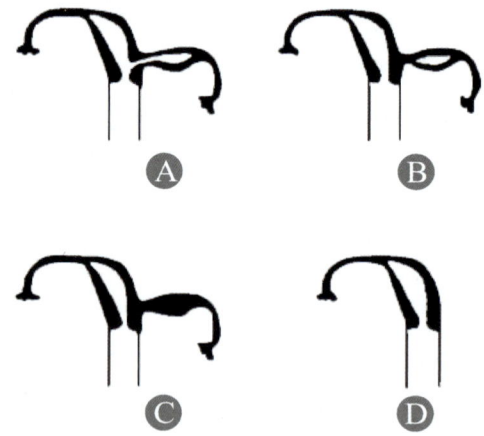

单角子宫分为：A：宫腔互通；B：宫腔不通；C：无宫腔残角子宫；D：无残角子宫。
图25-3　AFS苗勒管发育异常分类（1988）

2. 单侧肾缺如并非阴道斜隔综合征等某一特定畸形的特征表现

泌尿系统、生殖系统同起源于中胚层的细胞团——泌尿生殖嵴，它们的原始导管为中肾导管（Wolffian ducts）和副中肾导管（mullerian ducts）。正常女性生殖管道发生从胚胎第6周开始，由两侧的副中肾管完全融合发育形成子宫、输卵管及阴道上部，中肾管于第4周时即已发育成泌尿生殖窦，其发育不仅仅形成肾，同时还诱导副中肾管的融合。目前认为，生殖道畸形的发生主要是由于孕早期（妊娠4～13周）接触了致畸因素。而且不同时期的致畸因素所致的生殖道畸形类型也有所不同，如果致畸因素作用于妊娠第4周，就会导致中肾管的发育中断。同侧中肾管发育终止后，同侧副中肾管的发育也随之停止。而另一侧中肾管和副中肾管如不受影响可正常发育，形成一套正常生殖器官和泌尿系统。这可能是不对称性生殖道畸形合并泌尿系统畸形的发生机制。而如果致畸因素活跃在13周或以后，由于中肾管的发育基本已经完成，副中肾管的融合也已经完成，则只出现纵隔子宫等对称性畸形，从而不伴有泌尿系统的畸形。

凡是非对称性生殖道畸形，包括阴道斜隔综合征、单角子宫和部分MRKH综合征，伴随泌尿系统畸形的概率要远高于对称性生殖道畸形。浙江大学医学院妇产科医院对289例患者的数据分析表明，合并泌尿系统畸形的发生率占非对称性畸形的85.5%，占全部畸形的22.5%，而在对称性畸形中，仅1例先天性无子宫无阴道患者合并一侧肾缺如（发生率为0.5%）。根据up-to-date综述，苗勒管缺陷的女性中20%～30%的女性存在肾畸形，因此此类患者均应接受放射性肾检查，如静脉肾盂造影或肾超声。而在单角子宫患者的肾超声评估中，肾畸形的发生率可高达40%，当然是以马蹄肾、双重集合系统、盆腔肾及输尿管开口异位等情况居多。单角子宫合并肾缺如的报道早在1947年、1955年和1987年便有报道。Fedele等在1996年报道的37例单角子宫患者中，40.5%（15/37例）合并泌尿系统畸形，而其中包括6例单侧肾缺如。单侧肾缺如作为单角子宫和阴道斜隔综合征2种畸形的共同特征，契合Acien P的胚胎学-临床分类法。

病例点评

单角子宫合并的"残角子宫"和MRKH综合征中的残迹子宫本

质是相同的，当发生非妊娠期梗阻性隐性月经和腹痛症状时，也要想到单角子宫的可能。而阴道斜隔综合征与之鉴别诊断的要点在于双侧对称的宫体，以及单侧阴道斜隔和隔后腔积液。单侧肾缺如是非对称型生殖道畸形的常见伴发情况，并非某一特定缺陷的特异条件，鉴别诊断中务必开阔眼界和思维。

参考文献

1. 朱兰，郎景和，宋磊，等. 关于阴道斜隔综合征、MRKH综合征和阴道闭锁诊治的中国专家共识. 中华妇产科杂志，2018，53（1）：35-42.
2. 裴海英，方芳. 女性生殖系统畸形患者合并泌尿系统畸形的特点分析. 华西医学，2006，21（2）：344-345.
3. 洪丽华，金杭美. 女性生殖道畸形患者发生泌尿系统畸形的临床特点分析. 中华妇产科杂志，2004，39（8）：515-518.
4. LIN P C, BHATNAGAR K P, NETTLETON G S, et al. Female genital anomalies affecting reproduction. Fertil Steril, 2002, 78（5）: 899-915.
5. OPPELT P, VON HAVE M, PAULSEN M, et al. Female genital malformations and their associated abnormalities. Fertil Steril, 2007, 87（2）: 335.
6. FEDELE L, BIANCHI S, AQNOLI B, et al. Urinary tract anomalies associated with unicornuate uterus. J Urol, 1996, 155（3）: 847-848.
7. ACIEN P, ACIEN M I. The history of female genital tract malformation classification and proposal of an updated system. Hum Reprod Update, 2011, 17（5）: 693-705.

（黄筱颐　邓姗）

病例 26 不孕患者合并完全性子宫纵隔 – 双宫颈 – 阴道斜隔（有孔型）

病历摘要

【基本信息】

患者，女，G_0P_0。主因"发现子宫纵隔1年，未避孕未孕1年"入院。

平素月经规律，周期7天/37天，量中，痛经（−）。自月经初潮开始出现，月经干净后阴道有褐色分泌物，量多，异味重，伴右下腹部坠胀感，无周期性腹痛。2年前开始于当地医院多次就诊，曾诊断为"阴道囊肿"，查阴道分泌物（−）。2年前于当地医院行阴道后穹隆穿刺术，抽吸出黄色液体。术后腹部坠胀感减轻，阴道分泌物量未减少。未避孕未孕1年，排卵试纸监排4个周期均有排卵，男方精液化验基本正常，输卵管未查。既往外院检查及结果如下：2017年11月盆腔MRI示完全型纵隔子宫，双阴道（图26-1）；同期泌尿系统超声：双肾、输尿管、膀胱未见明显异常。2017年12月宫腔镜检查：宫腔呈牛角形，仅见一侧宫角，一侧输卵管开口可见。2018年10月11日妇科超声：子宫内膜呈Y形，纵隔子宫可能。

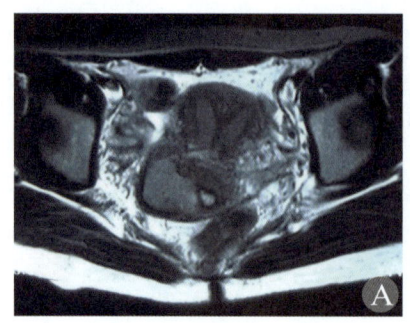 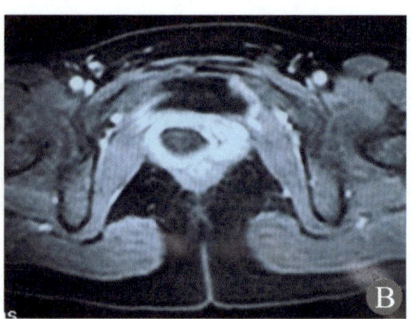

A：冠状位，可见宫底无凹陷，完全性子宫纵隔，双侧宫颈显示欠清，可见双阴道，右侧上端膨大有积液；B：子宫横断面，右侧宫腔积液，纵隔偏向左侧。

图 26-1　盆腔 MRI

【妇科检查】

术前查体：外阴无特殊；阴道未见纵隔，顶端仅见 1 个宫颈，暴露较困难；宫体：中位，正常大小，质中；双附件未及异常。

【治疗经过】

入院后择期行腹腔镜联合探查，术中见：阴道壁左侧囊性感，未见明显瘘口，穹隆顶端仅可见 1 个宫颈。宫体右下方对应穹隆处饱满，触之囊性感。穿刺阴道右侧壁，抽出脓血性分泌物，以穿刺针为指引，切入隔后腔，流出脓血约 20 mL，触诊可及另一宫颈。切除多余的斜隔组织。腹腔镜下见宫体宽大，宫底中线偏左有微小凹陷，右半宫体较左半饱满。左侧输卵管外观尚正常，左侧卵巢呈豆荚形狭长，骨盆漏斗端紧邻骨盆入口下缘。右侧输卵管卵巢外观未见明显异常。宫腔镜下电针切开子宫纵隔至基本平齐双侧输卵管开口，双侧宫腔连通后宫腔呈倒三角形。术后诊断：子宫完全纵隔、双宫颈、阴道斜隔（有孔型）、原发不孕。术毕宫腔内留置 COOK 球囊，预防宫腔粘连。术后 1 个月复查宫腔镜，宫腔形态大致正常，无粘连形成。

病例分析

1. 阴道斜隔综合征的诊断必须满足"三联征"

阴道斜隔综合征的定义（引自《女性生殖器官发育异常的微创手术及图谱》）：是指双子宫、双宫颈、双阴道，一侧阴道完全或不完全闭锁，并伴有闭锁阴道侧泌尿系统畸形，以肾缺如多见。国内称其为 OVSS，国际上对此三联征称为 HWWS。

梗阻性阴道分隔及同侧肾畸形综合征（obstructed hemivagina and ipsilateral renal anomaly，OHVIRA）与 HWWS 不同，包含更多种组合畸形可能，肾变异可包括重复肾、多囊肾等，子宫的解剖异常除典型的双子宫外，也可以为纵隔子宫等（图 26-2）。Haddad 等在 1999 年 Hum Reprod 发表了一篇 42 例阴道斜隔术后生育情况随访的文章，其中 78% 为双子宫，22% 为纵隔子宫。Fedele 等 2013 年也报道了一组 87 例的类似病例，其中 77% 为双子宫，双角子宫和纵隔子宫分别占 11.5%。

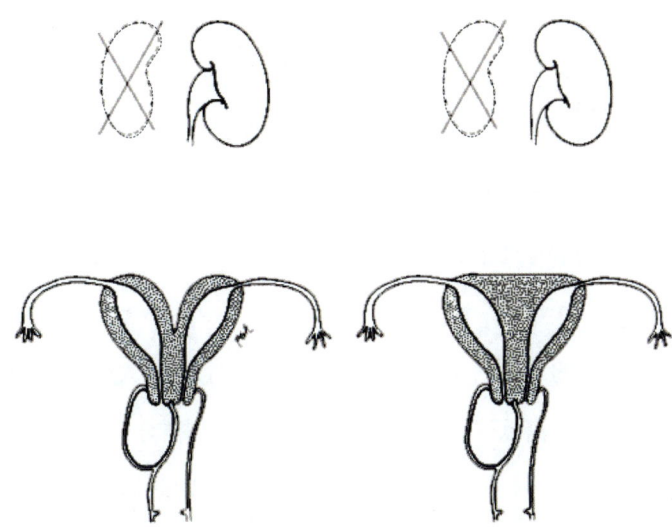

图 26-2 阴道斜隔综合征 ≠ OHVIRA 综合征

本例的特殊之处在于并不合并同侧的肾缺如或其他异常，因此不属于上述2种综合征。所以，阴道斜隔≠阴道斜隔综合征≠OHVIRA综合征。阴道斜隔因为会造成梗阻，通常在青春期发病和诊断，而本例因无明显痛经，仅以阴道分泌物异常为主诉就诊，一直未能正确诊断，此次来我院是因为合并不孕，在MRI和宫腹腔镜检查的帮助下，最终得到正确诊断和处理。文献中还有直至孕期甚至足月分娩剖宫产史才诊断的HWWS或OHVIRA综合征。

2. 双宫颈之上不一定都是双子宫

既往认为，双宫颈常与双子宫伴发，而笔者在近年来的不孕症诊治过程中，反复遇到一种特殊的子宫纵隔类型：完全性子宫纵隔合并双宫颈，同时合并完全或不全阴道纵隔，这类畸形在美国生殖协会（American Fertility Society，AFS）分类中找不到明确定位，也颠覆了既往对双宫颈上方一定为双子宫的认识。双宫颈可以与纵隔子宫同时存在，鉴于手术处理原则与双子宫完全不同，慎重的鉴别诊断至关重要。本病例的明确诊断得益于宫腹腔镜联合检查，虽然MRI对于子宫畸形的诊断可以达到很高的准确率，但可能受限于检查者或阅片者的经验，无法替代手术探查之金标准。手术探查对于宫底部形态的判断最准确，双子宫、双角子宫抑或纵隔子宫均能一目了然。对于此类畸形，更适合采用ESHRE/ESGE分类法描述。Fedele等对于双宫颈之上宫体的变异，图示的表述（图26-3）十分清晰，值得借鉴。

双宫颈合并的纵隔子宫，宫体的外形通常较宽大，而纵隔亦宽大，隔的底部覆盖整个宫底，隔的最宽处几乎可以相当于2个子宫侧壁，而两侧宫腔相当狭小，这正是其苗勒管双侧融合后不久即停滞发育的节点特性造成的（图26-4）。普通的子宫纵隔是正常融合、管腔化后隔吸收失败造成的，而此类畸形既表现为宫颈 – 阴道部的融合不良，也存在宫体部隔吸收的障碍。结合阴道闭锁合并宫颈发育不全的生殖道畸形表现，推测苗勒管的分化至少可以分为 3 个节段，头侧端分化为输卵管和伞端，中段分化为宫体部，而尾端分化为宫颈和阴道上段。任何发育节点、组织节段都可能发生同步或不同步的发育障碍，因而可以解释各种不同的畸形。

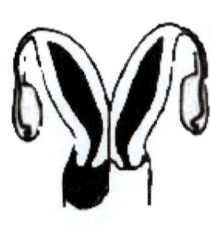
双子宫伴梗阻性斜隔

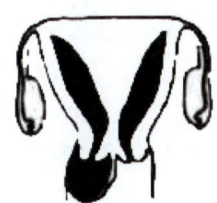
纵隔子宫伴梗阻性斜隔

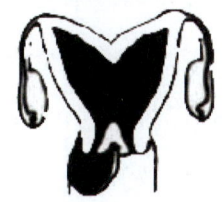
双角子宫伴梗阻性斜隔

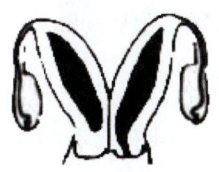
双子宫伴单侧宫颈发育不良

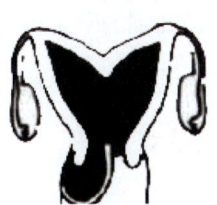
双角子宫伴宫颈纵隔和梗阻性斜隔

双宫颈之上最常见为双宫体，纵隔子宫和双角子宫占比较低，一侧宫颈闭锁和宫颈纵隔的情况更罕见。

图 26-3　阴道斜隔的宫体 - 宫颈 - 阴道组合情况

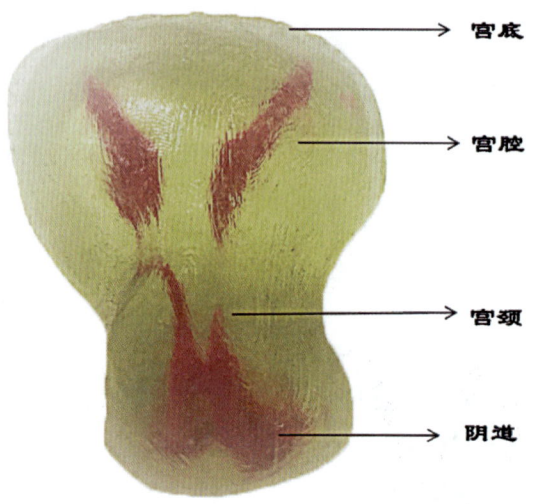

图26-4 根据MRI影像行3D打印的子宫模型，该例患者术后半年自然妊娠，足月剖宫产

此类畸形似乎比单纯的子宫纵隔自然生殖预后差，笔者所接触的病例均为不孕患者，治疗上双宫颈不需处理，子宫纵隔的切除首选宫腔镜，阴道不全纵隔通常建议切除，而阴道完全纵隔是否切除取决于有无性交困难、性交痛等症状。曾经报道过的10例中，术后自然妊娠4例，除图片所示病例为术后半年妊娠外，其他3例均为术后2.5～3年才妊娠，似乎比普通子宫纵隔患者的自然妊娠高峰期要晚一些。目前尚无尝试阴道分娩的报道。

总之，苗勒管发育畸形的变化或组合可有多样，对于已有综合征命名应准确掌握其定义，常有不能被涵盖的特殊类型，按照宫体、宫颈和阴道分别描述并掌握处理原则应该更明晰。阴道纵隔不全是阴道斜隔综合征，双宫颈也不意味着一定是双宫体。

病例点评

苗勒管发育畸形的变化或组合可有多样，很难用某种综合征将其涵盖，按照宫体、宫颈和阴道分别描述并掌握处理原则更明晰。完全性子宫纵隔如合并不孕或反复流产，则具有明确的手术指征；双宫颈不需特殊处理；非梗阻性阴道纵隔如果影响性交才需要处理，而梗阻性阴道斜隔一定是要切除的。生殖道畸形的诊断看似复杂，但在熟悉胚胎发育学基础，以及各种畸形分类系统的基础上是有规律可循的，另外对于核磁影像的判读能力也是必要的，需要长期的积累和磨炼。

参考文献

1. 朱兰，郎景和，宋磊，等．关于阴道斜隔综合征、MRKH 综合征和阴道闭锁诊治的中国专家共识．中华妇产科杂志，2018，53（1）：35-42.
2. SHAH K D, LAUFER R M. Obstructed hemivagina and ipsilateral renal anomaly （OHVIRA） syndrome with a single uterus. Fertility and Sterility, 2011, 96: e39-e41.
3. HADDAD B, BARRANGER E, PANIEL B J. Blind hemivagina: long-term follow-up and reproductive performance in 42 cases. Hum Reprod, 1999, 14（8）: 1962-1964.
4. FEDELE L, MOTTA F, FRONTINO G, et al. Double uterus with obstructed hemivagina and ipsilateral renal agenesis: pelvic anatomic variants in 87 cases. Hum Reprod, 2013, 28（6）: 1580-1583.
5. KIM M S, NAM S Y, LEE G. Complete septate uterus, obstructed hemivagina, and ipsilateral adnexal and renal agenesis in pregnancy. Obstet Gynecol Sci, 2014, 57（4）: 310-313.
6. 王姝，邓姗，朱兰，等．应用3D打印技术手术前诊断女性生殖道畸形附一例报告．中华妇产科杂志，2017，52（10）：708-710.
7. 邓姗，陈蓉，朱兰，等．子宫纵隔 - 双宫颈 - 阴道纵隔 10 例分析．中国实用妇科与产科杂志，2015，31（6）：563-565.

（李慧　邓姗）

病例 27 阴道斜隔综合征的宫腔镜诊断和治疗

病历摘要

【基本信息】

患者，女，13岁。主因"痛经逐渐加重1年，经后下腹坠痛半年"入院。

12岁月经初潮，周期5～7天/30天，痛经（+），VAS 2～3分。2018年2月开始出现痛经加重并逐渐出现经后痛及肛门坠胀感。2018年5月曾在外院行宫腔镜检查术＋阴道肿物穿刺术，术中见阴道通畅，宫颈光滑，大小约2 cm×1.5 cm，宫颈管较短，宫腔狭长，似可见左侧输卵管开口，右侧输卵管开口不可见。右侧阴道壁略膨隆，穿刺右侧壁膨隆处，抽出巧克力样液体约5 mL。患儿为其母第一胎，孕期排畸筛查提示右肾缺如，后B超多次提示右肾缺如。

【妇科检查】

本次入院后盆腔B超、MRI证实为右肾缺如，左肾增大；双子宫，右侧子宫宫腔积血、宫颈积血，右侧附件区见4 cm低至无回声（图27-1）。经期末再次行宫腹腔镜检查，腹腔镜下见左侧子宫外侧的左卵巢饱满，左输卵管外观未见异常；右侧子宫外侧的右卵巢增大，近骨盆漏斗韧带端见直径1.5 cm囊肿；右输卵管明显增粗（最宽处直径约2 cm）、水肿，末端包裹粘连。右附件与周围盆壁、大网膜广泛膜状粘连（图27-2）。在腹腔镜下于右输卵管末端造口整形，有多量巧克力样液体流出，渗血处电凝止血。另行盆腔粘连松解和右卵巢囊肿剔除。

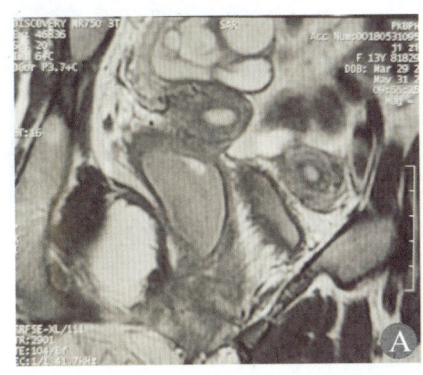
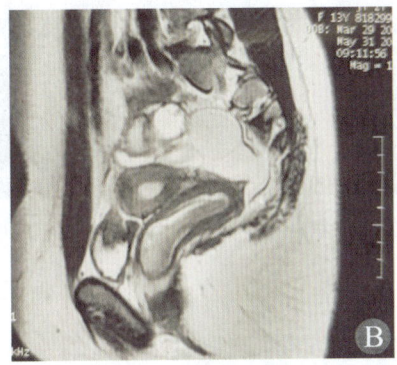

图 27-1　盆腔 MRI 显示双宫体及阴道积液（A）；一侧宫腔积血（B）

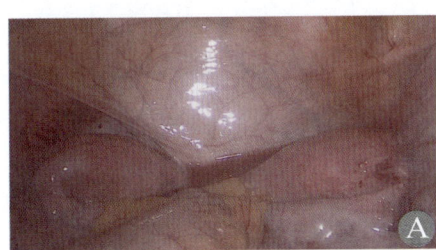
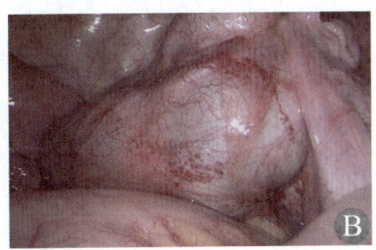

图 27-2　腹腔镜下见双宫体，对称位于骨盆腔两侧（A）；右侧输卵管积血膨大（B）

【治疗经过】

使用宫腔镜自阴道口探查进入阴道，据外口约 6 cm、1～2 点处可见左侧子宫颈开口，沿宫颈管上行，可见香蕉形宫腔并可见输卵管开口。阴道 9～10 点处可见隐匿的小口（考虑为外院前次宫腔镜术中穿刺口）。沿此小口切开阴道壁，有多量陈旧巧克力样液体流出。冲吸隔后腔的巧克力样液体后，可见宽大的隔后腔，容积约 80 mL，顶端可见右侧子宫颈开口（图 27-3）。用单极电针充分切开阴道斜隔，渗血处电凝止血。Foley 尿管（充盈 50 mL 空气）临时压迫斜隔创面及隔后腔。

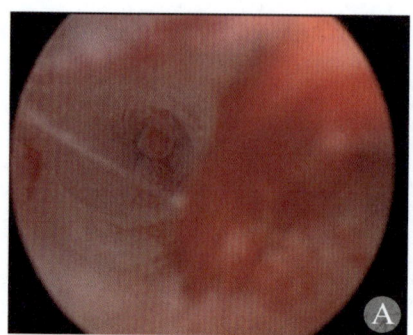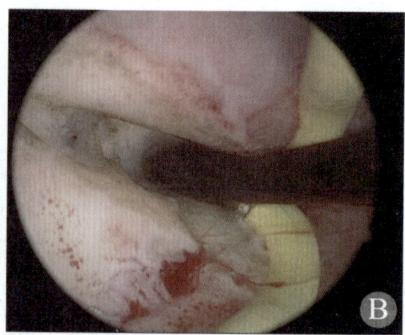

图27-3 宫腔镜下见左侧宫腔的输卵管开口（A）；阴道斜隔切开后巧克力样液流出（B）

病例分析

1. 阴道斜隔的传统手术治疗

由于阴道斜隔属于梗阻性畸形，不仅疼痛明显，可继发感染，还可因经血逆流而导致盆腔子宫内膜异位症的风险增高，阴道斜隔诊断明确后宜尽早手术切除斜隔，因为这样可以快速缓解症状并防止并发症的发生，有利于保留生育能力。

（1）手术时机

一般选在月经来潮或痛经剧烈时进行（如果斜隔后积血多，亦可以选择在月经干净后手术），因为此时斜隔后腔内积聚的月经血较多，定位相对容易，手术安全系数更高。

（2）术前准备

控制全身和局部急性炎症；肠道准备。

（3）手术技巧要点

①应行阴道斜隔切除术，而非阴道斜隔切开术，后者容易发生粘连闭锁；②准确定位：在囊壁小孔或阴道内包块最突出处穿刺定位，抽出陈旧血或脓液表明定位准确；③充分切除斜隔组织：上至穹隆，

下至囊肿最低点，尽量多地切除阴道斜隔组织；④充分暴露隔后宫颈后，可用可吸收线间断缝合切缘糙面，之后用碘仿纱条填塞囊腔及切口，既可压迫止血，又可预防切口回缩粘连，48～72小时后取出；⑤并不主张术后放置阴道模具，因为放置与否的狭窄粘连率并无差异；⑥原则上不需要行患侧子宫切除，引流通畅后仍有生育潜能；⑦有人主张应同时行腹腔镜检查，尤其对于青少年，早期诊断子宫内膜异位症有利于防止正常解剖结构进一步变形，甚而丧失生育能力。

2. 宫腔镜下阴道斜隔切除术

宫腔镜下阴道斜隔切除创伤小、恢复快，并且可以保护处女膜的完整性。通过宫腔镜的放大作用，进行阴道内镜检查及非斜隔侧的宫腔检查，不但可以进一步明确诊断，评估宫颈与阴道斜隔的关系，发现不易找到的斜隔孔，而且可以观察宫颈管，明确有无宫颈瘘孔，还可同时检查子宫发育情况，评估子宫内膜、输卵管开口情况。

（1）术前准备

术前予米索前列醇直肠给药以软化宫颈，尽量避免在切除斜隔时损伤直肠。可将导尿管经处女膜孔送入阴道内，注入络合碘消毒阴道。

（2）手术技巧要点

①术中在宫腔镜直视下检查阴道内情况：多数患者可在阴道侧壁看到囊性肿块或在斜隔上见到小孔。对于部分斜隔后腔积液不明显的患者，为显露出阴道斜隔的边界、提高宫腔镜电切的安全性，亦可向斜隔后方的腔隙注射5%甘露醇或者0.9%生理盐水50～100 mL，使阴道斜隔逐渐膨胀。②可选择在超声监护下，用针状电极在斜隔膨胀最明显的位置纵向线形切开1个小孔（如果是Ⅱ型者，则从斜隔上小孔处开始切开），见到斜隔后流出陈旧的血液可以进一步确

诊。切开斜隔的面积范围不宜过小，应上至宫颈下方约 3 mm 处，下至阴道斜隔与阴道侧壁的连接部位。③切除斜隔后可在阴道内切开部位放置 14 Fr（号）的 Foley 尿管并注入 15～80 mL 空气（根据斜隔后腔的大小而定）到球囊中，以阻止切开的斜隔新鲜创面相互接触，减少术后创面粘连而再次形成斜隔或斜隔切开处狭窄的发生风险。术后限制剧烈活动防止阴道内球囊脱出，术后 3 天取出。④对于有生育要求的患者亦可选择宫腹腔镜联合手术，腹腔镜检查可明确诊断子宫的形态，并且能判断有无盆腔炎、盆腔积脓、子宫内膜异位症、输卵管积血等，并可予对症处理。

病例点评

阴道斜隔经阴式手术切除相对成熟，但借助宫腔镜设备及其性能切除纵隔也不失为一种选择。与传统阴式手术相比，不仅更利于保护处女膜，而且视野可能更好，当然这要以比较丰富的宫腔镜和阴道内镜检查经验为前提。用电针切开斜隔很少出血，即便出血，也可以在直视下电凝止血；隔后腔的可视性更强，同时可以进行充分的局部冲洗。有人担心，宫腔镜下的斜隔切开可能因隔组织切除不够而容易复发，而笔者认为，阴道内隔被切开后通常有自然回缩能力，而且在宫腔镜直视下完全可以达到放射状切开或部分切除的效果，残留过多隔组织的可能性并不大。另外，术后局部气囊的填充也是必不可少的环节，减少局部出血并延长扩张可最大程度保证局部残腔引流充分。另一方面，阴道斜隔可能不像想象中菲薄，本例就超过 5 mm，这使术者的探查和切开面临很大挑战，腹腔镜的监护帮助不大，必要时超声监护更有帮助。

鉴于阴道斜隔综合征是罕见畸形，缺乏生殖道畸形诊治经验和阴式手术、宫腔镜手术经验的医生不宜轻易触碰，珍视第一次手术时机，理智选择技术和设备，争取为患者创造最好的治疗结局是医者始终追求的目标。

参考文献

1. 朱兰，郎景和，宋磊，等.关于阴道斜隔综合征、MRKH综合征和阴道闭锁诊治的中国专家共识.中华妇产科杂志，2018，53（1）：35-42.
2. 王瑾晖，朱兰，郎景和，等.阴道斜隔综合征临床分析.现代妇产科进展，2005，14（5）：409-410.
3. 王若轶，邹凌霄，黄欢，等.无损伤处女膜宫腔镜手术治疗阴道斜隔综合征——附13例病例研究.中国实用妇科与产科杂志，2018，34（1）：89-93.

（李慧　邓姗）

病例 28　延迟发病的Ⅱ型 MRKH 综合征的残角子宫

病历摘要

【基本信息】

患者，女，38 岁，G_0P_0。主因"自觉右下腹肿块 4 个月"入院。

患者为其母足月第二胎顺产，母亲否认妊娠期特殊用药史，否认近亲结婚。出生时外阴为女性，10 岁始乳房发育，身高稍落后于同龄人，学习能力中等。16 岁后无身高增长，无自主月经来潮，2006 年 B 超提示无子宫，双卵巢增大，诊断先天性无子宫，无阴道，查染色体 46,XX。2010 年 10 月 22 日在我院行羊膜法人工阴道成形术，术后放置模具半年。2011 年结婚，婚后性生活满意，偶感下腹胀痛，无周期性。2018 年 2 月自觉右下腹有肿块突起，拳头大小，下腹胀痛较前频繁，仍无周期性。4 月 21 日就诊于当地医院，B 超提示右下腹一囊实性回声（大小为 10.4 cm×5.6 cm×6.8 cm，边界欠清晰且不规整）。5 月 7 日就诊于我院。

【妇科检查】

复查 B 超提示右附件区低回声包块（大小为 4.2 cm×3.8 cm×3.1 cm），右附件区无回声，包裹性积液可能（大小为 7.2 cm×4.8 cm×4.8 cm）。肿瘤标志物：CA199 40.4 U/mL，CA125 29.4 U/mL。5 月 28 日胸、腹 CT：未见子宫，盆腔右侧可见囊实性占位，边缘光滑，实性部分大小约 3.8 cm×4.8 cm。左肾、左肾上腺缺如，右肾增大，皮质多发凹陷。MRI 显像如图 28-1。肾血流图功能显像：左肾缺如，右肾血流灌注功能代偿性增高，2 次大便潜血阴性。6 月 26 日查性激素：FSH 4.94 IU/L，E_2 73.48 pg/mL，P 0.41 ng/mL，T 0.44 ng/mL，LH 3.22 IU/L，PRL 7.06 ng/mL。自发病来，时感右下腹痛，1 周前急性右下腹痛，予当地诊所输液后缓解，大小便无改变，体重无增减。

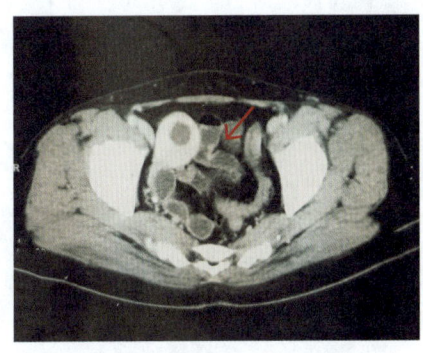

箭头所指处为盆腔囊实性包块（箭头所指为积血的残迹子宫，其左下方串珠样结构为积水的输卵管）。

图 28-1　盆腔 MRI 检查

入院后查体：身高 155 cm，体重 54 kg，外貌女性，脊柱轻度向右侧侧弯，双下肢发育不同步，右下肢比左下肢长约 3 cm，右下肢小腿围比左下肢小腿围长 6 cm。

专科情况：乳房、乳头发育 V 级，阴毛呈女性分布；阴道为盲端，可容 2 指，指伸长约 6 cm。三合诊：右侧可触及 6 cm 的实性包块，活动可，轻压痛。

【治疗经过】

2018 年 7 月 6 日在我院行腹腔镜探查，镜下如图 28-2：盆腔中位空虚，盆壁见散在的巧克力色液体附着，右侧盆壁葫芦形囊实性包块，下方为残角子宫，大小约 5 cm×4 cm×4 cm，上方为膨胀的输卵管，卵巢有一巧克力样囊肿，直径约 3 cm，左侧腹股沟环处可见残迹子宫（大小为 3 cm×2 cm×2 cm），左卵巢呈条形，大小约 4 cm×2 cm×1 cm，上方可见一发育差的输卵管样结构，伞部浆膜面有马氏囊肿一枚，约 2 cm×1 cm。遂行双侧残迹子宫、双侧输卵管切除术＋右侧卵巢巧克力样囊肿剔除术。

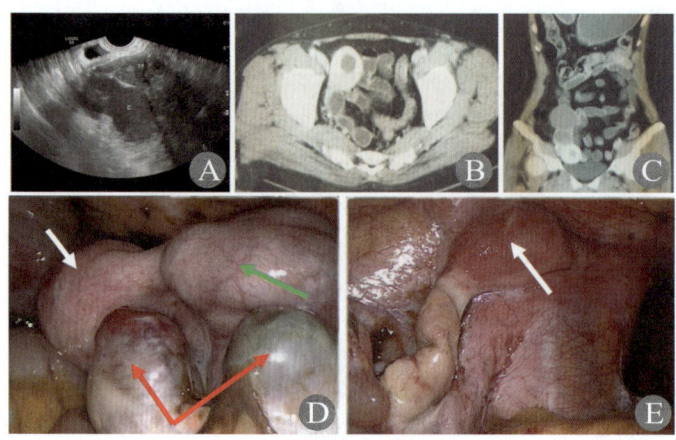

A：术前超声见右附件区 4.2 cm×3.8 cm×3.1 cm 低回声包块，其内可见等回声结节，大小约 1.5 cm×0.7 cm，CDFI 可见环状血流，在低回声结节外上方可见一 7.2 cm×3.8 cm×3.8 cm 无回声囊肿；B、C：MRI 显示双侧残迹子宫，右侧可见宫腔积血及内膜，节段性囊性病灶位于右侧残迹子宫的外上方；左侧实性结节位于骨盆壁内侧；D、E：双侧残迹子宫，白色箭头所指为残迹子宫，右侧子宫的最大径为 5～6 cm，左侧子宫最大径为 2～3 cm，红色箭头所指为巧克力囊肿，绿色箭头所指为积液的输卵管。

图 28-2　腹腔镜探查镜下所见

术后病理：（右卵巢囊肿）卵巢子宫内膜异位囊肿；（右卵管）输卵管组织，局部管腔扩张；（右侧子宫）晚增殖期子宫内膜，肌壁未见特殊；（左卵管）马氏囊肿；（左侧子宫）平滑肌壁组织。

术后诊断：MRKH 综合征，右侧残迹子宫，右侧卵巢子宫内膜异位囊肿，左侧残迹子宫，左侧输卵管发育不良，左侧输卵管马氏囊肿，阴道成形术后。

患者术后定期随诊至今，恢复好，无下腹痛复发，目前患者进食、二便情况均可。

病例分析

MRKH 综合征是指阴道先天性缺失并伴不同程度的子宫发育。它是由于副中肾管系统未发生或发育不全所致，但其基础病因仍不明确。染色体、性腺、第二性征及阴道前庭均为正常女性特征。

MRKH 综合征主要分为 2 型：Ⅰ型，即单纯型。单纯子宫、阴道发育异常，而泌尿系统、骨骼系统发育正常，此型常见。Ⅱ型，即复杂型。除子宫、阴道发育异常外，也有卵巢、泌尿系统或骨骼系统发育畸形。其中，除副中肾管发育异常外，同时合并有泌尿系统及颈胸段体节发育畸形者称为 MURCS 综合征（Müllerian aplasia, renal aplasia, and cervicothoracic somite dysplasia，即副中肾管发育缺失、一侧肾发育缺失及颈胸段体节发育异常）。本病例合并了单侧肾及骨骼发育异常，属于Ⅱ型 MRKH 综合征。

1. MRKH 综合征子宫内膜异位疾病的发生机制

子宫内膜异位性疾病在育龄期发病率最高，76% 在 25～45 岁，是激素依赖性疾病，在正常女性中研究很多，但在 MRKH 综合征患者中尚缺乏系统研究。传统的发病学说认为其主要是在经血逆流的基础上，免疫、炎症、新生血管等多种因素共同参与形成。经血的形成必须有正常的子宫内膜受到周期性激素的刺激。而 MRKH 综合征患者，多数无子宫，即便有子宫也是发育不良的残迹子宫，内膜的反应性差。即便如此，一旦有功能性的内膜脱落而流出道梗阻，必然会产生盆腔子宫内膜异位症，而一些更少见的情况是残迹子宫无内膜，但仍可发生子宫内膜异位症和子宫腺肌症，提示其中存在非"经血逆流"理论所能解释的发病机制。

根据体腔上皮化生学说，苗勒管、生殖上皮和盆腔腹膜都是由具有高度化生潜能的体腔上皮分化而来。胚胎发育第 7 周开始，在无雄激素刺激和副中肾管抑制因子的作用下，中肾管退化，副中肾管发育，其尾端跨越中肾管，在中线处融合形成子宫，如果这一过程发生异常，可导致子宫发育异常。而苗勒管的残迹可以在始基子宫肌层内化生形成子宫内膜的腺体和间质。根据苗勒管的分化程度不同，子宫有不同的表型，可以分化为原始始基子宫，还可以分化为正常子宫内膜的子宫或发育不良内膜的子宫。因MRKH有正常的卵巢功能和染色体，青春期启动后有周期的雌孕激素分泌，因宫腔与阴道不相通，主要表现为周期性下腹痛、原发性闭经。但部分有正常内膜的患者内膜发育不良，经血少，或经输卵管逆流至腹腔，从而出现腹痛症状轻微而被忽视，或晚发型腹痛。本病例患者为人工阴道形成术后8年，近半年才出现腹痛的症状，根据最终的病理结果，其右侧子宫有增殖期子宫内膜的残迹子宫，经血经右侧输卵管达到腹腔及卵巢，造成卵巢子宫内膜异位囊肿。

2. MRKH综合征子宫内膜异位疾病的诊断

MRKH综合征患者大部分以原发性闭经就诊，其染色体检查为46，XX，第二性征发育和性激素检测均正常，妇科查体外阴发育正常，仅见阴道浅凹或不同长度的阴道盲端。采用超声或MRI行内生殖器筛查，可提示卵巢正常，但不见正常的子宫结构。MRI有多平面多序列成像优势，相对于超声，能更加清晰地显示阴道、子宫、卵巢的位置、大小、形态，能够帮助鉴别其他疾病。符合上述条件，MRKH综合征诊断基本明确。少数患者可伴有周期性下腹痛，或腹痛伴盆腹部肿块，应考虑为子宫内膜异位疾病可能，及早行腹腔镜探查明确诊断，同时建议积极切除残迹子宫。

目前无子宫内膜的残迹子宫合并子宫腺肌症的案例比较罕见，临床多见仍为有功能性内膜的残迹子宫。发病时间不定，可能与苗勒管的分化程度、子宫内膜的发育程度有相关性。

病例点评

MRKH综合征的残迹子宫表型可有多样，以双侧无功能始基结节占绝大多数，约10%的患者可有周期性腹痛症状，功能性残迹子宫既可以是对称性的，也可以是非对称性的，这种情况更多见于合并苗勒管系统以外畸形的Ⅱ型综合征中。但无论如何，MRKH综合征的子宫不具有生殖功能，除非通过代孕的方式有可能获得遗传性后代。虽然有个别报道尝试行残迹子宫与人工阴道接通术，患者可短期体验月经改变，但绝大多数以瘢痕狭窄而告终。

根据我院回顾性分析，大多数具有功能性残迹子宫的MRKH综合征患者，在平均年龄20岁行人工阴道成形手术前，已经出现周期性腹痛症状，腹痛病史的平均时长为5年（0.5～10年），由此推算的初潮年龄符合一般规律。由上述特例可见，残迹子宫的内膜状态有可能在远期发生变化，由静息型变为活动性，从而诱发临床症状。凡是保留残迹子宫的患者应予长期随诊，并在手术方式的知情选择时告知远期二次手术的可能。

参考文献

1. STRUBBE E H, CREMERS C W, WILLEMSEN W N, et al. The Mayer-Rokitansky-Küster-Hauser（MRKH）syndrome without and with associated features：Two separate entities？ Clin Dysmorphol，1994，3（3）：192-199.
2. MARCAL L, NOTHAFT M A, COELHO F, et al. Müllerian duct anomalies：MR imaging. Abdom Imaging，2011，36（6）：756-764.

（邓姗）

病例 29　子宫畸形的鉴别诊断

病历摘要

【基本信息】

患者，女，28 岁，G_1P_0。主因"未避孕未孕 1 年余"入院。

2014 年因右卵管异位妊娠行腹腔镜开窗术，术中见宫底宽大且稍凹陷。患者平素月经规律，无痛经。

【妇科检查】

查体：阴道上 1/3 纵隔形成，双宫颈发育欠佳，子宫宽大，双附件（−）。排卵、输卵管、爱人精液、早卵泡期性激素评估均未见明显异常。其中超声造影提示双角子宫，双宫颈可能。盆腔 MRI 示（图 29-1）：子宫纵隔（完全型）。

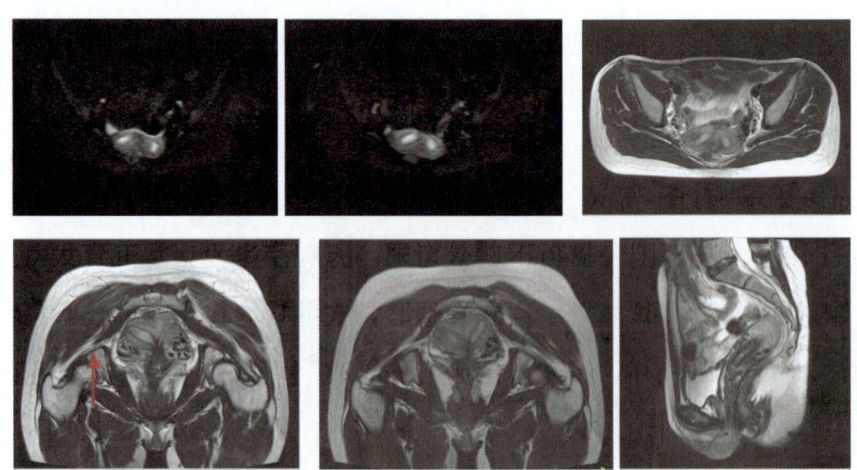

双侧宫腔相对远离，宫底外侧稍凹陷，宫底内侧下陷至宫颈内口处（箭头所指处），纵隔与两侧宫腔形成夹角＜ 90°。

图 29-1　盆腔 MRI 检查

【治疗经过】

入院行宫腹腔镜 + 通液 + 子宫纵隔切开 + COOK 球囊置入术。术中见（图 29-2）：双侧卵管通畅，宫底宽大，中央稍凹陷，双侧宫角远离，宫腔镜下见子宫纵隔延伸至宫颈内口，单个宫腔偏狭小，右侧＞左侧，切除子宫纵隔后宫腔容积满意，放置 COOK 球囊。术后予戊酸雌二醇 3 mg bid，21 天，后 7 天加用地屈孕酮 10 mg tid，计划 1 个月后复查宫腔镜。

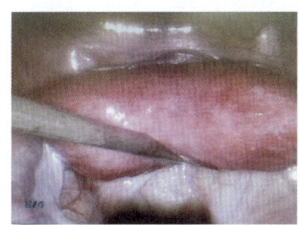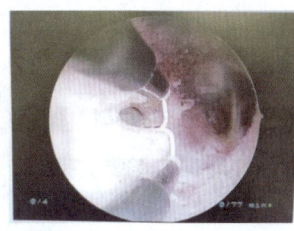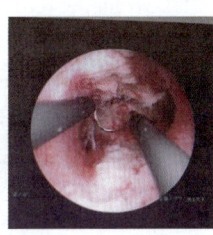

宫底宽大，中央略凹陷，双侧宫角相对远离，宫腔镜下见单个宫腔偏狭小，纵隔达宫颈内口水平，切开纵隔后宫腔容积满意，形态可。

图 29-2　术中所见

病例分析

1. 子宫纵隔的诊断标准

子宫纵隔是生殖道畸形的一种，为胚胎发育时期苗勒管吸收障碍后形成，其发生率为 5%～31%，取决于不同的诊断标准。目前主要的诊断标准包括 3 种：2016 年美国生殖医学会女性生殖系统发育异常分类标准（American Society for Reproductive Medicine-2016，ASRM-2016），2016 年欧洲人类生殖与胚胎学会／欧洲妇科内镜协会女性生殖道先天性异常分类共识（European Society of Human Reproduction and Embryology/European Society for Gynaecological Endoscopy-2016，ESHRE/ESGE-2016），以及 2018 年先天性子宫畸形专家共识（Congenital Uterine Malformation by Experts-2018，CUME-2018）。

ASRM-2016 标准（图 29-3）：①宫底内侧突出深度＞1.5 cm；②宫底外侧凹陷深度＜1 cm；③冠状面宫底凹陷内膜顶点与双侧子宫内膜所形成夹角＜90°。

ASRM-2016 的诊断标准相对严格，也导致部分子宫畸形难以达到其诊断标准，同时又不能归类于正常/弓形子宫中（图 29-4），即存在灰色地带（grey zoon），其发生率高达 6.5%。

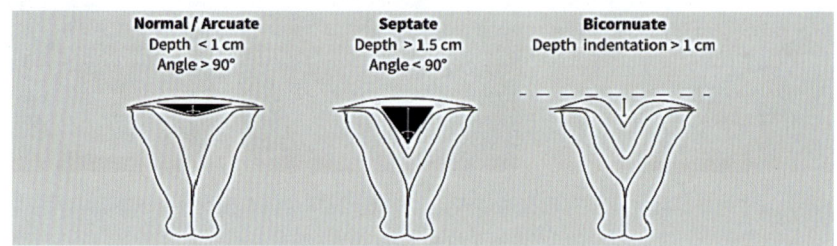

图 29-3　ASRM-2016 中的正常（normal）/ 弓形子宫（arcuate）、纵隔（septate）子宫及双角（bicornuate）子宫

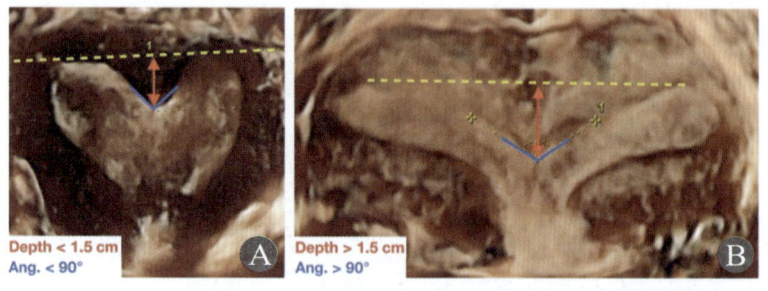

A：宫底内侧突出深度＜1.5 cm，夹角＜90°；B：宫底内侧突出深度＞1.5 cm，但夹角＞90°，这些情况无法归类到纵隔子宫中，也无法定义为正常或弓形子宫。

图 29-4　ASRM 中未能诊断分类的情况

ESHRE/ESGE-2016 标准（图 29-5）：①宫底内侧突出＞50% 肌层厚度；②宫底外侧凹陷＜50% 肌层厚度。其中关于肌层厚度的定义，在以前 ESHRE/ESGE-2014 中定义为：子宫矢状面子宫前后壁平均厚度；而 ESHRE/ESGE-2016 则定义为：子宫中部冠状面，宫角间线与子宫外轮廓的距离（图 29-6）。根据不同的定义，两者 50% 的肌层厚度分别为 4.3 mm、6.5 mm，可见 ESHRE/ESGE-2016 放宽了对子宫纵隔的标准，也导致了其对子宫纵隔诊断的互相矛盾及过度诊断（图 29-7）。

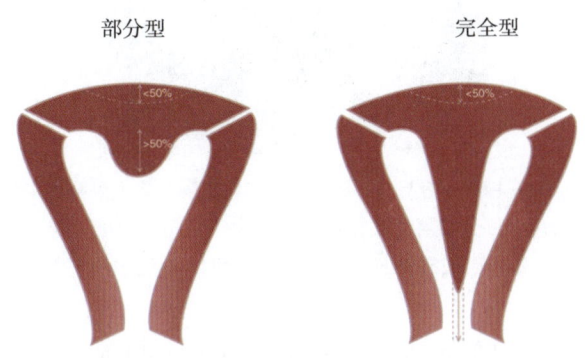

图 29-5　ESHRE/ESGE-2016 关于子宫纵隔的分类标准

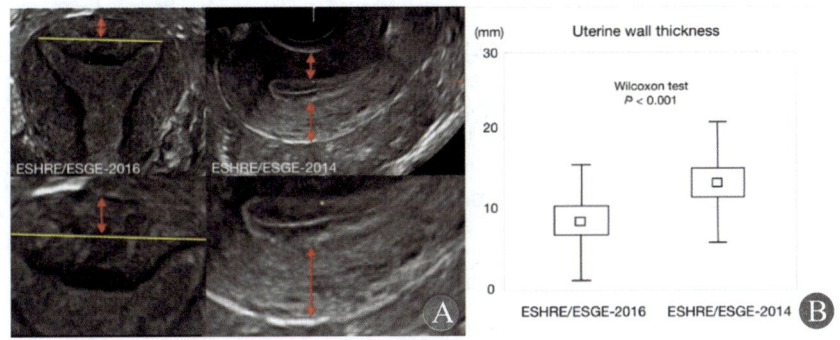

A：ESHRE/ESGE-2016 肌层厚度定义（左侧），ESHRE/ESGE-2014 肌层厚度（右侧）；
B：两者的厚度测量值范围

图 29-6　ESHRE/ESGE-2014 与 ESHRE/ESGE-2016 对纵隔子宫的诊断标准

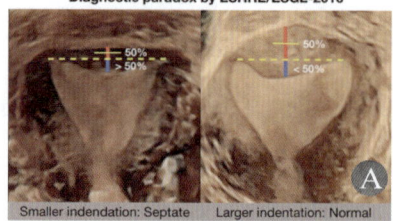
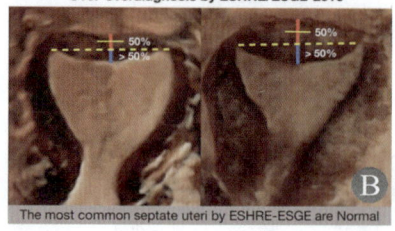

按照 ESHRE/ESGE-2016 标准，容易将小隔诊断为子宫纵隔而将大隔归于正常（A）。大部分被 ESHRE/ESGE-2016 诊断为纵隔子宫是正常的，但也可能导致过度诊断、过度医疗（B）。

图 29-7　ESHRE/ESGE-2016 可能导致过度诊断

先天性子宫畸形专家共识（Congenital Uterine Malformation by Experts-2018，CUME-2018）（图 29-8）：①宫底内侧突出深度＞1 cm；②宫底外侧凹陷深度＜1 cm。CME-2018 在 ASRM-2016 的基础上删除了对夹角的要求，同时将宫底内侧突出深度从 1.5 cm 减少为 1 cm。它的诊断阈值介于 ASRM-2016 与 ESHRE/ESGE-2016 之间。

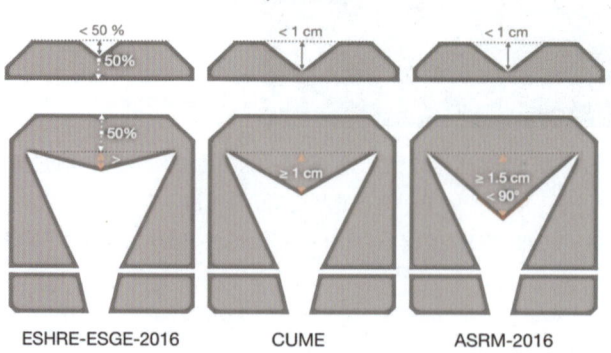

图 29-8　ESHRE/ESGE-2016、CUME-2018、ASRM-2016 对子宫纵隔的诊断

2. 不同标准诊断的子宫纵隔对临床结局的影响

Ludwin 等发现，不同标准诊断的子宫纵隔患病率差异很大，其中仅有 2.6% 的患者同时满足上诉 3 种标准，而有 33% 的患者满足其中的 1 种。不同标准下子宫纵隔的患病率分别为：5%（ASRM-2016）、6%（Modified AFS-1998）、12%（CUME-2018）、17%（ESHRE/ESGE-2014）、31%（ESHRE/ESGE-2016），其中 ASRM-2016 标准与 ModifiedAFS-1998 标准之间无统计学差异，其余均有统计学差异。

既往已有研究表明，子宫纵隔与部分妊娠不良结局相关，如流产、早产及臀位早产，与不孕是否相关仍有争议。Ludwin 等的研究显示，上述 3 种标准中，不管哪种标准诊断的子宫纵隔，在不孕女性和可怀孕女性中的患病率没有统计学差异；推测宫腔镜子宫成形术后临床妊娠率增加与输卵管冲刷及内膜搔刮有关。关于流产，通过 ASRM-2016、CUME-2018 诊断的子宫纵隔在流产女性中发生率更高，提示子宫纵隔会增加流产的风险；而通过 ESHRE/ESGE-2016 诊断的子宫纵隔却没有这一特征，提示该标准可能把不少类似弓形或鞍状子宫的轻微异常也纳入了。同时研究中也指出，按 ESHRE/ESGE-2016 标准诊断子宫纵隔，可能会增加不必要的医疗资源浪费。

病例点评

本例与以往见到的子宫纵隔-双宫颈-阴道纵隔病例在子宫形态上又有不同，其宫体就像两个在中线并排站立的双宫体，既不像典型的双子宫，两个宫体分得特别开，分别位于侧盆壁，也不像典型的子宫纵隔融合得很好，外观只是略大于或是等同于正常宫体，于是两侧宫腔间的纵隔显得更宽大，而宫底浆肌层既有明显凹陷又不像双角子宫那么深，仍符合子宫纵隔的诊断标准。然而这类纵隔，难以切除得非常充分，因为如果以双侧输卵管开口连线为参照，宫底部分很容易造成残余肌层过薄甚至穿孔，去除纵隔后宫体由侧方向中线的回缩也不明显，所以虽然其宫腔容积通过手术有了明显改善，但对其生殖预后还是没有明确把握。

子宫畸形的细微差别很多，不同国家分类系统的描述不尽相同，但其主要的焦点还是在于哪些不全纵隔可能被过度诊断而浪费医疗资源，或是增加不必要的手术风险。本例所涉及的完全纵隔导致宫腔容积缩窄，在存在不孕的前提下，应该积极处理。

参考文献

1. LUDWIN A, LUDWIN I, COELHO N M A, et al. Septate uterus by updated ESHRE/ESGE, ASRM and CUME definitions: Association with infertility, previous miscarriage, and warnings for women and healthcare systems, and associated cost analysis. Ultrasound Obstet Gynecol, 2019, 54（6）: 800-814.
2. Practice Committee of the American Society for Reproductive Medicine Practice Committee of the American Society for Reproductive Medicine. Uterine septum: A guideline. Fertil Steril, 2016, 106（3）: 530-540.
3. GRIMBIZIS G F, ATTILIO D S S, SARAVELOS S H, et al. The Thessaloniki ESHRE/ESGE consensus on diagnosis of female genital anomalies. Hum Reprod, 2016, 31（1）: 2-7.
4. LUDWIN A, MARTINS W P, NASTRI C O, et al. Congenital Uterine Malformation by Experts（CUME）: Better criteria for distinguishing between normal/arcuate and septate uterus? Ultrasound Obstet Gynecol, 2018, 51（1）: 101-109.
5. CHAN Y Y, JAYAPRAKASAN K, ZAMORA J, et al. The prevalence of congenital uterine anomalies in unselected and high-risk populations: A systematic review. Hum Reprod Update, 2011, 17（6）: 761-771.

（王艳芳　邓姗）

病例 30　阴道闭锁

病历摘要

【基本信息】

患者，女，11岁。主诉"周期性下腹痛4个月，加重20天"急诊入院。

患者既往无月经来潮。2018年2月开始无诱因出现周期性下腹坠痛（20天/1个月）伴有腹泻及肛门坠胀感。入院前20天腹痛加剧，VAS 10分。

【妇科检查】

查体：乳房Ⅲ级；外阴：处女膜处浅凹陷，但为盲端，探针无法探入，距阴道口1.5 cm可及包块，张力大；脊柱侧弯。B超检查：盆腔内可见无回声区，似与子宫相通，范围约13.5 cm×7.8 cm×7.5 cm，内可见中低回声沉积物，MRI会诊提示宫腔、宫颈积血，双侧输卵管积液，阴道闭锁。

【治疗经过】

入院后予患者口服美林止痛治疗，于2018年7月3日行腹腔镜粘连松解+双侧卵巢囊肿剔除+阴道成形贯通术。术中见子宫丰满，成人育龄期大小，下段明显膨隆。左侧附件：左卵巢巧克力样囊肿直径10^+cm。右侧附件：右卵巢巧克力样囊肿直径4～5 cm；双卵巢与子宫后壁及输卵管包裹粘连，双侧输卵管增粗，伞端不可见。子宫直肠窝及宫骶韧带封闭。

行阴式手术，未见明显阴道开口，后联合高抬。尿道下方可见筛状陷窝。稀释垂体后叶素注入陷窝及其周围组织，横行切开陷窝，组织剪沿膀胱、直肠间隙逐步钝锐性打开并向内延伸，可触及宫颈组织。腹腔镜辅助下推子宫，注射器穿刺宫颈可抽出稠厚陈旧积血。沿穿刺针周围打开并贯通"穴道"与宫颈组织，可见大量陈旧稠厚积血流出。扩大创面并完全贯通后，可见发育欠佳宫颈。

腹腔镜监视下可见子宫下段原膨隆处明显塌陷，宫腔镜检查可见宫腔的形态。蘑菇头尿管置入宫腔下段原膨隆处。将生物补片修剪后固定于软模具上，取部分处女膜缘黏膜组织撒在补片上并置入人工造出之"穴道"，缝合外口固定软模具。保留尿管及蘑菇头引流管。

病例分析

1. 阴道闭锁的诊断

阴道闭锁为泌尿生殖窦及苗勒管末端发育异常而未形成贯通的阴道所致。患者表现为外阴发育正常，阴道下段或全长闭锁，伴或不伴子宫颈发育异常，通常子宫体为1个且发育正常，子宫内膜有功能，输卵管及性腺发育正常。临床上主要表现为无月经初潮，有周期性腹痛及盆腔包块。其主要分为以下2型（图30-1）。

Ⅰ型：阴道下段闭锁。外阴外观正常，但前庭无阴道开口。闭锁处黏膜表面色泽正常，也不向外隆起。阴道上段扩张积血，严重时可伴发子宫颈及子宫腔积血。

Ⅱ型：阴道完全闭锁。外阴表现与阴道下段闭锁相同。多合并子宫颈发育不良，部分患者可合并子宫体发育异常。

B超和MRI检查有利于术前诊断和评估。盆腔B超作为首选，阴道下端闭锁的患者可见阴道上段扩张积血，完全闭锁的患者，常有子宫增大、子宫腔积血，可合并输卵管积血、卵巢囊肿及盆腔积液。MRI检查对评估子宫颈及阴道上段的结构异常更为精确。部分患者可以发现如一侧肾缺如或发育不良、异位肾等泌尿系统发育异常，术前必须完成泌尿系统超声的检查项目。

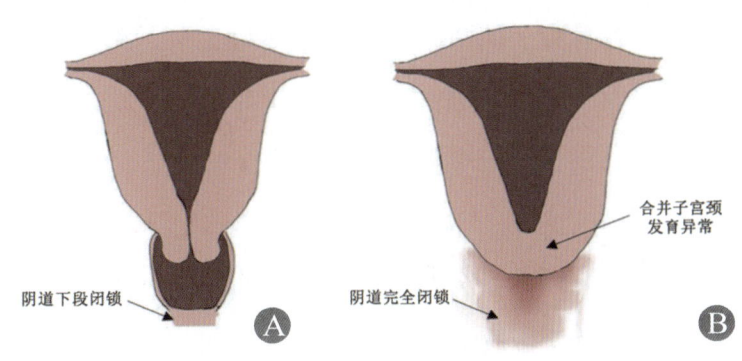

A：Ⅰ型阴道闭锁，即阴道下段闭锁；B：Ⅱ型阴道闭锁，即阴道完全闭锁。

图 30-1　Ⅰ型、Ⅱ型阴道闭锁

2. 阴道闭锁的治疗

阴道闭锁一经诊断应尽早手术治疗。手术方式以解除梗阻、重建阴道和预防再次粘连为原则。

Ⅰ型阴道闭锁：有阴道上段积血的应先手术解除梗阻，再切开闭锁部分，尽量扩张切开的腔隙。闭锁部分短、创面小，可缝合前庭黏膜与阴道上段黏膜以贯通，阴道创面大则可以创面止血后放置模具、羊膜或人工生物补片作为支架，术后等待其上皮化。可放置3～6个月或更长时间，之后可间断放置阴道模具或自行扩张直至有规律性生活。

Ⅱ型阴道闭锁：对子宫颈发育差、重度盆腔子宫内膜异位症、子宫畸形及子宫发育差的患者，不建议保留子宫。对子宫颈发育较好、无子宫体畸形、不合并或仅合并轻中度盆腔子宫内膜异位症的患者，可考虑行阴道、子宫颈成形及贯通术。

病例点评

阴道闭锁为女性阴道畸形的一种，发病率很低，约为活女婴的 1/10 000～1/5000，多在青春期后发现。美国生殖医学学会将其归为Ⅰ型苗勒管发育异常。阴道闭锁分为Ⅰ型和Ⅱ型，这2型在处理及预后上差别很大。Ⅱ型一般宫颈不发育或者发育很差，进而无法恢复其功能，导致很难通过重建手术获得良好的预后，一般建议切除子宫。

该例患者其实仍具有不典型性，术中可以看到发育似乎不是很好的宫颈，但患者年龄较小，不排除宫颈尚未发育成熟可能。所以还是暂时选择保留子宫并行重建手术。

参考文献

1. 朱兰，郎景和，宋磊，等．关于阴道斜隔综合征、MRKH综合征和阴道闭锁诊治的中国专家共识．中华妇产科杂志，2018，53（1）：35-42.
2. 冷金花，郎景和，连利娟，等．阴道闭锁16例临床分析．中华妇产科杂志，2002，37（4）：217-219.

（郝之栋　王阳）

病例 31　Kallmann 综合征合并子宫纵隔

病历摘要

【基本信息】

患者，女，27 岁，G_0P_0。主因"发现可疑子宫纵隔 7 个月"入院。

患者为其母第二胎二产，妊娠期产时均平顺，生长发育与同龄人无异。2012 年（19 岁）因"原发闭经＋无乳房发育＋先天嗅觉缺失"于外院就诊，查染色体核型正常，诊断下丘脑性闭经，开始口服克龄蒙，用药期间月经规律，乳房开始发育。2019 年结婚并希望生育，查爱人精液正常。

【妇科检查】

2019 年 5 月性激素（自行停药 3 个月）：FSH 0.43 IU/L，LH＜0.2 IU/L，E_2 36 pg/mL，P 0.54 ng/mL，T 0.65 ng/mL，PRL 7.8 ng/mL；经阴道超声：子宫 2.8 cm×2.6 cm×2.0 cm，内膜 0.3 cm，右侧卵巢 1.6 cm×1.1 cm，左侧卵巢 2.3 cm×0.8 cm；子宫输卵管碘油造影（hysterosalpingography，HSG）：双卵管通畅，子宫鞍状明显（图 31-1）。颅脑 MRI：颅底凹陷；双眼球后壁不规则后凸，双侧眼轴方向不一致。

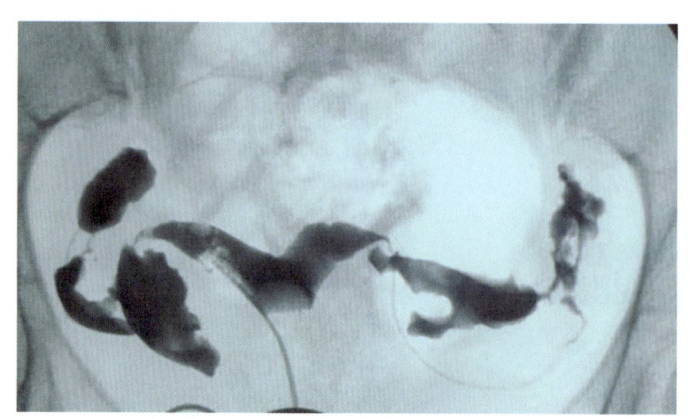

输卵管通畅，子宫宫底部弓形内突。

图 31-1　停药 3 个月后子宫输卵管碘油造影

【治疗经过】

2019 年 7 月，我院妇科内分泌专业组讨论：建议性激素补充，待子宫大小满意后复查 MRI 评估子宫畸形情况。予戊酸雌二醇（8 mg/d）+ 黄体酮治疗。3 个月后复查 MRI：子宫 4.3 cm × 4.5 cm × 3.1 cm，不全纵隔（图 31-2）。

2020 年 1 月，我院妇科内分泌专业组再次讨论：患者诊断为不全子宫纵隔，但无不良妊娠史，暂无手术干预指征；结合 Kallmann 综合征及其希望自然受孕意愿，可考虑脉冲 GnRH 泵促排卵积极试孕。

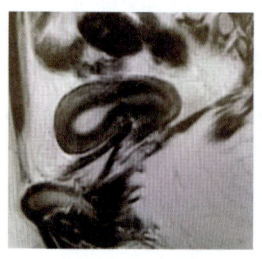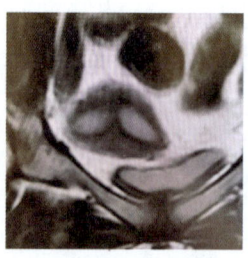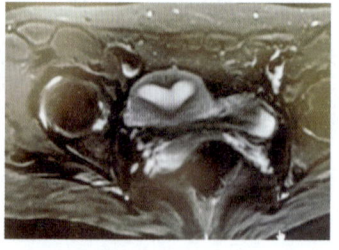

子宫不全纵隔，经测量宫底内侧突出约 0.75 cm，宫底内侧夹角 130°。

图 31-2　雌孕激素治疗后的盆腔 MRI

病例分析

1. Kallmann 综合征的概述

（1）病因学

Kallmann 综合征是下丘脑闭经的一种，以特发性低促性腺激素型性腺功能减退症（idiopathic hypogonadotropic hypogonadism，IHH）伴嗅觉丧失为特征。可能的致病机制包括：GnRH 神经元起源于脑外的嗅基板，胎儿时期沿嗅束迁移至下丘脑起作用（图 31-3），多种基因突变，如 *KAL1*，可引起嗅球和嗅束发育异常，妨碍 GnRH 神经元迁移至下丘脑并分泌 GnRH。GnRH 分泌障碍导致垂体分泌促性腺激素减少，进而引起性腺功能不足。

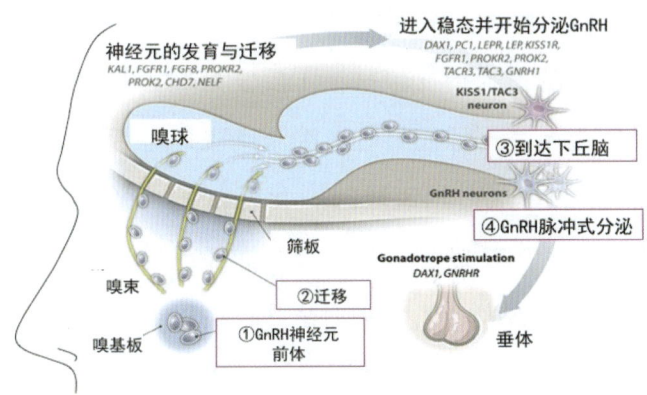

图 31-3　GnRH 神经元的迁移

（2）临床表现

Kallmann 综合征可表现为：①第二性征不发育和配子生成障碍。②嗅觉障碍：嗅觉减退甚至丧失。③骨骺闭合延迟。④可合并其他系统异常：面中线发育缺陷，如唇裂、腭裂；孤立肾；短指（趾）、并指（趾）畸形等。

（3）诊断

女性到生物年龄14岁尚无第二性征发育和月经来潮，伴嗅觉减退或缺失，E_2水平低且促性腺激素水平低，且找不到明确病因者，拟诊断本病。为确认病变部位是下丘脑还是垂体，可通过垂体兴奋试验进行鉴别诊断。

（4）治疗

女性无生育需求时，予周期性雌孕激素联合替代治疗，促进第二性征发育。有生育需求时，可行促性腺激素促排卵治疗或脉冲式GnRH治疗。在进行促排卵前，建议充分评估输卵管的通畅性并对男性伴侣进行精液分析，同时对伴随的风险和成本进行评估。

2. 子宫纵隔的手术指征

并非所有的纵隔都需要手术处理，因为它并不意味着必然发生不良结局。常见的手术指征包括：①反复妊娠丢失（≥3次），手术可显著降低流产率；但如只有1次流产史，是否手术有争议，因为80%~90%的单次自然流产的妇女可在下一次妊娠时获得活产儿；≥2次也可考虑积极手术。②合并痛经或异常出血。③合并早产史，但手术获益不大。④合并不孕并存在以下情况：无法解释的不孕症，经过充分评估排除其他因素；35岁以上；因其他原因进行宫腹腔镜手术时；考虑辅助生殖者。

病例点评

针对低促性闭经的鉴别诊断，除了代表下丘脑性闭经的Kallmann综合征外，还有厌食、神经、运动、营养、药物等引起的中枢性下丘脑性闭经和垂体性闭经，虽然临床表现相似，对症治疗原则也一样，但其中的病因机制还是有明显区别的。病史对于中枢性下丘脑性闭经和希恩综合征等继发闭经情况格外重要，而原发性闭经除通过影像学排除器质性病变（肿瘤、空泡蝶鞍等）外，也可通过垂体兴奋试验分辨病变部位、确定性腺轴的状态。但因垂体兴奋试验比较烦琐，且在临床上处理相同，故目前临床少用。当然确诊也可以进行基因检测，有助于发现新的改变。如果本例患者愿意尝试使用GnRH泵，也等同于延长的垂体兴奋试验，可以验证其诊断。但她最终选择试管婴儿，直接以促性腺激素刺激排卵，是否鉴别病变部位就变得不重要了。

至于其子宫纵隔的处理，目前存有争议，相对于准备辅助生育的患者而言，可能不少医生选择更积极地处理纵隔以减低流产等并发症风险。但事实上，纵隔切除手术的获益并没有足够证据支持，而如果患者储备着足够的胚胎，在发生反复种植失败的情况下再行手术治疗，应该指征更明确。为此，我们期待有新的大样本随机对照研究证据出现。

参考文献

1. SYKIOTIS G P, PITTELOUD N, SEMINARA S B, et al. Deciphering genetic disease in the genomic era: The model of GnRH deficiency. Sci Transl Med, 2010, 2（32）: 32rv2.
2. 中华医学会内分泌学分会性腺学组. 特发性低促性腺激素性性腺功能减退症诊治专家共识. 中华内科杂志, 2015, 54（8）: 739-744.
3. HOMER H A, LI T C, COOKE I D. The septate uterus: A review of management and reproductive outcome. Fertil Steril, 2000, 73（1）: 1-14.

（王艳芳　邓姗）

病例 32　复杂型生殖道畸形

病历摘要

【基本信息】

患者，女性，20 岁，未婚。主因"外阴整形术后 10 年，发现子宫畸形 1 年"入院。

患者出生时未发现明显阴道口。6 岁（2005 年）时因"肛门狭窄"于当地医院行"肛门成形术"，术中见阴道与尿道共开口，且开口狭小，阴道与直肠间存在瘘管。9 岁（2008 年）时于当地医院行会阴成形+先天性巨结肠根治术。13 岁月经来潮，平素月经规律，5 天/30 天，量中，痛经（+），VAS 5 分。1 年前患者因性生活困难就诊于当地医院，查妇科彩超提示：子宫畸形（双子宫）。染色体提示：46，XX。

【妇科检查】

1 个月前就诊于我院，盆腔 MRI 提示：双子宫、双宫颈、双阴道畸形，右侧阴道斜隔可能。泌尿系统超声未见异常。查体：腋毛正常，乳房发育正常，无多毛表现；尿道外口不可见；阴蒂不大，阴毛呈女性型分布；阴道外口上方紧邻耻骨联合下缘，外口坚韧，向内可探入 8 cm，手指可勉强探入 5 cm，因患者疼痛而中止。

【治疗经过】

入院后择期行手术探查，行腹腔镜（图 32-1）检查，术中见：双子宫，左侧子宫大小约 3 cm×3 cm×3 cm，右侧子宫大小 4 cm×

3 cm×3 cm。双侧卵巢近输卵管伞端可见 1.5 cm×1.5 cm 质硬、粟粒密集状、瓷白色结节，切除双侧卵巢结节送病理。

转阴式手术，以宫腔镜（图 32-2）行阴道探查：自阴道口探入，仅见一个阴道，顶端可见一个宫颈外口，自此开口探入右侧子宫颈及右侧宫腔，且可见输卵管开口，子宫内膜外观正常。阴道左侧壁从皱襞外观判断疑似斜隔，未见宫颈，局部无膨隆，未见异常开口，未特殊处理。

而后请整形外科医师上台协助行阴道外口扩大术。术后放置阴道模具。卵巢结节病理回示：双侧卵巢浆液性腺纤维瘤。

患者 1 年后复诊，已婚，性生活无困难，亦无明显痛经，因发现左侧子宫妊娠伴阴道出血表现，自愿放弃保胎，住院予阴道放置米索前列醇 200 mg，共 3 次，后自行排出完整胎囊，平顺出院。

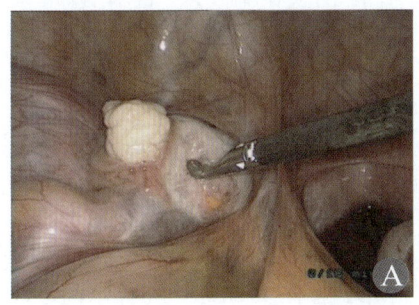 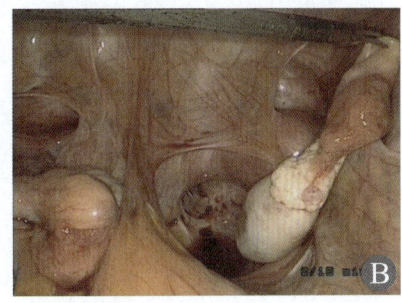

A：左侧附件；B：右侧附件。

图 32-1　腹腔镜下检查

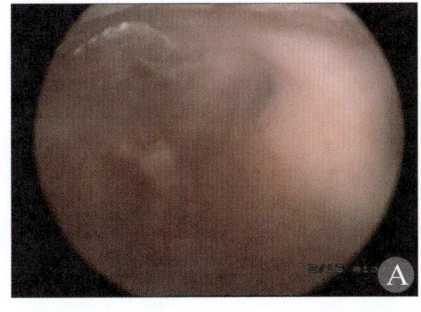 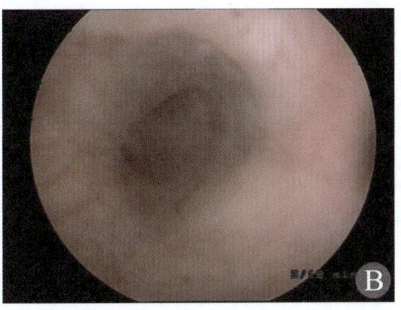

A：阴道内采图；B：右侧宫腔。

图 32-2　宫腔镜下检查

病例分析

1. 复杂性女性生殖道畸形

中肾管畸形、某些梗阻性苗勒管畸形和一些混合性畸形，不仅仅限于影响生育，还可导致明显的临床症状以致影响患者的生活质量，可被归类于复杂性女性生殖道畸形。此类复杂性畸形并不常见，约占全部女性生殖道畸形（female genital tract malformations，FGTM）的17.3%，通常需要手术治疗。

对于复杂性FGTM的定义并无标准答案，普遍接受的说法是累及1个以上器官和（或）涉及胚胎发育过程中1个以上阶段的复合畸形，但也有例外的情况。2016年，Acien等在《Human Reproduction update》（IF 12.878）杂志上发表了权威综述，提出复杂性FGTM包括梗阻性畸形、与尿生殖窦或泄殖腔相关的畸形、合并泌尿系统和（或）生殖系统以外的畸形，以及临床诊断困难的病例。复杂性FGTM与几种分类系统的对应，见表32-1。

2. 泌尿生殖窦和泄殖腔异常

尿生殖窦（urogenital sinus，UGS）异常：涉及从阴唇融合到阴道缺如的广泛疾病谱，取决于阴道在UGS中的融合位置。Powell将其分为以下4种类型。Ⅰ型：阴唇融合；Ⅱ型：远端融合（图32-3A）；Ⅲ型：近端融合（图32-3B）；Ⅳ型：阴道缺如。低位融合可以采用经典的皮瓣阴道成形术，中高位则需采用拖出式阴道成形术。

表 32-1　复杂性 FGTM 与几种分类系统的对应

复杂性 FGTM	Acien 胚胎发育与临床分类法	AFS/ASRM（1988）	ESHRE/ESGE（2013）
1. 泌尿生殖嵴无发育或发育不全	Ⅰ组： ① Rokitansky 综合征 + 单侧肾缺如（unilateral renal agenesis，URA） ② 单角子宫 + 对侧肾缺如	Ⅰe +URA、Ⅱ +URA	U5/C4/V4+URA、U4/C0/V0+URA
2. 单侧肾缺如 + 同侧阴道斜隔综合征（盲端或闭锁）	Ⅱ组	Ⅲ、Ⅳ或Ⅴ + 其他	U3、U2/C1、C2、C3/V2、V1、V0+ 其他
A. 阴道斜隔（Wunderlich 综合征）（无孔型阴道斜隔综合征）	Ⅱ.1	Ⅲ、Ⅳ或Ⅴ + 其他	U3、U2/C1、C2/V2+ 其他
B. 阴道上段前侧壁革氏管假囊（Herlyn-Werner 综合征）（宫颈瘘管）	Ⅱ.2	Ⅳb+ 其他	U3/C3/V2+ 其他

续表

复杂性FGTM	Acien胚胎发育与临床分类法	AFS/ASRM（1988）	ESHRE/ESGE（2013）
C. 有孔型阴道斜隔	Ⅱ.3	Ⅲ或Ⅳa	U3b、U3c/C2/V1+其他
D. 双角-单宫颈子宫+单侧宫颈阴道闭锁+URA（宫颈瘘管交通）	Ⅱ.4	Ⅳb+URA	U3/C3/V0+URA
E. 双子宫/单角+功能残角+URA	Ⅱ.5	Ⅲ或Ⅱb+URA	U3b、U4a/C3/V0+URA
3. 非交通的宫角腔（CNCUH）和苗勒管闭锁	Ⅲ	Ⅱb	U4a/C0/V0
A. 单角或双角偶尔纵隔子宫相关的CNCUH，Robert子宫	Ⅲ.A.2 Ⅲ.A.4	Ⅱb	U4a/C0/V0、U2b/C3/V0
B. 节段性苗勒管闭锁	Ⅲ.A.2	Ⅱb	U4a/C0/V0

续表

复杂性FGTM	Acien胚胎发育与临床分类法	AFS/ASRM（1988）	ESHRE/ESGE（2013）
C. 阴道或宫颈阴道闭锁合并功能性子宫	Ⅲ.B.1	Ⅰa、Ⅰb	U0/C4/V4
D. 阴道横隔或部分闭锁	Ⅲ.B.2	不涉及	U0/C0/V3
E. Rokitansky或MRKH综合征	Ⅲ.C	Ⅰc	U5a、U5b/C4/V4
4. 先天的阴道-膀胱瘘或泄殖腔异常	Ⅴ	不涉及	U6/V3
5. 组合性多发畸形	Ⅵ	不涉及	U6+其他

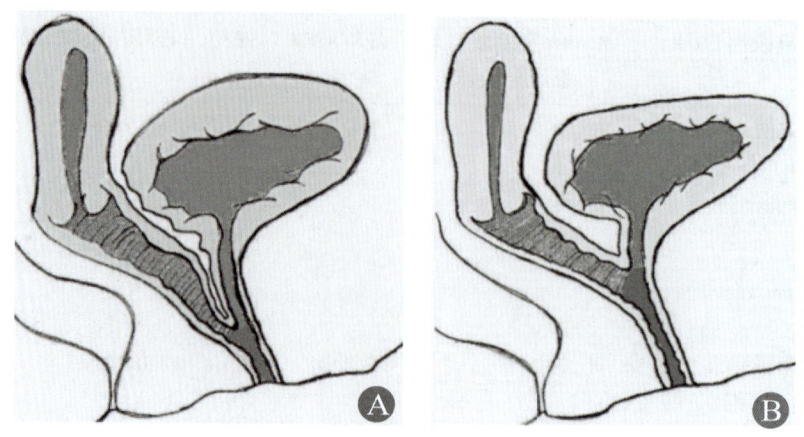

图 32-3　Powell 分类示意Ⅱ型（A）和Ⅲ型尿生殖窦（B）

泄殖腔畸形是直肠、阴道和尿道汇合成一个共通管（图 32-4）。泄殖腔畸形的患者常伴有阴道积液，还可见子宫和阴道的畸形，70%～90% 的患者伴有泌尿系统梗阻，多因阴道扩张压迫尿道所致。

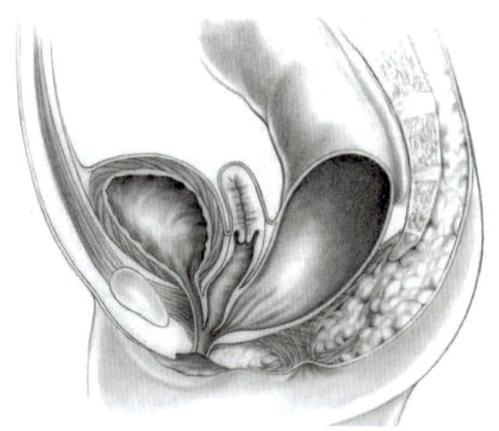

图 32-3　泄殖腔畸形的示意图

2005 年，在德国 Krickenbeck 举行了关于直肠肛门畸形（anorectal malformation，ARM）治疗标准的国际会议，提出了不再根据性别分组的新的分类（表 32-2）。ARM 是新生儿期最常见的先天性消化道疾病，发病率为 1/5000～1/4000，而泄殖腔畸形是其中最复杂的一类，约占 ARM 的 10%。

表 32-2　ARM 国际分类的诊断标准（Krickenbeck，2005）

主要临床分组	少见或地区性类别
会阴（皮肤）瘘	袋状结肠
直肠尿道瘘	直肠闭锁或狭窄
前列腺部瘘	直肠阴道瘘
球部瘘	H 形瘘
直肠膀胱瘘	其他
前庭瘘	
泄殖腔畸形	
无瘘	
肛门狭窄	

病例点评

　　本例的生殖道畸形至今仍是一个"谜"，结合幼年时肛门整形手术的病史，以及阴道检查的情况来看，尿生殖窦的诊断肯定是成立的，而且应该属于较轻的Ⅱ型。经外阴皮瓣法行阴道成形术并延长阴道扩张术后，解决了性生活困难和疼痛的症状。但在宫腹腔镜联合探查术中，没有找到"阴道斜隔"的开孔或宫颈处的瘘管，鉴于患者没有痛经的主诉，故随诊观察。

　　后来"更神奇"的是，该患者发现妊娠，而且妊娠囊位于似乎没有通路的左侧宫腔，而且在当地曾人流失败一次（无法探入妊娠的宫腔），转来我院后予阴道放置米索前列醇后自行排出胎囊，后复查超声宫内无残留再次出院，而其左侧子宫与阴道相通的部位仍然不得而知。事到如此，根据上述的学习和分析，估计她可能是表 32-1 中 2B 或 2D 的子宫类型，但并不伴有单侧的肾缺如。按照复杂性生殖道畸形的划分标准，该例显然是个复杂的类型，但因为始终无梗阻性症状的表现，即便诊断困难也只好耐心地随诊下去。在月经期间，使用宫腔镜寻找左侧阴道出口可能有帮助。总之，学无止境，面对挑战，做好准备，在发展中学习、进步。

参考文献

1. ACIEN P，ACIEN M. The presentation and management of complex female genital malformations. Hum Reprod Update，2016，22（1）：48-69.
2. POWELL D M，NEWMAN K D，RANDOLPH J. Aproposed classification of vaginal anomalies and their surgical correction. J Pediatr Surg，1995，30（2）：271-276.
3. VALENTINI A L，GIULIANI M，GUI B，et al. Persistent urogenital sinus：diagnostic imaging for clinical management. what does the radiologist need to know？AM J Perinatol，2016，33（5）：425-432.

（邓姗）

第五章
子宫内膜上皮内瘤变

病例 33　年轻未孕 EIN 可疑浆膜浸润

病历摘要

【基本信息】

患者，女，20 岁，未婚。主因"子宫内膜不典型增生，孕激素保守治疗 7 个月"于 2018 年 8 月 24 日收入我院。

患者 11 岁初潮，既往月经规律，15 岁（2013 年）起出现月经紊乱，2016 年 7 月阴道自行排出组织物，我院病理会诊：局灶单纯性增生。后仅行中药治疗，期间反复查 B 超提示：子宫内膜增厚（2.1～3.4 cm）。

【妇科检查】

2017年11月因子宫内膜增厚，行盆腔MRI：宫腔增大伴异常信号，不除外子宫内膜增生，病变向宫底部肌层内生长，双侧宫角穿透至浆膜面。

2018年6月19日，行盆腔MRI（图33-1）示：原宫腔增宽伴内膜增厚，内膜向宫底部肌层内生长及双侧宫角穿透至浆膜面，较前略减轻，余大致同前。

2018年8月在用药期间反复出现阴道点滴出血，复查盆腔MRI：宫腔增宽，内膜增厚、信号不均，较前加重；内膜向宫底部肌层内生长及双侧宫角穿透至浆膜面，余大致同前。

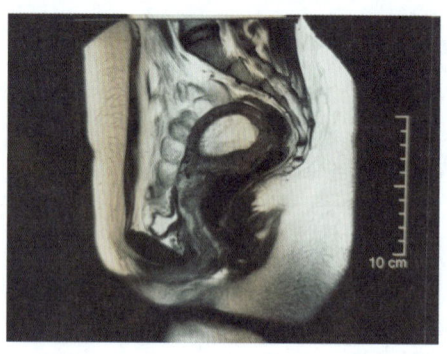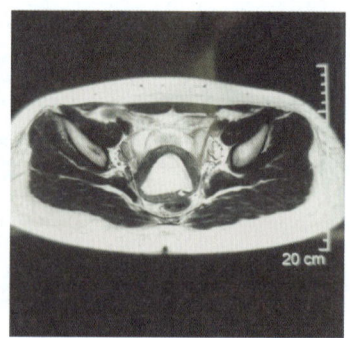

图33-1　MRI提示子宫内膜极度增厚，宫角部位浆肌层极薄，可疑浸润

【治疗经过】

2018年1月9日，行宫腔镜检查+刮宫术，术后病理：子宫内膜息肉，灶性轻度不典型增生。予甲羟孕酮500 mg qd+格华止0.5 g tid 口服。

2018年5月22日，第一次宫腔镜评估，术中见子宫内膜弥漫性增厚，左侧宫角后壁可见团块状凸起内膜，表面见钙化点及新生血管，术后病理：不规则增生期子宫内膜，部分腺体略呈管状退缩，符合治疗后改变。继续予原方案治疗。

2018年8月27日，入院后行腹腔镜肌层活检＋宫腔镜检查＋诊刮术。腹腔镜下见：子宫增大饱满如妊娠6周，双侧宫角处输卵管根部膨出，浆膜层完整，未见明确肿瘤组织，取宫底浆膜及肌层组织活检；宫腔镜下见：双侧宫角可见增厚筛孔样子宫内膜组织，宫底内膜增厚，诊刮后送病理。术后病理：小片平滑肌组织（宫底浆肌层组织）；孕激素作用的子宫内膜，腺体退缩，间质广泛蜕膜样变（宫腔刮出物）。腹腔冲洗液未见瘤细胞。

病例分析

1. 在EIN病例中，年龄分布特点如何，特别年轻的病例有无特点？

文献中年轻女性发生子宫内膜不典型增生报道不多，多在回顾性研究中体现患者年龄。Satoshi Tamauchi 等的研究中子宫内膜不典型增生/内膜癌患者的最小年龄为19岁，Yang B 等及我院李艳等发表的文章显示，患者最小年龄均为21岁。田毅报道的1例不典型增生患者年龄为24岁，B超提示内膜厚。

Reed 等的一项大型综合性健康计划报道中，纳入了18年间（1985—2003年）18～90岁的女性，发现子宫内膜增生每年的总体发病率为133/100 000（表33-1）。50～54岁的女性常被诊断为子宫内膜增生，而在30岁以下的女性中极少发生（单纯性增生、复杂性增生及不典型增生的发病率分别为3/100 000、2/100 000、1/100 000）。不伴异型性的单纯性和复杂性增生的发病率在50～54岁的女性中最高（分别为142/100 000和213/100 000），而不典型增生的发病率在60～64岁的女性中最高（56/100 000）。一般而言，难以得到子宫内膜增生发病率的可靠估计值，可能的原因包括诊断标准随着时间不断变化，研究对象为有症状的女性（如 AUB），必然存在偏倚，绝经后采用激素治疗的趋势，评估方法（子宫内膜取样 vs. 子宫切除术）的不同，以及合并子宫内膜癌与增生的情况不同等。年轻患者多合并不孕、月经不规律、卵巢功能异常、超重或肥胖等，就病变范围而言，多数病灶局限。

表 33-1　不同类型子宫内膜增生在不同年龄段的发病率（1985—2003）

年龄（岁）	调节后的人-年的基数[a]	单纯增生		复杂增生		不典型增生		总和
		病例数	每10万人-年的比例	病例数	每10万人-年的比例	病例数	每10万人-年的比例	每10万人-年的比例
18～29	549 242	17	3.10	11	2.00	6	1.09	6.19
30～34	253 722	28	11.04	28	11.04	4	1.58	23.25
35～39	258 672	78	30.15	73	28.22	18	6.96	63.01
40～44	290 315	170	58.55	140	48.22	28	9.65	114.36
45～49	223 667	272	121.61	302	135.02	46	20.57	270.04
50～54	165 432	235	142.05	352	212.78	69	41.71	386.26
55～59	127 754	133	104.11	175	136.98	59	46.18	270.05
60～64	96 708	98	101.34	111	114.78	52	53.77	256.44
65～69	88 344	105	118.85	99	112.06	40	45.28	262.61
70～74	80 606	74	91.85	56	69.47	29	35.98	187.33
75+	135 369	107	79.04	77	56.88	31	22.90	149.22
Total	2 269 831	1317	58.02	1424	62.74	382	16.83	132.57

a：调整后推测的每个年龄组的子宫切除术的发生率。（Am J Obstet Gynecol, 2009）

另外，2017 年，BJOG 发表的一篇涉及 65 篇高度筛选的文献综述性文章显示，绝经前 AUB 患者中的子宫内膜癌风险很低，仅为 0.33%（95% CI：0.23%～0.48%，n=29 059，97 例），子宫内膜癌和不典型增生的风险为 1.31%（95% CI：0.96%～1.80%，n=15 772，207 例），其中子宫内膜癌在 HMB 患者中的风险（0.11%，95% CI：0.04%～0.32%，n=8352，9 例）低于经间出血的患者（0.52%，95% CI：0.23%～1.16%，n=3109，14 例）。

2. 子宫内膜增生及癌变的分子标志物

目前还没有常规用于子宫内膜癌诊断和预后的生物标志物，需要进一步研究和开发适用于普通和高危人群的筛选工具（表33-2）。分子生物标志物虽然有用，但必须由侵入性手段获取组织标本，这必然带来额外的风险和痛苦。

目前尚无适用于一般大众的子宫内膜癌的筛查方法。患有林奇综合征的女性，以及她们的一级亲属，建议从35岁开始每年接受超声和子宫内膜活检的筛查，但并未证明这样能更早诊断子宫内膜癌。林奇综合征患者终生罹患子宫内膜癌的风险为40%～60%。

虽血清人附睾蛋白4（human epididymis protein，HE4）有一定前景，但还需要临床进一步验证（图33-2）。鉴于血中程序性细胞死亡蛋白配体-1（programmed death ligand-1，PD-L1）水平与卵巢癌的预后相关，而90%的内膜癌患者也表达程序性细胞死亡蛋白-1（programmed death-1，PD-1）/PD-L1，它也有希望成为内膜癌的诊断和预后指标，也已经有相应的针对PD-1的免疫治疗临床试验在进行。

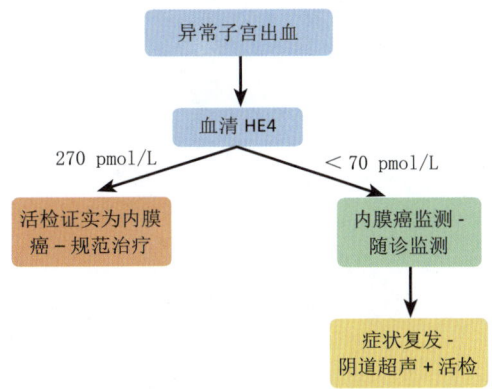

图33-2　血清HE4用于异常子宫出血患者的分流诊断

表 33-2 子宫内膜增生及癌变的生物标志物总结表

小组	标记	组织/外围	预后	潜在用途	
遗传	PTEN	组织	-	预后标记	从 EH 到 EC 失去表达
	P53abn	组织	差（最差）	基因组特征	高级别非子宫内膜样内癌/浆液性内膜癌
	P53wt	组织	差，类似于 MMR-D	基因组特征	
	MMR-D/MSI-高	组织	中级	基因组特征	? 林奇综合征，免疫治疗敏感
miRNA	High miR-944, miR-301	组织，尿	差	诊断标记	侵袭性肿瘤
	High miR-205	组织尿液	很好	诊断标记	早期子宫内膜样癌伴 <50% 的侵袭
	Low miR106b	组织，尿	-	诊断标记	? ↓ 侵袭和转移率
DNA 甲基化:	TBX2, CHST11, NID2	组织	差	预后标记	常为 G3 肿瘤
	BHLHE22, CDO1, CELF4	组织	-	筛选标记	? 宫颈刮片检查

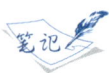

续表

小组	标记		组织/外围	预后	潜在用途	
蛋白质	pRb2/p130		组织	差	预后标记	↓从非典型内膜增生到内膜癌表达。↓EC 中的 DFS/OS 较差
	p27		组织	-	预后标记	↓从正常→EH→EC 表达
	生殖系统	EfP	组织	-	？诊断/预后	↓ in EC
		bFGF	组织	-	？诊断/预后	↑在非典型 EH/EC 中
		VEGF	组织	-	？诊断/预后	↑ in EC
	细胞黏附分子	ALCAM	组织	差	诊断和预后	早期 EC 的诊断。更高的水平 = ↑复发和↓RFS
		L1 cAM	组织	差	预后	在早期 EC 中，>10% = ↑复发风险 在高危 EC 中，>50% = 危险远距复发/复发
	ARID1A		组织	很好	？预后 ↓ECC 中的级别 = 年轻，G1-2，侵略性较低 ↓非典型 EH 中的水平 = ？进展	高等级，淋巴结累及，生存率降低 ↓等级：子宫内膜样或透明细胞癌
	DKK-1		血清	-	诊断	↑正常→EH→EC; 诊断 EC ≥ 39.5 pg/mL
	DJ-1		血清	-	？诊断/预后	↑非子宫颈内基质水平
	HE4		血清	差	诊断/预后 LVSI，LUS 和宫颈肌层浸润累及，深层肌层浸润	诊断 EC > 70 pmol/L，高危复发 诊断 EC ≥ 201.3pmol/L

续表

小组	标记	组织/外围	预后	潜在用途
激素	雌激素受体	组织	很好	预后：阳性=良好的预后和OS
	ESR1突变	组织	-	↓水平=预后不良，晚期/高级别，淋巴结受累。↓BMI。↑进展和复发的风险（对PFS/RFS无明显影响）
	孕激素受体	组织	很好	阳性=↑生存
	HER2	组织	差	浆液性肿瘤；↑水平=预后不良
免疫	增加 CD4+/CD25+Tregs	组织	差	从 EH→EC 的进展。高等级/阶段 LVSI
	基质中的 TAMS	组织	差	诊断/预后：肌层深部浸润，LN 累及
	增加 TAM：TIL（CD3+）比率	组织	-	在 POLE EDMs/MSI 高
	增加 CD3+/CD8+/PD1+TIL	组织	-	-
	高 PD-L1	组织	-	诊断：针对内膜癌
	高 B7-H4	组织	-	诊断：针对内膜癌

注：EH-endometrial hyperplasia，内膜增生；EC-endometrial carcinoma，内膜癌；DFS-disease free survival，无病生存期；OS-overall survival，总生存期；LVSI-lymphovascular spaceinvasion，淋巴血管间隙浸润；LUS-lower uterine segment，子宫下段受累；BMI-body mass index，体重指数；PFS-progress free survival，无进展生存期；RFS-recurrence free survival，无复发生存期；POLE EDMs-exonuclease domains mutations of POLE，编码 POLE 核酸外切酶区的基因突变；MSI-microsatellite instability，微卫星不稳定性

鉴于子宫内膜癌新的基因组分类已经建立，需要进一步探讨肿瘤免疫微环境和外周血液与免疫检查点的关系。利用生物标志物来驱动治疗方法将是未来几十年癌症个性化治疗的基石（图33-3）。

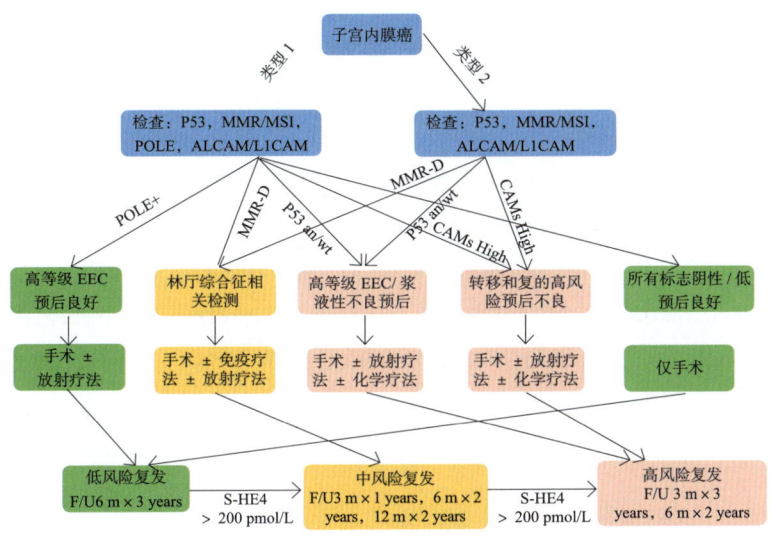

图33-3　利用生物标志物对子宫内膜癌的预后进行判断

病例点评

本例是极少见的内膜极度增厚，而且是在影像学上高度怀疑为肌层浸润的年轻EIN病例，患者的症状和数次宫腔镜和腹腔镜检查中，均存在病理结果所提示的病变程度轻于影像学评估的现象。在高效孕激素逆转内膜后，经告知癌变风险后，已选择曼月乐对其进行维持治疗，目前处于持续闭经中，并在继续随诊当中。这种极度增厚而病理增生程度并不严重的内膜病变，发生在年轻患者身上，是否存在特殊的分子生物学背景，检索文献也没有很好的启发，留给我们很多"未知"。也许应该就其子宫内膜和血液中的生物标志物进行检测和分析。

参考文献

1. 田毅. 年轻女性宫内膜复杂性增生伴增生非典型一例. 中国保健营养, 2014, 24（2）: 818.
2. CASERTA D, MATTEUCCI E, RALLI E, et al. A 29-year-old woman with complex atypical hyperplasia and polycystic ovary syndrome: A challenging issue. Eur J Gynaecol Oncol, 2014, 35（1）: 97-99.
3. SUSAN D R, KATHERINE M N, WALTER L C, et al. Incidence of endometrial hyperplasia. Am J Obstet Gynecol, 2009, 200（6）: 678.
4. PENNANT M E, MEHTA R, MOODY P, et al. Premenopausal abnormal uterine bleeding and risk of endometrial cancer. BJOG, 2017, 124（3）: 404-411.
5. HUTT S, TAILOR A, ELLIS P, et al. The role of biomarkers in endometrial cancer and hyperplasia: A literature review. Acta Oncol, 2019, 58（3）: 342-352.

（黄筱颐　邓姗）

病例 34　青春期 AUB-O 合并内膜增厚

病历摘要

【基本信息】

患者，女，14 岁。主因"间断月经不规律 2 年，发现子宫内膜极度增厚"入院。

患者 10 岁月经初潮，初期月经规则 5～6 天/30 天，量中，痛经（－）。2 年前无明显诱因第一次出现不规则阴道出血 2 个月，Hb 90 g/L。超声提示：子宫大小 6.5 cm×6.5 cm×5.3 cm，形态饱满，内膜厚 1.15 cm。予地屈孕酮 10 mg bid，口服 13 天，停药后阴道出血 7 天，量多，Hb 下降至 82 g/L。此后月经恢复规律性，但多次超声仍提示内膜增厚（具体不详）。2018 年 7 月第二次阴道不规则出血 2 个月，量不多，予中药治疗 14 天后阴道大量出血，6～7 天后复查超声：内膜不厚（具体不详）。此后月经再次恢复规律。

【妇科检查】

2019 年 3～4 月第三次出现不规则阴道出血 50 余天，Hb 73 g/L。超声提示：子宫大小 7.8 cm×6.5 cm×5.4 cm，内膜厚 2.8 cm，回声不均。出血期间性激素水平如下。P 0.3 nmol/L，T 0.7 nmol/L，E_2 254.7 pmol/L，FSH 6.0 IU/L，LH 4.1 mIU/mL，PRL 8.7 μg/L，β-hCG 0.5 mIU/mL。予黄体酮 200 mg qd，口服 7 天后，撤退性阴道出血 7 天，量中等，间隔 5 天后再次阴道出血，量不多，持续 1 周未止。再次复查超声：子宫大小 7.8 cm×6.8 cm×5.0 cm，内膜厚 2.0 cm，回声

不均，右附件区可见无回声 4.0 cm×3.8 cm×2.8 cm。盆腔 MRI 提示（图 34-1）：宫腔内膜明显增厚，约 2.3 cm，结合带清晰完整。

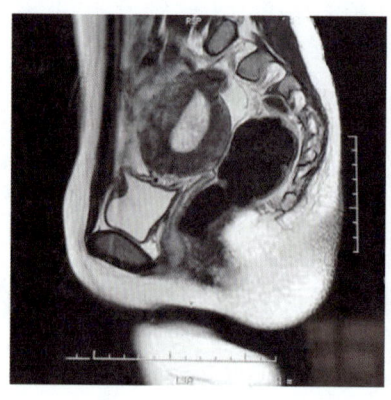
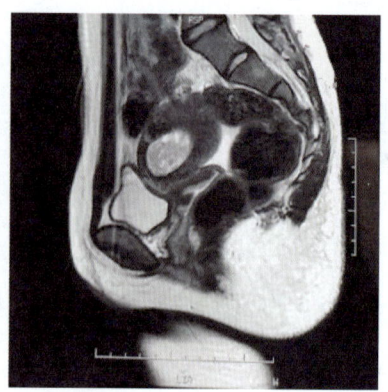

宫腔内膜明显增厚，约 2.3 cm，结合带清晰完整。
图 34-1　盆腔 MRI 检查

【治疗经过】

初步排除宫腔占位，予口服地屈孕酮 10 mg tid×2 周，尝试再次药物撤退内膜。此次停药后撤血行经 10 天血自止，撤血过程中阴道流血多，有血块，服氨甲环酸片对症处理仍感无力、心悸，影响正常上学。复查血常规 Hb 74 g/L；超声：子宫形态正常，内膜 1.1 cm，予静脉补铁和红细胞生成素支持治疗，拟改用高效孕激素甲羟孕酮 10 mg tid 延长口服，直至血红蛋白恢复正常水平，再考虑下一次撤退。同期排查凝血系列、血管性假血友病因子、凝血因子 Ⅷ 活性、瑞斯托霉素诱导的血小板聚集试验，除外凝血异常，门诊随诊中。

【病例分析】

1. 青春期 AUB 的常见病因

AUB 是指与正常月经的周期频率、规律性、经期长度、经期出血量任何一项不符的、源自子宫腔的异常出血。

育龄期女性 AUB 的分类为 PALM-COEIN，青春期女性也可以参考这个系统进行鉴别诊断。其中青春期 AUB 最常见的病因是 AUB-O，其次是 AUB-C。

青春期 AUB-O 的发病机制是初潮后下丘脑－垂体－卵巢轴的功能初步形成，尚未建立稳定的周期调节和反馈机制，雌激素对下丘脑－垂体的正反馈机制建立不完善，无法诱导垂体的 LH 峰形成，卵巢不排卵，孕激素不能生成。青春期女性初潮后到下丘脑－垂体－卵巢轴正常功能的建立需要经过 1.5～6 年（平均 4.2 年），每个人长短不一。月经初潮 1 年内，80% 的月经是无排卵月经，初潮 5 年内可能仍有不到 20% 的月经周期尚无排卵，有 1/3 的周期为黄体不足。另外，青春期初潮后的一段时间，下丘脑－垂体－卵巢轴复杂而精密的调节关系是不稳定的，易受各种内外的环境改变，如剧烈运动、精神紧张或疾病等影响而失调，需注意保护。

初潮起即月经过多的孩子，应高度怀疑或注意排除凝血功能异常，其中最常见的是特发性或免疫性血小板减少，其他还包括再生障碍性贫血、各种白血病、各种凝血因子异常等。有报道，在月经过多的女性中约 13% 有全身性凝血异常。凝血功能异常除表现为月经过多外，也可有 IMB 和经期延长等表现。

月经过多的患者经询问病史，发现以下 3 项中任何 1 项阳性，包括：①自初潮起月经过多；②具备下述病史中的 1 条，既往有产后、外科手术后或与牙科操作相关的出血；③下述症状中具备 2 条或以上：每月 1～2 次淤伤、每月 1～2 次鼻出血、经常牙龈出血、有出血倾向家族史。提示可能存在凝血异常，应咨询血液病专家，进行相应筛查性化验。其中包括全血细胞计数；血细胞形态学观察；

凝血指标的检测[APTT、PT、凝血酶时间（thrombin time，TT）、国际标准化比值（international normalized ratio，INR）]，纤维蛋白原含量测定；凝血因子水平的测定（凝血因子Ⅱ、Ⅴ、Ⅶ、Ⅷ、Ⅸ、Ⅹ、Ⅺ活性的测定）；血小板黏附和聚集功能测定（血小板黏附功能、瑞斯托霉素诱导的血小板聚集试验、二磷酸腺苷、胶原、血栓素等诱聚剂刺激的聚集功能的检测）；血管性血友病因子抗原因子水平的测定，以及血小板膜糖蛋白CD41、CD42b、CD61表达水平的测定等。某些遗传性出血性疾病，如血管性血友病（von Willebrand disease，vWD），凝血因子Ⅰ、Ⅱ、Ⅴ、Ⅶ、Ⅷ、Ⅸ、Ⅹ、Ⅺ、Ⅷ等缺乏、血小板功能缺陷性疾病（Bernard-Soulier综合征、血小板无力症）等是导致部分女性患者月经过多的真正病因。其中以vWD最多见。

20岁前发生内膜增生癌变的可能性极低，但临床上亦可间断遇到。通常患者异常出血时间较长，超过2～3年，且有肥胖等特点。最重要的常有超声等影像学异常，一定要获取组织学证据排除恶性病变。即便没有影像学异常，对于标准内分泌药物治疗反应不好的病例，也需要提高警惕，必要时行内膜活检评估。

2. 子宫内膜厚度的参考范围

卵巢的周期性变化使女性生殖器也发生一系列的周期性变化，尤以子宫内膜的变化最为显著，主要包括子宫内膜的组织学和生物化学的变化。

月经周期第5～第14天是子宫内膜的增殖期，子宫内膜厚度自1 mm增长至3～5 mm。增殖期又分为早、中、晚3期。①增殖早期：月经周期的第5～第7天，此期内膜薄，仅1～2 mm；②增殖中期：月经周期的第8～第10天，间质水肿最为明显；③增殖晚期：月经周期的第11～第14天，内膜进一步增厚，达4～8 mm；月经周期第15～第28天是子宫内膜的分泌期，内膜逐渐增厚，至分泌晚期时，子宫内膜呈海绵状，厚达10～14 mm。

子宫内膜厚度最佳的测量时间，决定于检查的目的，如了解内膜是否脱落干净，应为子宫内膜的增殖早期或阴道停止流血后的第2～第3天。如果要分析月经量少的原因，则可在月经前一周（黄体中期）测量，同时抽血查雌、孕激素水平。

病例点评

本例为青春期女孩，有明显的AUB-O的病史特点，内膜最厚时达28 mm，但前期的病史提示在孕激素撤退后内膜还是可以变薄的。本次就诊后"常规剂量"（黄体酮胶囊200 mg×7天）撤血时间长，且血量多。撤血后内膜仍厚2.0 cm，回声不均，右附件区可见无回声4.0 cm×3.8 cm×2.8 cm。高度怀疑为生理性囊肿及孕激素剂量不足。为排除不常见的恶性病变，予MRI检查，内膜虽明显增厚约2.3 cm，但高亮信号均匀，且结合带清晰完整，故初步判断恶性可能性不大。予地屈孕酮10 mg tid，14天后撤退性出血10天自止，内膜变为1.1 cm，提示前期超厚的内膜仍系功能性增厚内膜。鉴于撤退性出血后患者继发贫血，改用高效孕激素甲羟孕酮（合成孕激素）10 mg tid 延长口服，寄希望合成孕激素能诱导更明显及更持续的内膜萎缩，待血红蛋白恢复正常水平，再考虑下一次撤退。此病例仍在随诊、观察之中。

从本例身上，值得反思的问题涉及孕激素转化内膜的有效剂量，尽管每一种孕激素都有转化内膜的参考剂量，但对于不同状态的内膜还需要个体化分析和增量调整。另外，内膜的组织学性质不能靠单一的厚度来判断，应结合不同年龄、影像学特点综合判断。

参考文献

1. 中华医学会妇产科学分会妇科内分泌学组.异常子宫出血诊断与治疗指南.中华妇产科杂志,2014,49(11):801-806.
2. 叶絮,冯莹,周旭红.育龄期月经过多女性患者中出血性疾病的筛查.血栓与止血学,2011,17(5):207-210.
3. PEYBANDI F,CATTANEO M,INBAL A,et al. Rare bleeding disorders. Hemophilia,2008,14(S3):202-210.
4. VIJAPURKAR M,MOTA L,SHETTY S,et al. Menorrhagia and reproductive health in rare bleeding disorders:A study from the Indian subcontinent. Haemophilia,2009,15(1):199-202.
5. 谢幸,孔北华,段涛.妇产科学.9版.北京:人民卫生出版社,2018:24-25.
6. SADRO C T. Imaging the endometrium:A pictorial essay. Canadian Associat Radiol J,2016,67(3):254-262.

(王靖　邓姗)

病例 35　青少年 EIN

病历摘要

【基本信息】

患者，女，14 岁。主因 "不规则出血伴宫腔占位，发现 EIN 2 年余" 在门诊定期随诊。

身高 165 cm，体重 58 kg，学生，否认性生活史。8 岁初潮，初潮起月经不规律，8～10 天/40 天，量多，痛经（–）。

【妇科检查】

2017 年 7 月不规则阴道出血，盆腔超声示：子宫大小 6.8 cm × 7.5 cm × 5.5 cm，内膜显示不清，肌层回声均匀；宫腔内见中高回声，约 6.8 cm × 5.8 cm × 3.6 cm，边界尚清，其下端似与宫颈内膜相连，内回声不均，可见弥漫分布小无回声；CDFI：未见明确异常血流信号。右侧卵巢 3.3 cm × 2.7 cm，左侧卵巢 2.5 cm × 1.8 cm，双侧附件区未见明显囊实性包块，盆腔未见明显游离液性暗区。

【治疗经过】

我院行诊刮，病理：子宫内膜轻度不典型增生，孕激素受体/雌激素受体（+），术后口服甲羟孕酮 500 mg qd × 3 个月。4 个月后宫腔镜复查，病理（–）。后改用甲羟孕酮 20 mg qd × 14 天/月的用药方法，用药期间规律行经。持续用药将近 1 年，自然行经数次后再次发生停经 2 个月的情况，盆腔超声提示：子宫大小 4.3 cm × 4.6 cm × 3.5 cm，内膜厚约 1.3 cm，回声欠均，内见少许小片状无回声，肌层

回声欠均，前壁似见中高回声，形态尚规则，边界稍欠清；CDFI：未见明确血流信号。

第一次口服甲羟孕酮 20 mg qd×5 d，停药 2 周无撤血，继续口服甲羟孕酮 20 mg qd×14 d，后有撤退性出血，7 天干净。月经第 4 天激素水平：FSH 3.86 IU/L，LH 0.37 IU/L，E_2 41 pg/mL，T 0.10 ng/mL，PRL 23.1 ng/mL。空腹胰岛素 51.5 μIU/mL，餐后 2 小时胰岛素 158.3 μIU/mL。复查 B 超显示：内膜为 0.6 cm。

病例分析

1. 不同孕激素转化子宫内膜的剂量

①微粒化黄体酮（益玛欣、琪宁）4200 mg/周期，200～300 mg/d，14 天；②地屈孕酮片（达芙通）140 mg/周期，10～20 mg/d，14 天；③炔诺酮（妇康片）100～150 mg/周期；④甲羟孕酮 80 mg/周期，5～10 mg/d；⑤醋酸甲地孕酮 40 mg/周期；⑥地诺孕素（唯散宁）6 mg/周期；⑦左炔诺孕酮 6 mg/周期；⑧屈螺酮（优思明、优思悦）50 mg/周期；⑨去氧孕烯（妈富隆）2 mg/周期，0.15 mg/d；⑩炔雌醇环丙孕酮 20 mg/周期，1 mg/d。

2. EIN 的长期管理原则

无生育要求的患者：由于 EIN 有 14%～30% 的概率发展为子宫内膜癌，如果患者没有生育要求，全子宫切除术是该病的治疗首选，不建议行内膜切除术。

有生育要求的患者：孕激素是治疗的主要方法。治疗期间：①评估疗效，治疗期间每 3 个月进行一次内膜检查，可以在用药过程中或撤退性出血后进行诊刮或宫腔镜联合诊刮评估疗效，根据对药物的反应情况调整治疗剂量或方案，直到连续 2 次内膜活检阴性；对保留子宫、无症状、活检已经连续 2 次转阴的妇女，建议每 6～12 个月进行一次内膜活检。②去除或控制高危因素，积极去除或控制导致内膜增生的危险因素，如肥胖、胰岛素抵抗等，密切监测和管理体重，酌情使用二甲双胍等胰岛素增敏剂。③不良反应监测：长期大剂量孕激素的应用可能发生体重增加、水肿、头痛、不规则阴道出血、肝肾功能受损及血栓风险，要定期随访并监测相应指标。

生育调节：内膜病变逆转后（至少 1 次内膜活检转阴）要尽快考虑妊娠。由于内膜增生患者很多存在排卵障碍，自然妊娠率较低，建议积极进行促排卵或辅助生育治疗。对于近期无生育要求的患者，建议给予孕激素保护内膜以预防复发（可采用后半周期孕激素撤退或置入 LNG-IUS 的方法）。治愈后每 3～6 个月复查 B 超随访内膜情况，必要时行内膜活检。完成生育的患者建议产后尽快手术切除子宫或放置左炔诺孕酮宫内缓释系统（曼月乐）长期管理。

病例点评

青春期是月经紊乱的高发期，因性腺轴功能不完善，不能按时排卵，最大的危害是导致急/慢性异常出血、贫血或影响正常生活，而内膜增生性病变并不多见，但近年来在 10～25 岁女孩中发现 EIN 甚至癌变的病例也屡见不鲜，这提示对于影像学明显异常的年轻患者还是要保持警惕。

另一方面，异常增生甚至癌变的子宫内膜，如果采用药物治疗，需要较生理剂量更大的药物剂量，可以借鉴保留生育功能的 EIN 和子宫内膜癌的治疗经验。本例的轻度 EIN 虽然 3 个月高效孕激素即可逆转，但后续改为生理剂量孕激素撤退可能为时过早，而后可能是因为其年龄小，也没有遵循 EIN 的定期病理随诊原则。后来再次出现停经和内膜增厚，高度提示 AUB-O 甚至 AUB-M 的复发，除加大用药剂量外，可能还应该重新进行内膜的病理评估。鉴于后期可能需要维持治疗的时间很长，采用左炔诺孕酮宫内缓释系统更合适。患者存在胰岛素抵抗问题，应改变生活方式、增加锻炼、改善胰岛素敏感性。

参考文献

1. SCHINDLER A E，CAMPAGNOLI C，DRUCKMANN R，et al. Classification and pharmacology of progestins. Maturitas，2003，46（1）：7-16.
2. 张炜，田秦杰，史惠蓉，等. 中国子宫内膜增生诊治共识. 生殖医学杂志，2017，26：957-960.
3. COMMITTEE ON GYNECDOGIC PRACTICE，SOCIETY OF GYNECOLOGIC ONCOLOGY. The american college of obstetricians and gynecologists committee pinion no. 631. endometrial intraepithelial neoplasia. Obstet Gynecol，2015，125：1272-1278.
4. OHYAGI-HARA C，SAWADA K，AID I，et al. Efficacies and pregnant outcomes of fertility-sparing treatment with medroxyprogesterone acetate for endometrioid adenocarcinoma and complex atypical hyperplasia：Our experience and a review of the literature. Arch Gyneeol Obstet，2015，291：151-157.

（黄琳　邓姗）

病例 36　子宫内膜息肉还是 EIN

病历摘要

【基本信息】

患者，女，34 岁。主因"未避孕未孕 4 年，发现子宫内膜息肉 3 个月"入院。

11 岁初潮，最初 2 年月经规律，7 天 /30 天，量中，痛经（−）。13～20 岁期间月经紊乱，7～30 天 /15～60 天，量偏多，VAS 6 分，偶服止痛药，未诊治。20 岁以后，月经 5～15 天 /15～60 天，量多，为既往经量的 1.5 倍，一天 5～6 块卫生巾。仅服中药，效果欠佳，未服过孕激素及 COC 等。未避孕 4 年至今未孕，性生活 1～2 次 / 月，BBT 单相，未行彩超监测排卵及服用促排卵药物等。未做过输卵管检查。2019 年 3 月丈夫查精液：精子密度 69.64×10^6 /mL，a+b 级 42.59%。

【妇科检查】

2019 年 4 月因超声提示"子宫内膜增厚约 2.5 cm，回声不均，内见多发小回声"就诊。2019 年 4 月，就诊于外院，予地屈孕酮后半周期治疗 3 个周期，规律撤血。后复查超声：子宫内膜回声不均，厚约 1.4 cm，宫腔内多发中高回声，较大者为 1.6 cm × 0.5 cm，内膜息肉可能（图 36-1）。同期发现 Hb 为 52 g/L，予补铁治疗后复查 Hb 为 90 g/L。

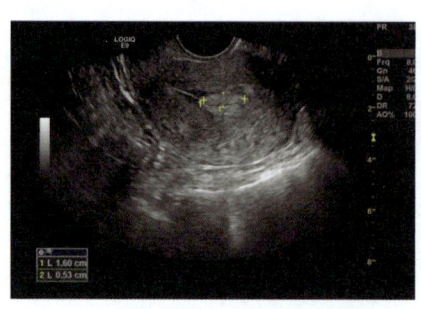
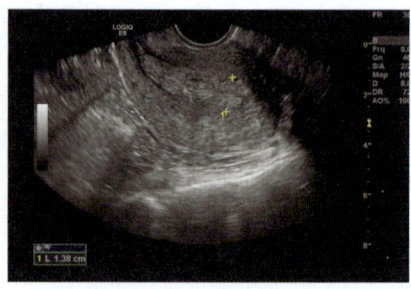

图 36-1 患者的超声图像提示子宫内膜增厚，伴息肉样改变

【治疗经过】

2019 年 7 月，以"原发性不孕、子宫内膜息肉"收入院，择期行宫腹腔镜检查和治疗。术中见子宫丰满，增大如孕 7 周，考虑子宫腺肌症，双侧卵巢体积略小，左侧卵巢与大网膜有一处细条索状粘连，双卵管伞端周围可见马氏囊肿等多发泡状组织，伞端呈破絮状。双侧输卵管除右侧管腔走形迂曲、延长外，通液可见亚甲蓝溢出。宫腔镜下可见宫腔被普遍增厚的内膜及多发息肉充满，部分息肉呈指状，较大者为 1.5 cm，间质水肿明显，表面可见丰富血管和微乳头（图 36-2）。术后服米诺环素 100 mg bid，2 周。术后病理回报：子宫内膜复杂增生伴轻 – 中度不典型增生（子宫内膜息肉）。

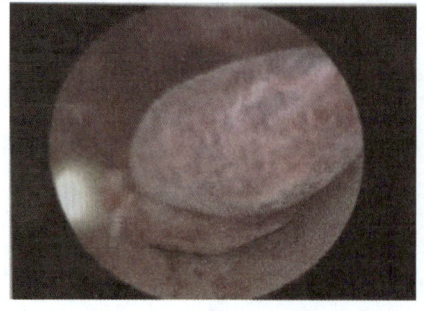
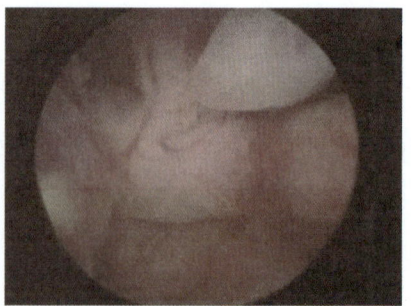

图 36-2 患者的宫腔镜图片，可见多发息肉样突起，不规则充血

病例分析

1. 子宫内膜不典型增生的宫腔镜下表现

子宫内膜增生的宫腔镜下诊断标准：①局灶性或弥漫性不均匀息肉样改变，或内膜乳头状增生；②血管异常表现；③腺体囊性扩张；④腺管开口结构异常（增厚、密度不均、扩张）。参见图36-3至36-7。

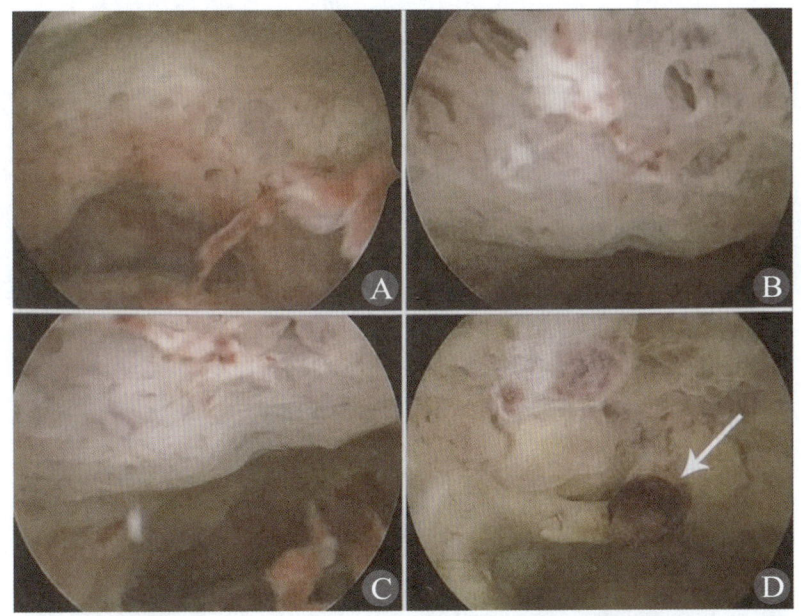

A、B、C：腺管口扩张，提示子宫内膜复杂性增生；D：子宫内膜弥漫性增厚伴白色假性息肉，出现不典型血管化和血管稠密（箭头），提示复杂性增生伴不典型增生。

图36-3　宫腔镜下子宫内膜弥漫性增厚伴高度血管化

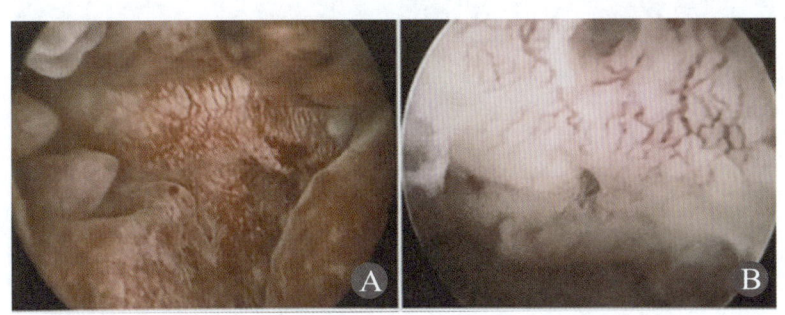

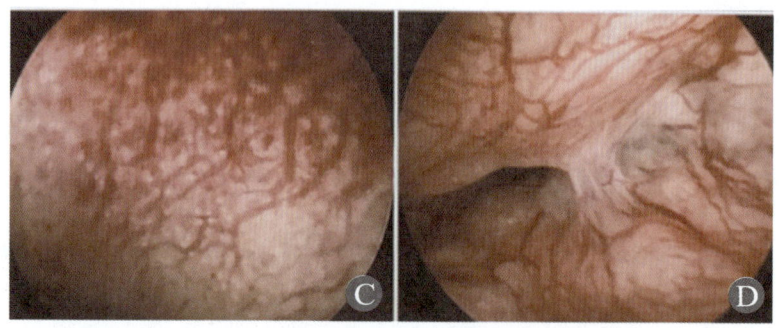

图 36-4　宫腔镜下子宫内膜增生，静脉-毛细血管网异常

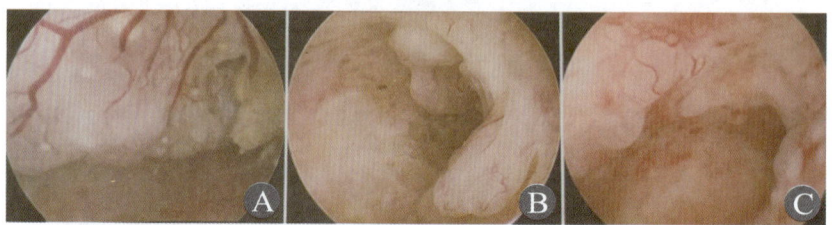

A：腺体囊性扩张伴内膜不均匀增厚，腺管开口结构异常，部分区域坏死；B：绝经后女性生理性腺体囊性扩张聚集形成假性息肉；C：绝经后女性子宫内膜非息肉样囊性变。

图 36-5　育龄期女性子宫内膜复杂性增生伴不典型增生

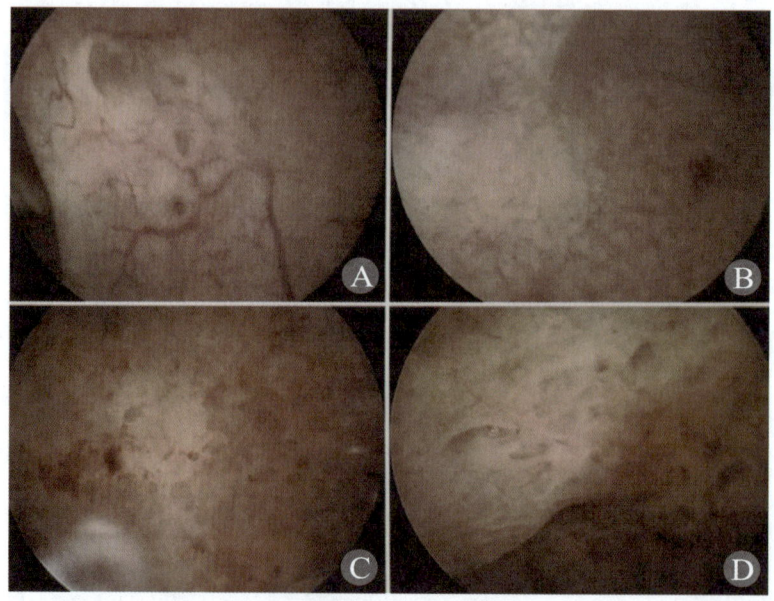

腺管口异常扩张（A、C、D），扩张伴静脉-毛细血管网异常（A）；密集白色腺体"领状"改变（B）。

图 36-6　子宫内膜增生腺管口结构畸变

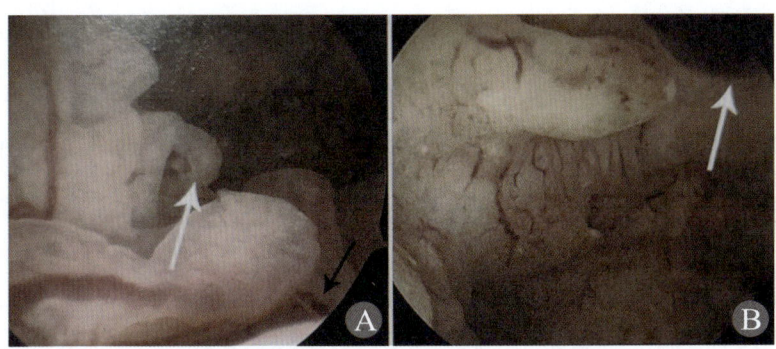

A：子宫内膜不典型增厚伴息肉样改变，可见间桥（白箭头）。不典型血管化，如血管剥落（黑箭头）；B：白色子宫内膜不规则、弥漫性增厚，表面乳突状突起，有假性息肉，血管形态不规则且有异物性聚集表现。

图 36-7　宫腔镜下子宫内膜复杂增生伴不典型增生

血管异常表现：子宫内膜增生表现为弥漫性血管微小畸变、毛细血管密度增加、静脉毛细血管网扩张。内膜血管异常在与其他形态学表现，如内膜不均匀增厚、腺管囊性扩张、腺体异常共同出现时才有诊断价值。

腺体囊性扩张：组织学示所有子宫内膜增生均有腺体囊性扩张样改变。当子宫内膜仅出现腺体囊性扩张这一条征象时便可以考虑为子宫内膜增生。育龄期女性正常子宫内膜无腺体囊性扩张，因此这一特点对诊断子宫内膜增生高度特异。当伴有内膜增厚、腺管口结构异常时诊断更加明确。

腺管开口结构异常（增厚、密度不均、扩张）：畸变的腺管形态扭曲，腺管口扩张，颜色深于正常腺管，腺管口呈黄白色。其发生基础是组织结构的增生，增生程度与子宫内膜异常增生的严重程度成正比。当腺管口结构畸变伴子宫内膜萎缩和腺管口畸变、黏膜不增厚时也可提示子宫内膜增生可能，应当留取病理标本。

子宫内膜增生不伴不典型增生与子宫内膜不典型增生的宫腔镜下表现是有区别的，对于有经验的医生而言，可以做出初步的鉴别诊断（表36-1）。

表 36-1　子宫内膜增生不伴不典型增生与子宫内膜不典型增生的鉴别

	表面	内膜厚度	颜色	腺管开口	血管
子宫内膜增生不伴不典型增生	规则或不规则	+	白色	规则或不规则	±
子宫内膜不典型增生	不规则乳突样凸起、息肉样改变、间桥存在、子宫异常出血史	++	白色	多数不可见	++

2. 子宫内膜增厚或息肉与子宫腺肌症和（或）子宫内膜异位症的关系

子宫内膜息肉是局灶性的子宫内膜过度增生，可单发或多发。发生机制尚不清楚，可能与激素水平、基因突变、细胞凋亡、炎症刺激等有关，中年后、不育、绝经、近期激素替代治疗、高血压、肥胖、使用三苯氧胺等是子宫内膜息肉的危险因素。少数（0～12.9%）会有腺体的不典型增生或恶变，息肉体积大、高血压是恶变的危险因素。EP 常与其他妇科疾病同时出现，其发生与宫颈息肉、子宫内膜异位症、子宫腺肌症等存在相关性。子宫腺肌症指具有生长活性的子宫内膜侵入正常子宫肌层，并在正常肌层内弥漫性增生或局限性增生。有学者认为，基底层子宫内膜侵入肌层可能与高雌激素刺激有关。子宫内膜在雌激素的长期持续刺激下，可发生子宫内膜增生改变，容易出现子宫内膜息肉，也可癌变。子宫腺肌症的患者 50% 有不同程度的子宫内膜病变，如子宫内膜息肉、子宫内膜增生，甚至子宫内膜癌。子宫腺肌症患者合并子宫肌瘤或合并子宫内膜异位囊肿，与子宫内膜病变的发生有关。

子宫腺肌症是子宫内膜息肉发生的独立危险因素，认为与以下因素有关：①子宫腺肌症会影响子宫内膜对体液信号的应答，加重月经等炎症事件，导致机体处于氧化、抗氧化失衡状态；②子宫腺肌症患者体内芳香化酶表达上升，刺激雌激素分泌，造成子宫内膜组织异常增生。

病例点评

本例患者34岁，因"未避孕未孕4年，发现子宫内膜息肉3个月"入院。患者初潮2年后即开始月经紊乱，至今已经21年了，BBT单相，说明患者21年内可能一直是无排卵型月经失调，长期雌激素刺激内膜，导致最终的子宫内膜病变发生。患者多次彩超提示子宫内膜增厚，最厚时达到2.5 cm，回声不均，内见多发小回声，提示有子宫内膜病变的可能，但彩超未提示有丰富血流，故最初并未考虑可疑子宫内膜不典型增生等情况。患者宫腔镜下可见宫腔被普遍增厚的内膜及多发息肉充满，间质水肿明显，表面可见丰富血管和微乳头。宫腔镜下的表现也符合子宫内膜增生的诊断标准，但子宫内膜增生到何种程度，还需病理进一步验证。

从本例患者身上，值得反思的是，一定要重视月经的规律性，如果长期为无排卵型月经失调，子宫内膜病变的发生是必然的，只是时间早晚而已。即使患者服地屈孕酮调经后，可规律行经，但复查彩超提示内膜仍厚，且回声不均，在此种情况下，需要行宫腔镜检查+诊刮，排除子宫内膜病变的可能。绝不能单单因为孕激素撤血后无不规则的阴道流血，就认为不会有子宫内膜病变的发生。

其次患者合并子宫腺肌症，子宫内膜病变与子宫腺肌症有密切关系，子宫腺肌症可同时合并子宫内膜病变，包括子宫内膜增生、子宫内膜息肉或子宫内膜癌。在临床上，当遇到有子宫增大，出现不规则阴道流血或月经改变的患者，在考虑子宫腺肌症的同时，也应考虑是否合并子宫内膜的病变，尤其对于年龄偏大的子宫腺肌症患者应考虑排除子宫内膜不典型增生，甚至子宫内膜癌的发生，尽早及时行宫腔镜检查+诊断性刮宫术，了解子宫内膜的病理情况，以指导临床的治疗，提高患者的生存质量。

[注：本病例讨论中的图片均引自《宫腔镜下的世界：从解剖到病理》，冯力民主译（详见参考文献）]。

参考文献

1. 冯力民.宫腔镜下的世界：从解剖到病理.北京：中国协和医科大学出版社，2018：39-45.
2. 张新圆，彭艳，胡晓云.子宫内膜息肉患病危险因素分析.中国妇产科临床杂志，2013，14（5）：441-442.
3. 郭志荣，张琚，郎景和，等.子宫腺肌症患者在位子宫内膜雌激素效应相关因子的时空变化.中华妇产科杂志，2004，39（4）：246-249.
4. DUPLANTIER N，FINAN M A，BARBE T. Necessity of endometrial biopsy in women with enlarged uteri and a preoperative diagnosis of uterine leiomyoma. J Reprod Med，2003，48（1）：23-27.
5. 谢志林.子宫内膜息肉发生与患者妇科疾病史的关系研究.国际医药卫生导报，2017，23（13）：2048-2051.

（王靖　邓姗）

病例 37　子宫内膜病变

病历摘要

【基本信息】

患者，女，33 岁，G_0P_0，有生育要求。主因"不规则阴道流血 1 年余"入院。

平时月经规律，13 岁初潮，7 天/30 天，量中，痛经（±）。LMP：2019 年 7 月 13 日。1 年余前无明显诱因出现经期延长至 10～28 天，周期 1～3 个月，经量如前，无不规则腹痛。以后未规范诊治，曾查 Hb 105 g/L，予口服补铁治疗后复查 Hb 正常。超声多次提示内膜增厚，回声不均匀，内膜最厚达 1.8 cm，间断"地屈孕酮、炔雌醇环丙孕酮"治疗，经期延长症状可缓解，复查妇科超声仍提示内膜增厚、回声不均匀，未遵医嘱行宫腔镜检查。既往无特殊。

【妇科检查】

妇科查体无特殊。2019 年 5 月 31 日，外院妇科超声（月经第 9 天，地屈孕酮撤血后）示子宫内膜 1.5 cm，回声不均匀，内见多个小无回声，最大直径 0.3 cm。

2019 年 6 月 5 日，外院 MRI（图 37-1）示子宫内膜增厚，最厚处 2.3 cm，其内信号不均，结合带欠连续，右侧宫角可见病变达深肌层。

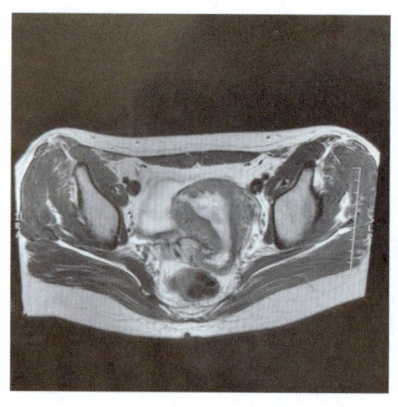
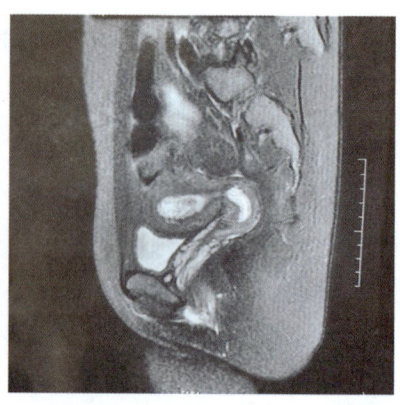

子宫内膜增厚,最厚处 2.3 cm,其内信号不均,结合带欠连续,右侧宫角可见病变达深肌层。

图 37-1　MRI 检查

【治疗经过】

入院后于全身麻醉下行"宫腔镜检查",镜下见(图 37-2):宫腔形态尚规则,遍布息肉样赘生物,以左前壁为甚,较大者约 2.5 cm×1 cm,右侧宫角较深,余宫腔内膜较厚,行"宫腔镜下宫腔赘生物切除术+诊刮术"。术后超声监测,宫腔少量积血,未见明显宫腔占位。手术过程顺利,次日出院。术后病理:(宫腔内容物)子宫内膜复杂性增生伴不典型增生,子宫内膜息肉。

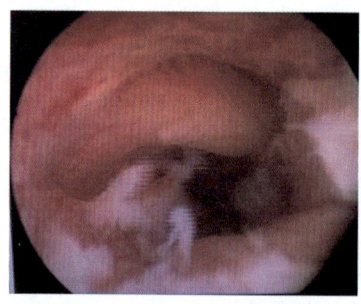
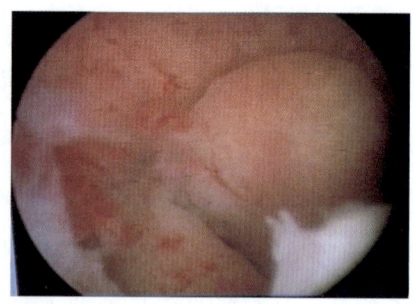

内膜不规则增厚,遍布息肉样赘生物,以左前壁为甚,较大者约 2.5 cm×1 cm,右侧宫角较深。

图 37-2　宫腔镜下

病例分析

1. 子宫内膜病变的影像学特点

子宫内膜病变是妇科常见疾病，影像学技术是诊断子宫内膜病变的重要参考依据，目前主要借助于经阴道超声与MRI检查（表37-1）。

表37-1 常见子宫内膜病变的影像学特点

	超声检查	MRI检查
子宫内膜增生	多表现为内膜均匀性增厚，偏高回声，回声尚均匀，常呈椭圆形，与肌层边界清晰，宫腔线居中。CDFI：其内可见散在条状血流信号（也可出现局部或非对称性增厚，囊腺性增生时可见散在小无回声）	T_2WI 子宫内膜弥漫性增厚，DWI无明显扩散受限，增强呈渐进强化
子宫内膜息肉	宫腔内中高回声结构，边界清晰，常呈舌形、带形或椭圆形，可为单个或多个，大小差别大，宫腔线消失或变形，基底部子宫内膜连续；CDFI：表现为自息肉蒂部深入的条状血流信号	T_2WI 中高信号的结节影，病变与基底之间有蒂相连，边缘光滑锐利。DWI无明显扩散受限。增强强化程度略低于内膜，但与邻近肌层强化相似或略高于肌层
黏膜下子宫肌瘤	宫腔内低或中等回声区，边界清晰，呈类圆形，宫腔内膜回声受压移位，CDFI：周边环绕血流	T_2WI 以低信号为主，退变形呈高低混杂信号，增强明显延长强化，信号与子宫肌层接近
子宫内膜癌	局部或弥漫性宫腔内不均匀性中高回声，与肌层分界不清，形态不规则，合并宫腔积液时可呈现菜花样形态，CDFI：异常丰富血流信号	T_2WI 中高信号，DWI明显受限扩散，呈明显高信号，ADC值减低（小于1.0单位有明显统计学意义）。侵犯肌层时连接带不规则中断或消失。动态增强曲线呈平台型或流出型

注：DWI：diffusion-weighted imaging，磁共振扩散加权成像；ADC：apparent diffusion coefficient，表观扩散系数，量化水分子的扩散状况。

2. 子宫内膜不典型增生或癌变的超声评分方法

2019年，丹麦的哥本哈根学者在 *J Minim Invasive Gynecol* 发表了一篇关于超声评分用于绝经后出血（postmenopausal bleeding，PMB）快速分流诊断或是排除内膜癌的研究论著。2013—2015年间的 950 例 PMB 患者接受经阴道超声的子宫内膜癌风险评分（risk of endometrial cancer，REC），其评分标准，见表 37-2，该评分系统诊断 AH/EC 的 ROC 曲线下面积高达 97%。当经阴道超声评分 ≥ 3 分、凝胶灌注超声（gel instillation sonography，GIS）评分 ≥ 4 分时，子宫内膜癌的风险高。而如果 REC=0 分，则内膜癌风险很低（3.4%，7/206 例）。

表 37-2　标准 REC（子宫内膜癌风险）评分表

	分数		-GIS	+GIS
子宫内膜厚度		mm	□	□
体重指数 ≥ 30（kg/m²）		BMI		
身高□ 体重□	1	□	□	□
子宫内膜厚度 ≥ 10	1		□	□
子宫内膜厚度 ≥ 15	1		□	□
非单/双血管的子宫内膜血流	1		□	□
多根血管	1		□	□

续表

	分数		−GIS	+GIS
大血管	1		□	□
血管密集或色彩斑驳	1		□	□
内膜肌层结合带中断	1		□	□
子宫内膜轮廓不规则 GIS	1		□	□
总分	∑		□	□

注：REC 评分系统中除了 BMI 外，包含经阴道多普勒超声的 8 个参数。体重指数 BMI ≥ 30 kg/m², 子宫内膜厚度 ≥ 10 mm, 子宫内膜厚度 ≥ 15 mm, 存在非优势单 / 双支血管、多支血管（≥ 4 ~ 5 支血管）、大血管（血管直径 1 ~ 1.2 mm）、血管密集或颜色杂乱，结合带不完整，各赋值 1 分。当经阴道超声子宫内膜无法明确定义，经阴道超声后的 REC 评分不确定，或高度怀疑恶性肿瘤经阴道超声无法证实时，进行 GIS。GIS 后的 REC 评分包含同样的 8 个参数的总和及宫腔造影后内膜面的规则性（内膜面不规则，评分 1 分）。

REC 评分系统能够确定或排除大多数子宫内膜癌，提示一线经阴道超声更具体的图像分析可以促进 PMB 患者的子宫内膜癌诊断，并可以改善子宫内膜厚度 ≥ 4 mm 的患者二线治疗策略的选择。

类似的，2019 年丹麦学者在 *Maturitas* 杂志上发表了针对 PMB 患者，应用经阴道超声和 GIS 的子宫内膜形态指标，预测非典型增生 / 子宫内膜癌风险的论著。推导研究和验证研究分别纳入 164 例和 711 例患者。评分系统 A 为多普勒评分 + 中断的内膜肌层结合带（interrupted endo-myometrial junction，IEJ）（2 分）；评分系统 B 为多普勒评分 + IEJ（1 分）+GIS 不规则子宫内膜轮廓（irregular endometrial outline，IESO）（1 分）；多普勒评分基于血管形态而定（表 37-3）。2 种评分系统均具有良好的观察者一致性。对于子宫内膜厚度 ≥ 8 mm 的评分最有效，其中系统 A ≥ 2 分者预测非典型增生 / 子宫内膜癌的敏感性和特异性分别为 92% 和 84%；系统 B 相应的值分别为 89% 和 88%。结论提示超声评分对鉴别和预测非典型增生 / 子宫内膜癌具有较高的效率。风险度可分为 4 组：极低（子宫内膜厚度 < 4 mm）；低（子宫内膜厚度 4 ~ 7.9 mm）；中等（子宫内膜厚度 ≥ 8 mm，评分 < 2 分）和高危（子宫内膜厚度 ≥ 8 mm，评分 ≥ 2 分）。

表 37-3　子宫内膜模式超声评分简化系统

子宫内膜评分 a		参数	分数
		非优势单 / 双血管的子宫内膜血流	1
		大血管	1
		多血管	1
		内膜肌层结合带中断	2
		总分 A	
子宫内膜评分 b		参数	分数
		非优势单 / 双血管的子宫内膜血流	1
		大血管	1
		多血管	1

续表

子宫内膜评分 b	参数	分数
	内膜肌层结合带中断	1
	不确定 + GIS：子宫内膜表面轮廓不规则	1
总分 B		

注：系统 A，非优势的单/双支血管 =1 分；大血管 =1 分；多支血管 =1 分；结合带不完整 =2 分。系统 B，非优势的单/双支血管 =1 分；大血管 =1 分；多支血管 =1 分；结合带不完整 =1 分；宫腔造影后内膜面不规则 =1 分。

病例点评

针对子宫内膜不同程度增生和癌变的影像学特征，似乎还没有细化到 EIN 与癌变的区分上，只限于良恶性的大致区分上，最终还是要靠病理诊断。针对 PMB 患者的超声预测评分系统经过验证为临床提供了更多帮助，除了借鉴内膜厚度，还应关注内膜的血运、轮廓和结合带形态等信息。随着影像学的进展，高危型病例可以得到快速识别，以便尽快进行病理学取材和诊断，而低危型患者可以进行动态观察。

参考文献

1. 郭万学. 超声医学. 6 版. 北京：人民军医出版社，2011.
2. 姜玉新，张运. 超声医学. 北京：人民卫生出版社，2015.
3. 徐克，龚启勇，韩萍. 医学影像学. 北京：人民卫生出版社，2018.
4. DUEHOLM M，HJORTH I M D，DAHL K，et al. Identification of endometrial cancers and atypical hyperplasia：Development and validation of a simplified system for ultrasound scoring of endometrial pattern. Maturitas，2019，123：15-24.

5. DUEHOLM M, HJORTH I M D, DAHL K, et al. Ultrasound scoring of endometrial pattern for fast-track identification or exclusion of endometrial cancer in women with postmenopausal bleeding. J Minim Invasive Gynecol, 2019, 26（3）: 516-525.

（康惠超　邓姗）

第六章 高雄激素血症

病例 38　多毛症合并卵巢黏液性囊腺瘤

病历摘要

【基本信息】

患者，女，22岁，未婚，否认性生活史。主因"月经稀发、多毛8年，发现卵巢囊肿9个月"入院。

患者出生后外观为女性型，11岁月经初潮，月经周期为90～180天，经期及经量正常，乳房同期正常发育，14岁起无诱因出现多毛，上唇、下颌出现浓密胡须，体重增加明显，18岁时达95 kg。减重后患者月经逐渐规律，5天/23～30天。2018年5月首次就诊于外院，超声提示子宫正常大小,左侧卵巢多房囊性肿物大小为 7.3 cm×7.0 cm。2018 年 12 月就诊于我院。

患者母亲身高约 150 cm,G_4P_2,第一胎流产,第二胎孕 5 个月停育,第三胎为患者姐姐,身高约 130^+ cm,患先天性脊柱裂,26 岁因"心力衰竭"去世,第四胎为患者本人。母亲于 51 岁时因"乳腺癌"去世。患者及父亲染色体检查正常。

【妇科检查】

专科查体:面部有痤疮,上唇、下颌胡须浓密,乳房发育Ⅴ级,无长毛。外阴:阴毛重,阴蒂延长 1~1.5 cm(图 38-1)。肛诊:子宫左侧可触及直径约 9 cm 囊性肿物。

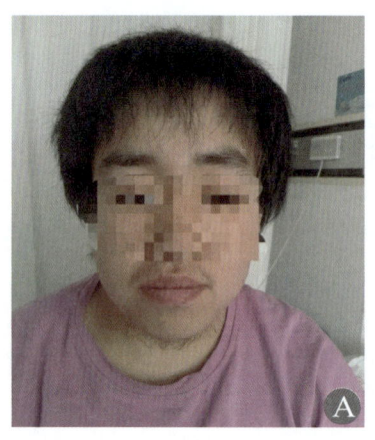 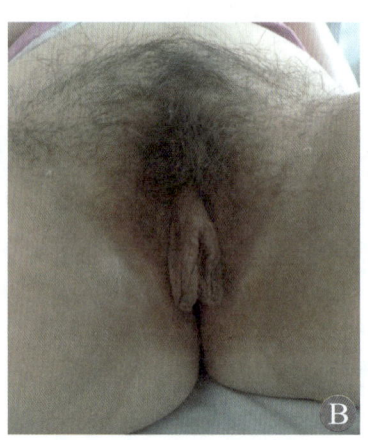

A:面部有痤疮,上唇、下颌胡须浓密,乳房发育Ⅴ级,无长毛;B:阴毛重,阴蒂延长 1~1.5 cm,肛门未见多毛症状。

图 38-1 患者特征

MRI 检查:双侧附件区多发小囊状长 T_2 信号,左侧附件区可见囊状长 T_2 信号,内伴细分隔,大小约为 8.1 cm×5.0 cm×8.9 cm。性激素:FSH 3.14 IU/L,LH 8.84 IU/L,E_2 72.24 pg/mL,P 3.00 ng/mL,T 0.79 ng/mL,PRL 9.80 ng/mL,DS 399.3 μg/dL,ACTH、F 正常。肿瘤标志物 AFP、CA199、CA125、CEA、NSE 均正常。口服葡萄

糖耐量试验（oral glucose tolerance test，OGTT）及同步胰岛素释放试验提示未见糖代谢异常及胰岛素抵抗，肾上腺 CT 提示右肾上腺点状钙化，左肾上腺略粗。

【治疗经过】

2018 年 12 月就诊于我院，经 MRI、性激素、肿瘤标志物检查及 OGTT 后，给予炔雌醇环丙孕酮口服 3 个周期，期间月经规律来潮，自觉下颌部毛发略有减少，但复查卵巢囊肿无明显变化。复查 T 0.93 ng/mL、DS 280 μg/dL，行中剂量地塞米松抑制试验后复测 T 0.36 ng/mL、DS 98 μg/dL。

入院后择期行腹腔镜卵巢囊肿剔除术（图 38-2），术后病理为黏液性囊腺瘤。术后继续给予炔雌醇环丙孕酮口服，术后 3 个月门诊随诊发现下颌毛发减轻，月经规律，嘱继续服用炔雌醇环丙孕酮。

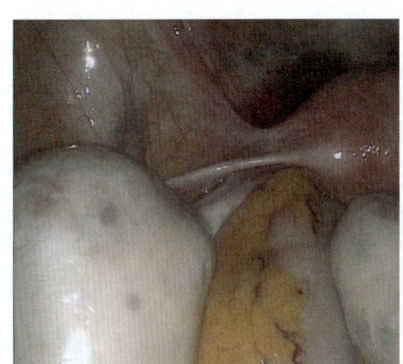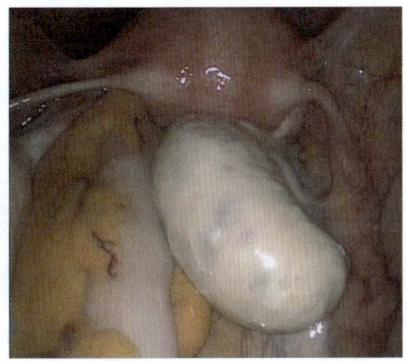

图 38-2　腹腔镜下盆腔所见双卵巢

病例分析

1. 多毛症的鉴别诊断

多毛症是指女性雄激素依赖性区域毛发过度生长、变粗、变黑。这是由于各种原因使体内雄激素水平升高，或靶器官对雄激素的敏感性增高所引起。90%以上的多毛症女性有雄激素升高，其余多为特发性多毛。

（1）高雄激素引起的多毛

1）卵巢源性雄激素增多：①PCOS：多毛最常见的病因。PCOS是生育年龄妇女常见的一种复杂的内分泌及代谢异常所致的疾病，以慢性排卵障碍（无排卵或稀发排卵）和雄激素活性增强（多毛、痤疮及女性血中雄激素水平升高）、卵巢多囊性改变为特征，主要临床表现为月经周期不规律、不孕、多毛和（或）痤疮，是最常见的女性内分泌疾病。②卵巢男性化肿瘤：由雄激素分泌型卵巢肿瘤引起的多毛症最可能发生在患者年龄较大时，并且比PCOS的多毛症进展更迅速、更严重。雄激素分泌型肿瘤仅占所有卵巢肿瘤的5%，在组织学上，这类肿瘤是支持-间质细胞瘤（卵巢男性母细胞瘤、男性细胞瘤）、颗粒细胞-卵泡膜细胞瘤（颗粒细胞-间质细胞瘤），以及门细胞瘤。这类女性血清睾酮浓度大多为150～200 ng/dL（5.2～6.9 nmol/L）；许多女性出现男性化表现（阴蒂增大、新出现喉结、嗓音低沉）、雄激素水平显著升高 [大多数实验室中，女性血清睾酮的正常上限为60～80 ng/dL（2.1～2.8 nmol/L）]。这些肿瘤大多数可以通过经阴道超声检查发现。③卵泡膜细胞增生：是一种非恶性卵巢疾病，特征为间质中的黄素化卵泡膜细胞产生更多睾酮，导致血清睾酮浓度显著增加。尚不明确卵泡膜细胞增生是一种单独的疾病，还是 PCOS 谱的一部分。该病女性的病史通常为逐渐发病缓慢进展的多毛症和明显男性化。

2）肾上腺源性雄激素增多：①先天性肾上腺皮质增生症：雄激素产生过多是大多数先天性肾上腺皮质增生症的关键特征。其异常表现通常在出生时或在婴儿期早期就可以识别，但也存在一些非经典型（又称迟发型）病例。受累女性可在青春期前后出现多毛症，有时还表现出月经不规则或原发性闭经，但没有皮质醇缺乏的表现。对于多毛女性中非经典型先天性肾上腺皮质增生症的患病率，不同研究显示的范围为 1%～15%。该病几乎总是归因于 21-羟化酶（P450 c21）缺乏，P450 c21 缺乏导致产生更多的 17-羟孕酮（21-羟化酶的底物和雄激素前体）和雄烯二酮。②肾上腺肿瘤：是雄激素过多的少见原因。一些肾上腺肿瘤是主要分泌睾酮的肾上腺皮质腺瘤，但大多数肾上腺肿瘤是肾上腺癌，通常不仅分泌雄激素（主要为 DHEA 和 DHEA-S），还分泌皮质醇；因此，此类女性可能有雄激素过多和库欣综合征的临床表现。部分肾上腺癌可能会丧失硫酸化 DHEA 的能力，所以血清 DHEA-S 值正常并不能排除肾上腺癌的诊断。尽管如此，但血清 DHEA-S 值明确升高可以提示肾上腺来源的肿瘤。③库欣综合征：促肾上腺皮质激素细胞腺瘤过度分泌 ACTH 所致肾上腺活性过强，不仅会引起皮质醇分泌过多，还会引起肾上腺雄激素分泌过多（通常导致多毛症）。虽然大部分库欣综合征女性有多毛症，但只有极少部分多毛症女性有库欣综合征。

3）外周来源：严重胰岛素抵抗综合征。若女性存在明显高胰岛素血症或严重胰岛素抵抗的综合征之一，则通常有多毛症。明显高胰岛素血症能够引起卵巢雄激素过多症，该过程可能通过胰岛素样生长因子-1 和胰岛素的卵泡膜细胞受体实现。胰岛素也降低了血清性激素结合球蛋白（SHBG）的浓度，从而增加了在任何血清总睾酮浓度时处于游离状态的血清睾酮比例。

4）药物：雄激素治疗（睾酮或 DHEA）可能与多毛症相关，如达那唑是一种过去常用来治疗子宫内膜异位症的药物，其使用也与多毛症相关。

（2）特发性多毛

家族性或体质性多毛症，有明显的家族发病倾向。多毛开始于青春期，以后数十年持续发展。患者无其他内分泌异常，月经正常，且血清雄激素浓度正常，并且无可识别的多毛症病因，则可以诊断为特发性多毛症，是一种排除性诊断。

2. 功能性卵巢囊肿与病理性卵巢囊肿的鉴别要点

在正常排卵的过程中，卵泡发育成熟，然后破裂释放卵子，随后是黄体的形成和退化。当卵泡不破裂并持续增长时会出现卵泡囊肿；当排卵后黄体不退化并且持续增大时会发生黄体囊肿。这些囊肿被称为生理性或功能性的，可自行消失，其与病理性卵巢囊肿的鉴别要点，见表 38-1。

表 38-1　生理性卵巢囊肿与病理性卵巢囊肿的鉴别点

	生理性卵巢囊肿	病理性卵巢囊肿
常见年龄	育龄期	各年龄段
发生时期	黄体期	月经各期
持续时间	2～3 个月消失	不能自行消失
大小	< 5 cm	> 5 cm
超声	囊性，单侧，内壁光滑	囊性或实性，单侧或双侧，可有结节
CA125	< 35 U/mL	> 35 U/mL

另外，功能性卵巢囊肿还可见于葡萄胎等滋养细胞疾病或超促排卵作用下的卵巢过度刺激综合征、部分型 17α- 羟化酶缺乏所致 CAH 患者的卵巢囊肿，以及垂体促性腺激素腺瘤导致的卵巢囊肿等。

病例点评

本例患者给人的初步印象是典型的女性多毛，且阴蒂较正常女性明显延长，提示存在"高雄激素血症"，但多次化验血显示雄激素水平并无明显升高，亦排除了肾上腺和（或）卵巢肿瘤、典型的 CAH 相关酶缺乏和胰岛素抵抗，这始终令我们对其多毛的病因感到费解。手术诊断的卵巢黏液性囊腺瘤，似乎与高雄激素血症的临床表现无明显相关。术后服用炔雌醇环丙孕酮，随诊多毛症状有所缓解。对于此类特殊的病例，理想的是行全外显子的基因检测以寻找诊断的突破点，但遗憾的是患者的母亲已经故去，无法进行比对性分析。

参考文献

1. YEUNG H, KAHN B, LY B C, et al. Dermatologic conditions in transgender populations. Endocrinol Metab Clin North Am, 2019, 48（2）: 429-440.

2. GAINDER S, SHARMA B. Update on management of polycystic ovarian syndrome for dermatologists. Indian Dermatol Online J, 2019, 10（2）: 97-105.

3. SHU S, DENG S, TIAN J Q, et al. The clinical features and reproductive prognosis of ovarian neoplasms with hyperandrogenemia: A retrospective analysis of 33 cases. Gynecol Endocrinol, 2019, 35（9）: 825-828.

4. MCMANUS S S, LEVITSKY L L, MISRA M. Polycystic ovary syndrome: Clinical presentation in normal-weight compared with overweight adolescents. Endocr Pract, 2013, 19（3）: 471-478.

5. CARMINA E, ROSATO F, JANNÌ A, et al. Extensive clinical experience:

Relative prevalence of different androgen excess disorders in 950 women referred because of clinical hyperandrogenism. J Clin Endocrinol Metab,2006,91(1):2-6.
6. VEXIAU P,CHASPOUX C,BOUDOU P,et al. Role of androgens in female-pattern androgenetic alopecia, either alone or associated with other symptoms of hyperandrogenism. Arch Dermatol Res,2000,292(12):598-604.
7. AZZIZ R,CARMINA E,SAWAYA M E. Idiopathic hirsutism. Endocr Rev,2000,21(4):347-362.

（李蕊　邓姗）

病例 39　高雄激素血症 – 高分化支持 – 间质细胞瘤

病历摘要

【基本信息】

患者，女，27 岁，未婚，G_3P_0（均为人工流产），LMP：2019 年 2 月 2 日。

13 岁初潮起月经基本规律，5～7 天/30 天，一直有痤疮，无体毛增多。24 岁起无明显诱因出现月经稀发，5 天/2～6 个月，量中，无明显痛经，伴有痤疮加重及体毛增多，否认精神压力增大、短期内剧烈体重波动，否认使用特殊药物。患者多次就诊于外院，查雄激素水平增高（具体不详）。2018 年 2 月至 10 月月经未自然来潮，同期阴道超声提示：子宫正常大小，内膜厚 4 mm；右侧附件未见异常；左卵巢内见一直径约 2.1 cm 囊腔，未见血流信号；甲状腺功能未见异常；血清睾酮 1 ng/mL、黄体酮 2.39 ng/mL；余性激素未见异常。炔雌醇环丙孕酮治疗期间月经规律，但多次复查性激素水平、睾酮水平始终增高，波动于 3.16～4.38 ng/mL，痤疮及多毛无改善。2019 年 2 月 21 日，月经来潮后未再服药，后无月经来潮。

【妇科检查】

本次 2019 年 5 月入院时停经 3 个月，我院超声提示：双侧肾上腺区域未见异常；子宫大小 5.1 cm × 3.6 cm，宫腔线分离 1.4 mm，单层内膜 1.5 mm；左卵巢最大切面卵泡 5～6 个，大者直径 3 mm，左卵巢内见低回声实性包块大小约 2.8 cm×2.5 cm×2.2 cm，边界规则，见丰富血流信号；右侧卵巢最大切面卵泡数 8～9 个，大者直径 6 mm。FSH 4.73 IU/L，LH 9.62 IU/L，E_2 49 pg/mL，P 2.7 ng/mL，T 2.72 ng/mL，PRL 20.7 ng/mL，17α-OHP 2.7 ng/mL；皮质醇及 ACTH 未见异常；血糖、血脂等代谢指标正常，OGTT 及同步胰岛素释放试验未见异常。CA125、CA199、AFP、CEA、β-hCG 均阴性。

查体：BMI 21.3 kg/m²，血压正常，Ferriman-Gallway（F-G）评分 3 分（上唇 2 分，胸部 1 分），面部痤疮略明显，无黑棘皮征，阴毛女性分布，阴蒂不大。

【治疗经过】

鉴于患者 17α-OHP 高于正常水平，行中剂量地塞米松抑制试验，当日清晨抽血查 AMH 4.49 ng/mL，T 3.38 ng/mL，DS 251 μg/dL；之后开始 0.75 mg 地塞米松 q6h×4 次口服，次日清晨抽血查刺激后激素水平 T 3.20 ng/mL、DS 153 μg/dL。行 hCG 激发试验，予重组人绒促性素 250 μg 清晨皮下注射，注射前 T 2.92 ng/mL，注射 24 小时后 T 3.66 ng/mL，上升幅度小于 1.5 倍，基本排除 CAH、PCOS 及卵泡膜细胞增生症导致的雄激素增高，考虑性索间质细胞瘤可能性大，择期行腹腔镜探查，术中见左卵巢增大直径约 5 cm，表面光滑，固有韧带侧皮质透黄，余盆腔、腹腔结构未见特殊。完整切除左侧附件，标本袋取出，剖视标本可见左卵巢内熟蛋黄样实性结构，质地脆，与卵巢皮质界线尚清晰。术后第二天复查 T 0.82 ng/mL。病理提示左卵巢高分化男性母细胞瘤；免疫组化 calretinin（+），CD99（+），EMA（−），Ki-67（3%），α-inhibin（+），CD56（+），WT-4（+），Melan-A（+）。

病例分析

1. 高雄激素血症的鉴别诊断

常见的高雄激素血症的病因包括卵巢来源的 PCOS、卵泡膜细胞增生症、性索间质肿瘤；肾上腺来源的非经典型先天性肾上腺皮质增生症（nonclassical congenital adrenal hyperplasia，NCAH）、Cushing 综合征、糖皮质激素抵抗、肾上腺瘤/癌；外周来源和其他原因（医源性等）4 类。结合本例患者入院前的基本情况，主要需要鉴别 PCOS、卵泡膜细胞增生症、NCAH，以及左附件来源的性索间质肿瘤 4 种情况。

（1）PCOS

PCOS 占女性高雄激素血症的 72.1%，但 PCOS 的雄激素通常是轻中度升高，一般不超过上限的 2 倍，且 PCOS 本身属于排除性诊断，需满足排除其他造成高雄激素血症或排卵异常的病因，常见的包括肾上腺、甲状腺、泌乳素等相关疾病。PCOS 的患者可合并糖脂代谢障碍。

（2）卵泡膜细胞增生症

卵泡膜细胞增生症其表现与 PCOS 非常类似，但较 PCOS 更为严重。患者缓慢进展出现男性化特征，有明显的胰岛素抵抗和高胰岛素血症，2/3 的患者血清总睾酮＞ 2 ng/mL，LH 通常水平较低。地塞米松抑制试验雄激素水平不能被抑制，但 hCG 刺激后雄激素水平可明显增高，OGTT 及同步胰岛素试验显著异常。

（3）NCAH

NCAH 占女性高雄激素血症的 4.3%，其中 90% 为 21- 羟化酶活性不同程度的缺失，但其临床表现可以与 PCOS 十分相似，部分患者可有阴蒂增大等男性化表现。

（4）分泌雄激素的性索间质肿瘤

分泌雄激素的卵巢性索间质肿瘤占卵巢肿瘤的7%，常为低恶性潜能的实性肿块，常见的三大症状：腹部肿块，由于卵巢扭转、肿瘤破裂出血引起的腹痛，和由于性激素分泌造成的相关症状。基础总睾酮>2 ng/mL时应怀疑男性化肿瘤的存在；>3.5 ng/mL表明存在男性化肿瘤。手术方式主要为患侧附件切除，少部分转移或初次手术后复发的患者生存期往往很长（>10年），但由于肿瘤对化疗不敏感，应选择减瘤手术。

2. 关于诊断NCAH的肾上腺功能刺激／抑制试验

怀疑NCAH时应该首先进行17α-OHP的测定，因为即使是在 *CYP21A2* 基因型相同的家系内部，NCAH的临床表现也可以非常多样。清晨基础17α-OHP在2～10 ng/mL（6～30 nmol/mL）时应该进一步进行ACTH激发试验。这一水平对青春期患者也适用。

ACTH激发试验应在卵泡期的清晨进行，250 μg的ACTH一次静脉推注，在注射后的第30 min和第60 min测量血17α-OHP水平，超过10 ng/mL时可作为NCAH的生化诊断值。在获得生化证据后应进一步明确 *CYP21A2* 基因型，这不仅是为了获得诊断，更是为了明确CAH的严重程度。此外需要注意的是即使有 *CYP21A2* 严重突变的携带者，也可以有正常的基础态和激发态ACTH水平。

此外，也可以进行中剂量地塞米松抑制试验辅助诊断NCAH，其原理是通过人工合成的地塞米松抑制ACTH的过量释放，从而使肾上腺来源的雄激素水平随之下降。在地塞米松抑制试验之前应注意正常饮食和作息。在第一日开始口服地塞米松0.75 mg q6h×4次。第一日清晨开始服药前和第二日清晨，抽血查硫酸脱氢表雄酮，若与第二日相比第一日被抑制大于 50% 以上，则支持先天性肾上腺皮质增生的诊断。另外，也可以在服药前一天和服药后一天测量 24 小时尿液中的 17- 生酮类固醇（17-KGS）水平，同样被抑制超过 50% 可以支持诊断。

地塞米松抑制试验包括过夜单剂量、小剂量、大剂量和中剂量 4 种，其根本目的是明确过多的雄激素是否为肾上腺来源，肾上腺来源的高雄激素疾病又包括 CAH、Cushing 综合征、皮质醇抵抗、肾上腺瘤 / 癌。而 ACTH 激发试验是更为推荐的诊断 CAH 的方式。

病例点评

我们曾对 33 例卵巢肿瘤来源的高雄激素血症病例进行回顾性分析，证实卵巢性索间质肿瘤是导致女性高雄激素血症的最常见肿瘤，其中又以类固醇细胞瘤、Leydig 细胞瘤和男性母细胞瘤最常见。显著高雄激素血症高度提示性索间质肿瘤，但无法根据雄激素水平预测或判断肿瘤的病理亚型。自出现高雄激素水平的临床症状和体征到影像学发现可测量的实性肿瘤，平均的病程时间为 41 个月（3 个月～10 余年），不同的病理类型之间也没有显著差异。雄激素的水平与肿瘤大小、多毛、痤疮、阴蒂增大等体征并无明确正相关。此类肿瘤绝大多数位于卵巢皮质下方，表面虽光滑，但与正常卵巢组织无明确界线。总体恶性程度低，绝大多数患者行单侧附件切除后，无须辅助化疗，复发率低，生殖预后良好。

在支持–间质细胞瘤中，高分化 100% 生存，中分化 10% 为恶性，低分化或伴异源成分 2 年内复发率高，伴有腹腔积液、卵巢外转移者预后差。

参考文献

1. CARMINA E,DEWAILLY D,ESCOBAR-MORREALE H F,et al. Non-classic congenital adrenal hyperplasia due to 21-hydroxylase deficiency revisited:An update with a special focus on adolescent and adult women. Hum Reprod update,2017,23(5):580-599.
2. MELMED S,KENNETH P,LARSEN P R,et al. Williams textbook of endocrinology. New York:Elsevier,2016.
3. LARRY JAMESON. Harrison's principles of internal medicine. Berlin:Springer,2018.

（张多多　邓姗）

第七章 围绝经期

病例 40　围绝经期乳腺癌病史反复雌激素水平升高和内膜厚

病历摘要

【基本信息】

患者女性，49 岁，G_2P_1。因"右侧乳腺癌术后内分泌治疗 4 年，发现子宫内膜增厚 1 年余"，为行宫腔镜检查入院。既往月经规律，12 岁初潮，7 天 /30 天，量偏多，无痛经（-）。2014 年 10 月因右乳腺癌在当地医院行右侧乳腺癌改良根治术，术后病理：右乳腺导管内癌，灶性呈浸润性导管癌改变，浸润灶直径约 0.2 cm，术后口服他莫昔芬 2 片 / 日至今，定期 B 超随诊。

【妇科检查】

2 年前超声发现：子宫内膜厚 1.2 cm，右附件区囊肿 4.1 cm×2.5 cm。半年后复查超声：子宫内膜厚 1.0 cm，右附件区囊肿 2.3 cm×2.0 cm，未予特殊处理。又间隔半年复查超声提示子宫内膜厚 0.8 cm，回声欠均，内见小无回声区；左附件区见多个无回声，较大者 3.0 cm×2.1 cm，右卵巢内见低回声，直径 0.5 cm，部分边界欠清。患者服用他莫昔芬期间月经周期 7 天 /1～7 个月，近期曾因闭经 6 个月，门诊予地屈孕酮 20 mg/d，共 7 天，无撤退性出血。结合性激素 6 项：LH 12.77 IU/L，FSH 29.56 IU/L，E_2 1103.94 pg/mL，P 1.35 ng/mL，T 0.68 ng/mL，PRL 4.27 ng/mL，再次予黄体酮针 40 mg 肌内注射 3 天，撤血 2 天，量少，仅用护垫。再次复查性激素 6 项：LH 11.31 IU/L，FSH 31.87 IU/L，E_2 877.4 pg/mL，P 0.71 ng/mL，T 0.13 ng/mL，PRL 5.21 ng/mL。内膜厚 1.0 cm。

【治疗经过】

入院后择期在静脉麻醉下行"宫腔镜检查＋治疗术"（图 40-1），术中见子宫后壁内膜不规则增厚，宫底左侧壁可见多发息肉，最大直径均小于 1 cm，切除子宫内膜息肉及子宫后壁内膜，烧灼基底部及前壁内膜，整体宫腔焦化无出血。手术顺利，术后病理：不规则增生期子宫内膜，部分呈息肉状增生。

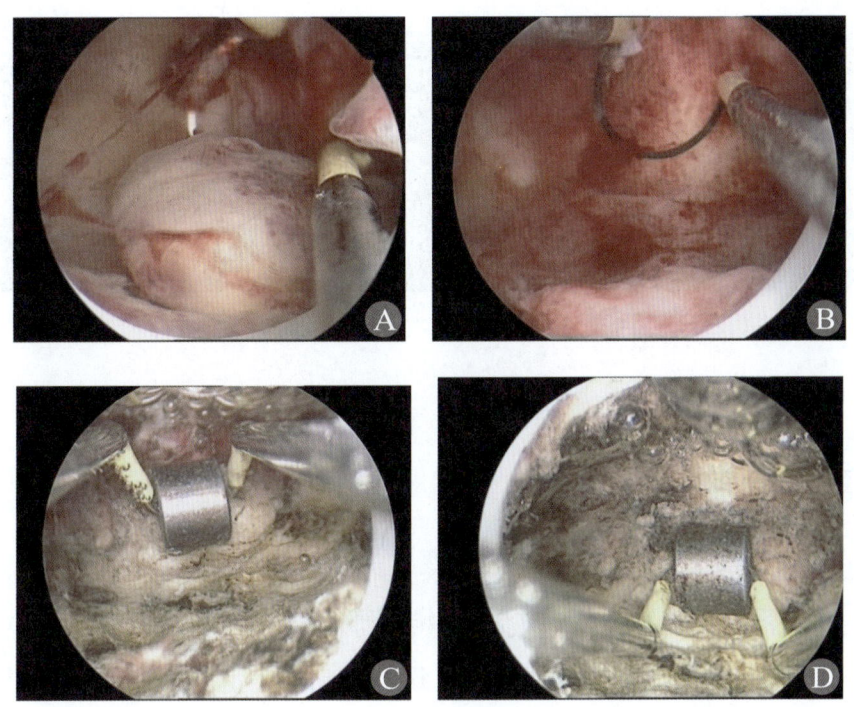

A：宫腔可见多发息肉，直径＜1 cm；B：子宫后壁内膜不规则增厚；C：病灶切除后的宫腔；
D：内膜烧灼后的宫腔。

图40-1　术中所见

此次术后患者仍服用他莫昔芬2片/日，术后2个月阴道超声：子宫7.1 cm×5.8 cm×5.5 cm，内膜厚1.2 cm，回声欠均，内可见小无回声区。子宫后壁小肌瘤，双侧附件小无回声区。MRI（图40-2）：子宫内膜增厚，多发结节样长T_2信号，结合带增宽，双侧附件区囊性长T_2信号，卵巢囊肿可能。后多次复查性激素六项，始终未达到典型绝经水平，雌激素水平在65～341 pg/mL波动，内膜最薄时为0.6 cm，曾于门诊行内膜取样送病理无特殊，结合患者无AUB复发，仍在密切监测随诊中。

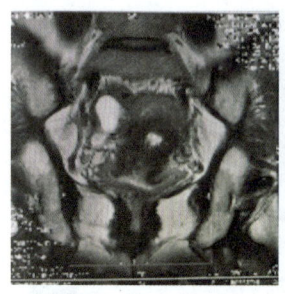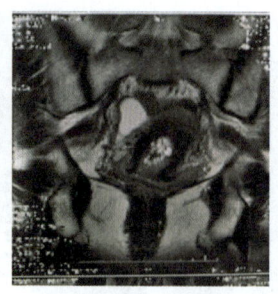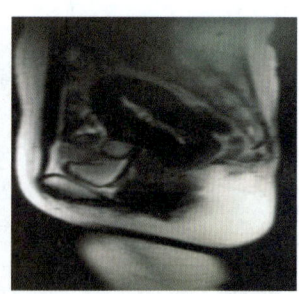

图 40-2　宫腔镜术后 2 个月 MRI

病例分析

1. 他莫昔芬与子宫内膜病变的关系

他莫昔芬是选择性雌激素受体调节剂（selective estrogen receptor modulator，SERM）的一种，其成分为三苯乙烯衍生物，分子结构与雌二醇相似，其抗癌机制主要是通过与雌二醇竞争结合细胞内雌激素受体，形成稳定的复合物并转运至细胞核内，使细胞内雌激素受体被耗竭，阻断雌二醇体内吸收，从而抑制雌激素受体阳性的乳腺癌细胞生长。因此，对于非转移性、雌激素受体阳性的乳腺癌患者，内分泌治疗能够一致地改善生存结局，并且不良反应较小。他莫昔芬作为乳腺癌患者的辅助内分泌治疗主要药物在临床上已经成为共识。

他莫昔芬作为雌激素受体调节剂，在治疗乳腺癌的同时，也会产生一系列的不良反应。目前的研究表明，他莫昔芬对子宫内膜的作用，随着雌激素水平的不同而变化。在绝经前妇女（高雌激素水平）中，他莫昔芬表现的是雌激素竞争性抑制作用，而在绝经后妇女（雌激素水平低）中，却体现出雌激素激动模式。大部分基础研究也证实，长期使用他莫昔芬的围绝经期及绝经后患者，体内的雌激素水平是明显升高的，这与患者的临床表现是符合的。然而，乳腺癌妇女服用他莫昔芬后发生的子宫内膜病变，以子宫内膜息肉最为常见，其次是子宫内膜增生及子宫内膜癌变。Chan 等报道，服用他莫昔芬后子宫内膜息肉、子宫内膜增生、子宫内膜癌的发生率分别为 5%～35%、4.7%～16%、0.8%～5%，其中子宫内膜息肉恶变率为 0.5%。

2. 孕激素治疗对乳腺癌患者的影响

目前对于他莫昔芬导致的子宫内膜病变的治疗，如子宫内膜癌、子宫内膜息肉、子宫内膜不典型增生等的治疗与普通患者在手术治疗上无显著差别，但对于预防息肉的复发、子宫内膜增生的长期管理，甚至子宫内膜癌前病变或早期子宫内膜癌保留生育功能的治疗上，往往因为孕激素对乳腺的影响而顾虑较多。其中用于逆转子宫内膜增生的人工合成的高效孕激素，如甲地孕酮、甲羟孕酮等，已有研究证实增加了乳腺癌复发的风险，所以对于长期服用他莫昔芬引起的子宫内膜增生是不合适的。LNG-IUS（左炔诺孕酮宫内缓释系统）目前在子宫内膜病变治疗过程中的应用范围越来越广泛，并且取得了良好的效果。虽然它的显著特点是子宫局部药物浓度高而血药浓度很低，但长期使用产生的乳腺癌风险仍然证据不足而存有争议。一项来自挪威的大型前瞻性研究纳入挪威女性与癌症研究中的 104 318 例女性，其中 9144 例使用过 LNG-IUS（放置中位年龄 44 岁，平均使用 4 年），95 174 例从未使用过 LNG-IUS，平均随访 12.5 年。结果显示，与从未使用 LNG-IUS 的女性相比，LNG-IUS 不增加乳腺癌发生风险，RR =1.03（95% CI：0.91～1.17）；与从未使用 LNG-IUS 的女性相比，既往 LNG-IUS 使用者、目前正在使用 LNG-IUS 者、LNG-IUS 使用＞5 年者的乳腺癌发生相对风险分别为 0.79（95% CI：

0.64~0.98）、0.97（95% *CI*：0.80~1.19）和0.88（95% *CI*：0.68~1.16）。这提示正在使用LNG-IUS，以及使用>5年者，乳腺癌风险未增加，而既往LNG-IUS使用者的乳腺癌风险显著降低21%。而2017年发表在《新英格兰医学杂志》的研究显示，使用激素避孕方法可能增加患乳腺癌的风险。该研究纳入丹麦所有15~49岁无恶性肿瘤或静脉血栓栓塞史且未接受过不孕治疗的女性，评价使用激素避孕与浸润性乳腺癌风险之间的相关性。对180万女性平均随访10.9年（共1960万例/年）期间，共发生了11 517例乳腺癌。与从未使用者相比，目前和最近使用LNG-IUS与乳腺癌风险显著增加相关（LNG-IUS：*RR*=1.21，95% *CI*：1.11~1.33）。不同使用期限的风险没有显著变化（使用<1年：1.37，95% *CI*：1.04~1.79；使用1~5年：1.26，95% *CI*：1.10~1.43；使用时间5~10年：1.27，95% *CI*：1.09~1.48；使用>10年：1.25，95% *CI*：1.00~1.56，*P*=0.95）。芬兰一项研究纳入国家医疗补偿登记处1994—2007年使用LNG-IUS治疗或预防月经过多的30~49岁女性，以及55岁之前和2012年底诊断出的乳腺癌患者。结果共纳入93 843例女性，其中有2015例女性诊断为乳腺癌（1 032 767例女性/年），与一般女性人群相比，使用LNG-IUS的患者患导管型乳腺癌[标准化发病率（standard incidence rate，SIR）=1.20，95% *CI*：1.14~1.25]和小叶型乳腺癌（SIR=1.33，95% *CI*：1.20~1.46）的风险均增加。在放置至少两次LNG-IUS的女性中发现风险最高，其小叶型乳腺癌的SIR为1.73（95% *CI*：1.37~2.15）。LNG-IUS不仅与小叶型乳腺癌的风险增加有关，也与导管型乳腺癌的风险增加有关。在进行长期孕激素管理时，目前相对安全和适宜的做法是间断使用地屈孕酮或天然孕激素，可充分转化子宫内膜，与其他合成孕激素相比并不增加乳腺癌和血栓的风险。

病例点评

对于有乳腺癌病史，且需要长期口服他莫昔芬辅助内分泌治疗的患者，通常采取每 4～6 个月复查超声的策略，筛查内膜增生性病变。对于月经稀发、内膜增厚的育龄期患者，可采用间断天然孕激素或地屈孕酮撤退的方法诱导月经和拮抗内膜增生，其子宫内膜发生恶性病变的风险不高。而对于围绝经期和绝经后患者，则需密切关注，警惕恶变，必要时可行宫腔镜检查，定位活检提高诊断准确率。

该患者除反复的子宫内膜增厚外，还存在高雌激素血症的危险因素，因来源不清，既不能用围绝经期规律解释，也不能用他莫昔芬用药来解释，也没有肿瘤证据，是否值得行全子宫双附件切除令人纠结。更重要的是患者的子宫内膜始终存在影像学的异常表现，无论药物治疗或手术治疗，目前效果均不理想。如何界定安全范围是难点问题。

参考文献

1. American College of Obstetricians and Gynecologjsts Committee on Gynecologic Practice. ACOG committee opinion. No. 336：Tamoxifen and uterine cancer. Obstet Gynecol，2006，107（6）：1475-1478.
2. 中华医学会妇产科学分会绝经学组，中国医学科学院北京协和医学院，北京协和医院妇产科. 围绝经期异常子宫出血诊断和治疗专家共识. 中华妇产科杂志，2018，53（6）：396-401.
3. GIELEN S C J P，SANTEGOETS L A M，HANIFI-MOGHADDAM P，et al. Signaling by estrogens and tamoxifen in the human endometrium. J Steroid Biochem Mol Biol，2008，109（3/5）：219-223.
4. YANG H，ZONG X，YU Y，et al. Combined effects of goserelin and amoxifenon

estradiol level, breast density, and endometrial thickness in premenopausal and perimenopausal women with early-stage hormone receptor-positive breast cancer: Arandomised controlled clinical trial. British Journal of Cancer, 2013, 109（3）: 582-588.

5. JAREID M, THALABARD J C, AARFLOT M, et al. Levonorgestrel-releasing intrauterine system use is associated with a decreased risk of ovarian and endometrial cancer, without increased risk of breast cancer. Results from the NOWAC Study. Gynecol Oncol, 2018, 149（1）: 127-132.

6. MØRCH L S, SKOVLUND C W, HANNAFORD P C, et al. Contemporary hormonal contraception and the risk of breast cancer. N Engl J Med, 2017, 377（23）: 2228-2239.

7. SOINI T, HURSKAINEN R, GRÉNMAN S, et al. Levonorgestrel-releasing intrauterine system and the risk of breast cancer: A nationwide cohort study. Acta Oncol, 2016, 55（2）: 188-192.

（张丽丽　邓姗）

病例 41　围绝经期异常子宫出血

病历摘要

【基本信息】

患者，女，52 岁，G_4P_1。

13 岁初潮，既往月经规律，7 天 /30 天，量中，痛经（−）；约 2 年前开始出现经期变短，经量减少，月经周期仍准；2016 至 2017 年反复眩晕，曾用克龄蒙，用药期间因头痛明显而停药。2018 年 2 月无诱因突发大量阴道出血伴头晕，于外院就诊用"雌激素"止血，效果欠佳，诊刮后血止。术后病理：增殖期子宫内膜；术后用芬吗通治疗 6 个月，用药期间月经规律。从 2018 年 8 月起外院改为单用雌激素治疗，2019 年 3 月 8 日起点滴出血，3 月 15 日出血量多，为年轻时经量多时的 2 倍，3 月 24 日出血减少，但仍淋漓不尽；4 月 3 日中午突发阴道大量出血，无头晕、眼花，自行服用克龄蒙 1 片 / 日（单雌激素片）来我院就诊。

【妇科检查】

血常规：Hb 137g/L，PLT 222×10^9/L，凝血（−），β-hCG < 1 IU/L；FSH 16.9 IU/L，LH 3.78 IU/L，E_2 58.62 pg/mL，P 0.95 ng/mL，T 0.11 ng/mL，PRL 9.52 ng/mL；盆腔超声：子宫 6.2 cm × 5.2 cm × 4.8 cm，内膜 0.6 cm。

外阴轻度血污，阴道出血量较多，颜色鲜红，宫颈轻糜，见新鲜血液自宫颈口流出，主诉每次出血时肛门刺激症状明显。

【治疗经过】

急诊予芬吗通（2/10）+氨甲环酸片治疗，服药后阴道出血减少，嘱继续周期性服药，观察阴道出血情况。后未规律用药，2019年7月17日因停经3个月，皮肤蚁行感，潮热出汗、关节痛、阴道干涩，再次于我院就诊。性激素：FSH 83.58 IU/L，LH 50.37 IU/L，E_2 40 pg/mL，P 0.29 ng/mL，T 0.18 ng/mL，PRL 13.8 ng/mL。超声提示子宫内膜0.7 cm。完成绝经激素治疗前相关检查后用黄体酮胶囊100 mg qd×10天，来月经后改用替勃龙片1.25 mg qd。

病例分析

1. 围绝经期雌孕激素的生理特点

围绝经期（perimenopausal period）是指从卵巢功能逐渐衰退直至绝经后1年内。在围绝经早期，卵巢的卵泡活性开始衰退，卵泡质量降低、卵泡数量明显减少，在月经中期雌激素水平不足以对LH产生正反馈，不会发生排卵，而体内的小卵泡仍然在分泌雌激素，此阶段的雌激素并不低并呈波动状态，而没有排卵就没有孕激素产生，因此整体处于雌激素相对过剩、孕激素不足的状态。当卵泡完全耗竭，完全停止发育后，雌激素水平迅速下降。孕激素和雌激素水平下降，减少了对垂体的负反馈，导致FSH和LH水平的上升。生理周期逐渐停止排卵，最终卵泡的发育停止。雌二醇的合成变得不足以刺激子宫内膜，绝经就出现了。

2. 围绝经期异常子宫出血的药物选择

围绝经期异常子宫出血的关键仍然是要努力明确病因，诊断并进行相关的治疗。对于最常见的排卵障碍引起的AUB-O，治疗包括药物治疗与手术治疗。

药物治疗包括激素治疗与非激素治疗；非激素治疗指氨甲环酸抗纤溶治疗或 NSAID 等，可用于一般性止血的常规用药，或出血症状不重而不愿或不能使用性激素治疗的患者。激素治疗包括孕激素、COC 及 GnRHa。其中孕激素是围绝经期最常用的药物，包括天然黄体酮、地屈孕酮、炔诺酮、醋酸甲羟孕酮（medroxyprogesterone acetate，MPA）和 LNG-IUS 等。考虑到围绝经期血栓风险增加，大剂量 COC 不作为急性出血患者的选择。GnRHa 无血栓风险，但因费用高且用后低雌症状重，一般不常规使用。对于淋漓出血、月经延迟等情况，可使用天然黄体酮或地屈孕酮撤退，而对于引起贫血的大量出血则通常需要高效合成类孕激素的内膜萎缩法进行治疗。急性期血止后通常需要维持药物管理半年以上。鉴于围绝经期排卵障碍改善的可能性不大，遂建议根据卵巢储备功能的不同，选择长效治疗措施，如左炔诺孕酮宫内缓释系统进行长期管理。对于临近绝经的患者，可选择天然黄体酮或地屈孕酮定期撤退，平稳过渡到绝经。

病例点评

本例围绝经期患者，2 年前开始的经期缩短提示其卵巢功能下降，进入生殖衰老分期（stages of reproductive aging workshop，STRAW）+10 中的绝经过渡期早期。在此阶段往往以孕激素缺乏为主要特点，而"反复眩晕"的症状也非雌激素缺乏的典型症状，短期的人工周期治疗也证实无效。对于有子宫的患者，即便绝经后激素补充，也一定要与雌孕激素配伍，以减少单纯雌激素对子宫内膜的增生效应，预防癌变。芬吗通是一种生理剂量的人工周期药物，在急性出血的止血中，理论上就不会效果太好，因为在子宫急性、大量出血的情况下，需要用大剂量雌激素修复内膜（围绝经期妇女不推荐），或

大剂量孕激素萎缩或转化内膜，总体而言本例的用药选择是不够合理的，建议从中汲取经验。

参考文献

1. 中华医学会妇产科学分会绝经学组. 围绝经期异常子宫出血诊断和治疗专家共识. 中华妇产科杂志，2018，53（6）：396-401.
2. JAMES A H，KOUIDES P A，ABDUL-KADIR R，et al. Evaluation and management of acute menorrhagia in women with and without underlying bleeding disorders：Consensus from an in- ternational expert panel. Eur J Obstet Gynecol Reprod Biol，2011，158（2）：124-134.
3. American College of Obstetricians and Gynecologists. ACOG committee opinion no. 557：Management of acute abnormal uterine bleeding in nonpregnant reproductive-aged women. Obstet Gynecol，2013，121（4）：891-896.
4. MUNRO M G，MAINOR N，BASU R，et al. Oral medroxyprogester-one acetate and combinationoral contraceptives for acute uterine bleeding：A randomized controlled trial. Obstet Gynecol，2006，108（4）：924-929.
5. 中华医学会妇产科学分会妇科内分泌学组. 排卵障碍性异常子宫出血中国诊治指南. 中华妇产科杂志，2018，53（12）：801-807.
6. 排卵障碍性异常子宫出血诊治路径共识专家组，中华预防医学会生育力保护分会生殖内分泌生育保护学组. 排卵障碍性异常子宫出血诊治路径. 生殖医学杂志，2020，29（6）：703-715.

（黄琳　邓姗）

病例 42　绝经激素治疗继发的子宫内膜复杂性增生

病历摘要

【基本信息】

患者，女，51岁，G_2P_1。主因"45岁自然绝经，绝经激素治疗6年余，发现内膜增厚2天"就诊。

患者身高160 cm，体重68 kg，BMI 26.6 kg/m²。既往月经规律。6年前自然绝经，围绝经期开始激素治疗，开始予克龄蒙，此后长期予替勃龙0.5片 qd，定期复查未见明显异常。2019年5月28日，复查超声示内膜增厚，1.6～1.7 cm，内回声偏强，可见数个囊性回声，较大者0.5 cm×0.5 cm，边界清，未见血流。

【治疗经过】

入院后择期在全身麻醉下行"宫腔镜检查+内膜息肉切除术"。术中探宫腔深8 cm，检查镜下见：宫腔后壁近左侧可见息肉，大小为2 cm×1.5 cm，蒂部较宽。予卵圆钳拧除大部分息肉，宫腔镜下切除剩余部分，并取内膜活检，再次检查宫腔形态规则，双侧输卵管开口可见。术后恢复可。病理示：子宫内膜息肉，部分区域腺体呈复杂性增生（图42-1）。术后门诊随访，予雌二醇凝胶（爱斯妥）外用（1卡尺/日），地屈孕酮5 mg qd，3～6个月后行内膜活检。

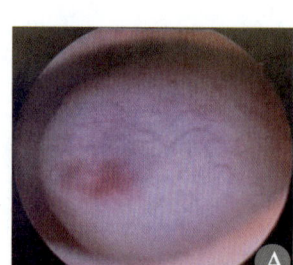
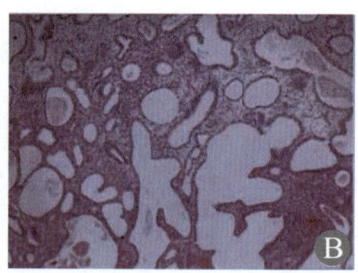

A：宫腔后壁近左侧 2 cm×1.5 cm 息肉，蒂部较宽；B：病理 HE 染色，子宫内膜息肉，部分区域腺体呈复杂性增生。

图 42-1　宫腔镜术中所见

病例分析

1. 绝经后无症状性子宫内膜增厚的子宫内膜癌 /EIN 风险

子宫内膜癌是最常见的妇科恶性肿瘤，通常表现为绝经后异常出血，其中内膜厚度 ≤ 4 mm 对子宫内膜癌具有高达 99% 的阴性预测价值。同时，现在临床上许多绝经后女性会将经阴道超声检查作为常规的妇科检查，许多女性均能发现"子宫内膜增厚"，其中绝经后无症状性子宫内膜增厚至 ≥ 11 mm 时子宫内膜癌的风险类似于内膜增厚伴有出血的女性，因此绝经后无症状性子宫内膜增厚至 ≥ 11 mm 时建议活检。

9 篇文章中共 4751 名绝经后无症状子宫内膜增厚女性的 Meta 分析数据表明，内膜厚度 ≥ 11 mm 的患者中子宫内膜癌的发病率为 2.0%～67.3%，平均为 25.5%，由于研究的选择偏差，实际发病率会远远低于 25.5%。子宫内膜癌和（或）子宫内膜不典型增生的发病率为 0.1%～6.0%，平均为 2.4%。其中内膜厚度 < 11 mm 的女性子宫内膜癌 / 子宫内膜不典型增生发病率为 0.1%～5.1%，平均为 1.7%，而内膜厚度 ≥ 11 mm 的女性中子宫内膜癌 / 子宫内膜不典型增生的

发病率为 0～15%，平均为 6.5%，内膜厚度 ≥ 11 mm 组的 RR 为 2.59（95% CI：1.66～4.05），因为研究纳入内膜厚度 ≤ 4 mm 的女性的明显缺失，因此内膜厚度 ≥ 11 mm 组的实际相对危险度还会更高，意味着绝经后女性无症状性子宫内膜增厚者，当内膜厚度 ≥ 11 mm，子宫内膜癌 / 子宫内膜不典型增生的风险明显增高。然而这篇 Meta 分析选用的研究之间异质性较高，且研究将使用他莫昔芬、MHT 或其他可能导致内膜增厚药物的女性排除了，因此在绝经后无症状性子宫内膜增厚的女性中的子宫内膜癌 / 子宫内膜不典型增生风险还有待更多的研究。

子宫内膜增生与子宫内膜癌危险因素相似，大多由于子宫内膜暴露于持续的雌激素而无孕激素拮抗，内源性或外源性激素均可导致该效应，虽然在接受雌激素治疗的同时给予孕激素能够大大降低子宫内膜增生和子宫内膜癌的风险，但对有内膜病变的患者使用 MHT 时需要十分慎重，且对于有子宫的女性需要定期评估子宫内膜的情况。

2. 绝经后子宫内膜息肉的良恶性预测

绝经后女性子宫内膜息肉可能出现绝经后出血，也可能表现为无症状，因此，绝经后女性子宫内膜息肉的实际发病率是未知的，有研究表明，在绝经后出血的女性中子宫内膜息肉的平均发病率为 5.3%～32.9%，而在绝经后无症状的女性中其发病率为 13%～37.9%。

关于内膜息肉的处理，良性外观的息肉是否应当摘除还缺乏共识。在一项包含 2625 名绝经后出血女性的研究中，16% 的女性宫腔镜下可见良性外观的息肉，其余子宫内膜背景未见异常，其中良性子宫内膜息肉与发生增生或恶变的子宫内膜息肉分别占 92% 及 8%

（其中内膜增厚不伴不典型增生的为2.3%，内膜增厚伴不典型增生的为4.7%，内膜癌的为1%），可以看出在外观为良性的息肉中，增生和恶变的发生率还是高的，因此直到宫腔镜下能够有可靠的预测良恶性的标准之前，绝经后女性的子宫内膜息肉都应当予以摘除。既往研究表明，子宫内膜息肉发生的危险因素包括年龄、高血压、肥胖、使用他莫昔芬、激素替代治疗等，而BMI和子宫内膜厚度为外观良性子宫内膜息肉发生增生或恶变的独立预测因子，当内膜厚度≥10.8 mm时，外观良性子宫内膜息肉发生增生或恶变的风险增加为5.5倍，当BMI≥32.5 kg/m^{2}时，增生或恶变风险增加为3.5倍。此外，BMI每增加1 kg/m^2，OR增加7%，而子宫内膜厚度每增加1 mm，OR增加10%，但在该研究中患者年龄、绝经时长、种族、是否复发性绝经后出血、糖尿病、高血压和他莫昔芬的使用并不会增加子宫内膜息肉的增生或恶变风险。另外，绝经后子宫内膜息肉有无症状也会使息肉增生和恶变风险不同，有文献报道，绝经后出血的女性子宫内膜息肉增生或恶变风险为无症状组的4.4倍。

另外，针对绝经后出血女性内膜病变的评估，不同方法的准确性不同，针对不同类型内膜病变的效果也不同。子宫内膜活检与诊刮术相比，针对子宫内膜癌、不典型增生和其他良性病变的灵敏度分别为100%、92%和76%。与宫腔镜下取病理的结果相比，则相应的灵敏度分别为90%、82%及39%。内膜活检的加权失败率为11%（1%～53%），无效取样率也达31%（7%～76%），而在这些女性中，内膜癌或癌前病变的发生率为7%（1%～18%）。这提示内膜活检的准确性有限，在获得良性结果时仍然需要注意有无局灶病变。

本例患者子宫内膜厚度达16～17 mm，虽无绝经后出血，但子宫内膜息肉发生增生或恶变风险仍高，因此应当积极随访，随访时采用宫腔镜或诊刮术效果更好，仅采用内膜活检有漏检可能。

3. 绝经后子宫内膜复杂性增生的处理

子宫内膜增生的特征为子宫内膜腺体增生，导致腺体/间质的比值高于正常增生的子宫内膜，其中复杂性增生腺体/间质比高，腺体排列紊乱，存在管腔外翻。而根据 2015 年 WHO 的分类系统，增生是否伴异型性，即是否伴不典型增生是预测是否进展为癌症的重要因素。

由于子宫内膜病变常常由无拮抗的雌激素长期刺激作用而引起，而绝经后女性由于卵巢功能衰竭雌激素水平较低，因此绝经后子宫内膜增生的所有治疗策略均应包括同时去除外源性或内源性的无拮抗雌激素。

对于子宫内膜复杂性增生不伴不典型增生，20 年内发展为子宫内膜癌的风险＜ 5%，通过观察随访，超过 80% 患者可转归正常，因此对于此类患者可采用孕激素或期待治疗，个别情况可手术治疗。为了预防少部分患者癌变，在无孕激素禁忌（如血栓栓塞性疾病、重度肝功能障碍、孕激素受体阳性的乳腺癌、过敏等）时，孕激素治疗是不伴异型性的 EH 的标准治疗，其中曼月乐最有效，为首选，但绝经后女性子宫萎缩等不能使用曼月乐时也可口服孕激素，其中连续治疗更推荐（甲羟孕酮 10 ～ 20 mg/d、炔诺酮 10 ～ 15 mg/d，连续用药 3 ～ 6 个周期）。期待治疗或孕激素治疗过程中需要至少 6 个月复查一次内膜组织学检查，在至少有连续 2 次间隔 6 个月的组织学检查结果为阴性后可考虑终止随访。但在仍存在内膜增生及癌变高风险的患者，则建议长期、定期使用孕激素治疗并至少 6 个月随访 1 次，在 2 次转阴后改为每年活检随访 1 次。大多数 EH 患者可经规范孕激素治疗逆转至正常。在下列情况下可考虑选择手术切除全子宫：①随访过程中进展为子宫内膜不典型增生而不愿意继续药

物治疗；②完成孕激素规范治疗后复发的子宫内膜增生；③ EH 治疗 12 个月内膜无逆转；④持续的 AUB；⑤不能定期随访或治疗依从性差的患者。还有一些其他治疗方法，如芳香化酶抑制剂（如阿那曲唑、达那唑）可通过阻断 EH 患者内源性雌激素生成进行治疗；二甲双胍通过抗增生及降低胰岛素抵抗，在肥胖女性孕激素治疗中起作用；减肥手术也可通过减少脂肪产生的雌激素发挥作用；但这些治疗还需更多研究支持。

对于绝经前子宫内膜复杂增生伴不典型增生，有 14%～30% 发展为子宫内膜癌，同时合并子宫内膜癌的比例也很高，因此首选手术治疗，推荐筋膜外全子宫切除术，可同时行双侧输卵管切除减少卵巢癌的发生风险。在手术中肉眼视诊和冰冻切片来评估有无子宫内膜癌及卵巢病变等。不建议内膜切除术。如仅为不典型增生也不建议切除双侧卵巢。如患者因合并症或手术风险高等不能手术时，可使用孕激素治疗并进行定期评估。其他治疗方法，如宫腔镜切除病灶及周围组织 +MA160 mg 6 个月、二甲双胍联合孕激素、GnRHa 等方案，这些治疗方案的效果需要更多临床研究支持。

该患者宫腔镜检查及病理为复杂增生，未伴不典型增生，可使用孕激素治疗，6 个月后进行随访，根据下一次病理结果进行下一步治疗方案的确定。

病例点评

由上述可知，尽管绝经后出血是最应该警惕的内膜癌变迹象，但无出血的子宫内膜增厚达到一定程度以后，也需要重视和进一步检查。在内膜增厚的患者中，尽管良性息肉的可能性很大，但亦存在 8% 左右的癌变率，其中内膜的总体厚度和 BMI 是预测癌变的参考因素。当然，最准确的方法是宫腔镜检查+病理，内膜活检尽管更方便，但毕竟准确率有限，越是偏良性的病变越容易遗漏，提示应有一定的警惕性。至于绝经后复杂性增生的处理，尽管总的原则是癌变率低，容许观察和随诊，但从另一方面考虑，如果患者未来继续MHT的可能性大，是否切除子宫后用单纯雌激素治疗，总体的利弊风险效益更佳呢？专门针对绝经后复杂性增生处理得比较性研究不多，

可能临床上呈现更多的是多样化的个体抉择（既有医生的成分也有患者的成分），值得进一步关注和积累。本例患者，建议术后3～6个月复查宫腔镜检查、内膜活检，再决定下一步的处理。

参考文献

1. ALCÁZAR J L, BONILLA L, MARUCCO J, et al. Risk of endometrial cancer and endometrial hyperplasia with atypia in asymptomatic postmenopausal women with endometrial thickness ≥11 mm：A systematic review and meta-analysis. Journal of clinical ultrasound，2018，46（9）：565-570.

2. GHOUBARA A, SUNDAR S, EWIES A A A. Predictors of malignancy in endometrial polyps：study of 421 women with postmenopausal bleeding. Climacteric，2018，21（1）：82-87.

3. VAN HANEGEM N, PRINS M M C, BONGERS M Y, et al. The accuracy of endometrial sampling in women with postmenopausal bleeding：A systematic review and meta-analysis. Eur J Obstet Gynecol Reprod Biol，2016，197：147-155.

4. SANDERSON P A, CRITCHLEY H O D, WILLIAMS A R W, et al. New concepts for an old problem：The diagnosis of endometrial hyperplasia. Human reproduction update，2017，23（2）：232-254.

5. 全国卫生产业企业管理协会妇幼健康产业分会生殖内分泌学组. 中国子宫内膜增生诊疗共识. 生殖医学杂志，2017，26（10）：957-960.

（彭雅婧 邓姗）

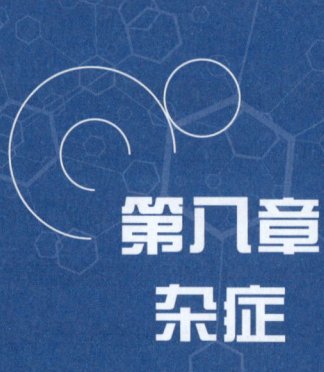

第八章 杂症

病例 43　阔韧带肌瘤

病历摘要

【基本信息】

患者，女，26 岁。主因"体检发现子宫肌瘤逐渐增大 5 年"入院。5 年前体检发现子宫单发肌瘤直径 1 cm，定期复查逐渐增大。2017 年 11 月，B 超检查提示：子宫多发肌瘤，前壁肌瘤大小约 62 mm × 60 mm × 55 mm 凸向浆膜，另见宫颈左旁约 47 mm × 49 mm × 45 mm 低回声，边界尚清，与宫颈分界不清。MRI：子宫前壁肌层肌壁间肌瘤变性，子宫左侧壁浆膜下肌瘤。CA125 60.4 U/mL。患者无不适，有生育计划。查体：子宫前位，如妊娠12周，右前壁可及直径约6 cm的外凸结节，质硬，无压痛，子宫左侧壁可及一直径5 cm质硬结节，无压痛。

【妇科检查】

入院后复查超声提示：子宫前壁囊实性占位，肌瘤囊性变伴钙化？宫颈低回声，肌瘤可能性大。盆腔MRI，见图43-1。泌尿系统超声：双肾、输尿管、膀胱未见明显异常。

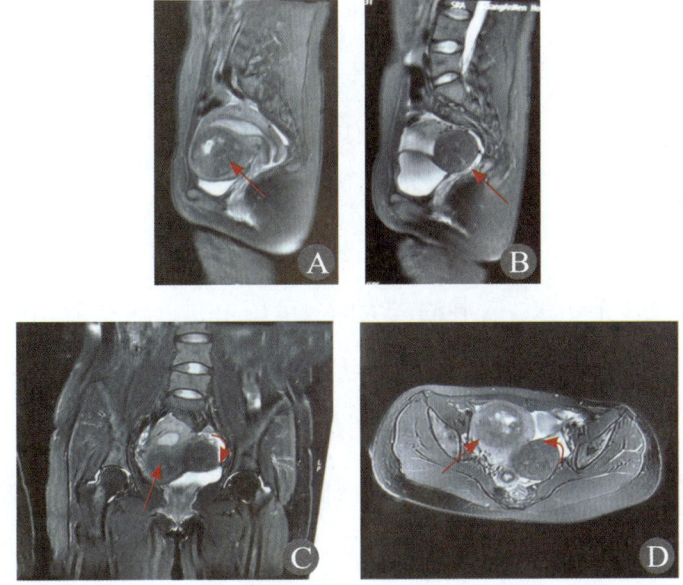

A：子宫前壁肌瘤（箭头），肌瘤内部信号不均，伴囊性变（矢状面）；B：子宫左侧阔韧带肌瘤（箭头），边界清（矢状面）；C：子宫前壁肌瘤（直箭头）及左侧阔韧带肌瘤（弧形箭头）（冠状面）；D：子宫前壁肌瘤（直箭头）和子宫左侧阔韧带肌瘤（弧形箭头）（横断面）。

图 43-1 术前盆腔 MRI

【治疗经过】

择期行开腹子宫肌瘤剔除术，术中见：子宫不规则增大，如妊娠12周大小，前壁近宫底可见一肌壁间肌瘤直径约6 cm，剔除之，未进宫腔。另可见左侧阔韧带肌瘤直径 5 cm。剔除肌瘤后瘤腔缝合止血并塑形满意，术后恢复平顺。病理：（子宫肌瘤）多发平滑肌瘤，其中 1 枚伴黏液变性及退行性变，局部生长活跃，细胞有异型性，建议随诊。

病例分析

1. 阔韧带肌瘤的诊断

肌瘤生长在子宫两侧壁并向两侧宫旁阔韧带内生长时称为阔韧带肌瘤。子宫阔韧带平滑肌瘤少见，是子宫肌瘤的一个特殊类型。临床上将阔韧带平滑肌瘤分为真性、假性 2 种：真性指起源于阔韧带内平滑肌组织或血管平滑肌组织，假性指宫颈或宫体侧壁向阔韧带前后叶腹膜间生长的平滑肌瘤。阔韧带平滑肌瘤是阔韧带内最常见的肿瘤。阔韧带平滑肌瘤病理改变同子宫肌瘤，也可发生变性。体积较小，多无症状。若肿瘤较大时，可压迫邻近的器官，产生尿频、便秘、腰痛、下肢水肿等压迫症状。妇科检查有时宫颈不易暴露，宫体偏向对侧，肿块质硬且不活动。

影像学表现：①超声表现：阔韧带内肌瘤多系由有蒂的浆膜下肌瘤突入阔韧带两叶之间，超声显示子宫某一侧实质性肿块，可见明显的完整包膜回声，边缘较规整，肿物大者内部回声不均；子宫受压移位较为明显；部分可见正常卵巢征象。② CT 表现：盆腔内子宫两旁可见软组织肿块，密度均匀或较均匀，平扫与子宫肌层呈等密度，增强扫描呈明显强化，边界清楚。③ MRI 表现：肿块在 T_1WI 呈低或等信号，与子宫肌层相似；在 T_2WI 仍呈低信号或等信号；增强后肿块明显强化，强化程度不如子宫明显。

MRI 具有良好的软组织分辨率、多方位成像的特点，加上脂肪抑制技术，以及在显示正常与异常结构方面，阔韧带平滑肌瘤的部位、大小、包膜和与子宫、卵巢关系等方面均优于超声和CT。MRI对于鉴别超声检查不能明确的盆腔肿块与阔韧带平滑肌瘤作用较大。

该病例中，超声检查提示肌瘤与子宫颈分界不清，不能区分是宫颈肌瘤还是阔韧带肌瘤。进一步行MRI检查，提示为子宫左侧壁浆膜下肌瘤，术中确诊为阔韧带肌瘤。真性阔韧带肌瘤与子宫浆膜下肌瘤突向阔韧带术前影像学检查常难以鉴别。

2. 阔韧带肌瘤的鉴别诊断

（1）子宫平滑肌瘤

浆膜下肌瘤及假性阔韧带平滑肌瘤与真性阔韧带平滑肌瘤较难鉴别，主要看病灶与子宫分界是否清楚，清楚者多考虑为阔韧带肌瘤。

（2）卵巢肿瘤

卵巢肿瘤85%～90%来源于上皮组织和生殖细胞，多呈囊实性。卵巢实性肿瘤极少见，以恶性居多。卵巢恶性实性肿瘤具有以下特点：①病灶可为单侧或双侧，以双侧多见（60%）；②肿瘤轮廓多不规则，常侵犯周围器官或有淋巴结转移，常伴有腹水；③病程短，病变范围广，发展快。这些都有助于鉴别诊断。卵巢良性实性肿瘤少见，以纤维瘤和卵泡膜细胞瘤居多，单从肿瘤形态上与阔韧带肌瘤难以区别；如能发现正常卵巢的存在则对诊断有重要价值；此外，卵巢纤维瘤和卵泡膜细胞瘤在临床上常伴有胸腔积液、腹腔积液，有助于鉴别诊断。

目前超声在非典型阔韧带肌瘤与卵巢肿瘤的鉴别上尚有一定难度，主要原因有：阔韧带肌瘤较子宫肌壁间肌瘤生长空间大、阻力较小，生长速度相对较快。当出现症状时往往瘤体已较大，与周围组织关系难以明确；瘤体较大，形状不固定且容易发生出血、玻璃样变性及黏液样变性而呈囊性感，与卵巢肿瘤表现相似，另外卵巢多受瘤体影响，不能良好显示，增加了诊断难度，容易将阔韧带肌瘤诊为卵巢肿瘤。大部分肌瘤与子宫之间有一定的联系，经腹及经阴道超声相结合可发现部分阔韧带肌瘤的蒂根部，两者之间有血流通过。并仔细对肿物内部回声特点加以分析，可进一步协助诊断。若双附件区可探及卵巢，对明确肿物的来源有很大帮助。彩色多普勒血流检查时恶性卵巢肿瘤内血流阻力指数多较低（小于0.4），同时结合临床表现、CA125是否升高可辅助诊断，卵巢恶性肿瘤患者可出现腹痛、消瘦等症状，CA125升高，超声可探及胸腔积液。卵巢囊腺瘤内部可见散在或密集细点状回声，而阔韧带肌瘤变性内部透声好或呈絮状低回声。卵巢实性肿瘤其MRI信号多为长T_1、长T_2，肌瘤T_1、T_2均为低信号。

（3）残角子宫

当阔韧带肌瘤为实性，体积不大，位于宫角或宫体一侧，存在变性内部出现稍强回声或液化时，易误诊为残角子宫。鉴别诊断：有功能内膜却不与正常宫腔相通的残角子宫，可有周期性下腹痛；子宫输卵管碘油造影有助于诊断与正常宫腔相通的残角子宫；对于无宫腔无内膜的实性残角子宫，影像学多提示为偏宫角位置肌性组织，位置可能略高于阔韧带肌瘤，两者不易术前鉴别诊断，多需要术中探查诊断。另外，残角子宫可能合并单侧肾缺如，有提示意义。

（4）腹膜后肿物

腹膜后肿物常见淋巴瘤、畸胎瘤等，回声多样，需与阔韧带肌瘤鉴别。腹膜后肿物与子宫之间无任何关系。

（5）阔韧带平滑肌肉瘤

阔韧带平滑肌肉瘤少见，需依赖病理诊断。该肿瘤易发生出血、坏死，具有恶性肿瘤的一般特点，阔韧带平滑肌肉瘤无明显包膜，漩涡状或编织状结构消失，有时因灶性出血坏死而出现液性暗区，形态多不规则，表面不平，生长较迅速，超声检查内部回声较复杂，二维图像与阔韧带肌瘤良性变难以鉴别，彩色多普勒超声检查可显示阔韧带平滑肌肉瘤内有较丰富的血流信号，脉冲多普勒频谱出现高舒张期血流和低阻力指数。有的肿瘤内形成五彩镶嵌的动静脉瘘血流信号。CT 和 MRI 检查均对诊断有较大的帮助。

3. 阔韧带肌瘤的手术技巧

阔韧带肌瘤剔除步骤如下。①分辨清楚输尿管及子宫血管的位置及走向，避免损伤输尿管及子宫血管。一般来说，输尿管往往被肌瘤推向下外侧，位于肌瘤与盆壁之间，在剔除肌瘤时紧贴肌瘤分离组织则可避免输尿管的损伤。阔韧带与肌瘤间的组织一般较疏松，容易分离，当组织增厚或分离较困难时，最好先游离输尿管以免损伤。②切口选择：切口的选择也很关键，在肌瘤最突出部位切开阔韧带前叶或后叶的腹膜，肌瘤即暴露出来，如果肌瘤向前方突出，则应选择从阔韧带前叶、圆韧带前下方切开腹膜；如果肌瘤向后方突出，则应切开阔韧带后叶腹膜。③肌瘤的剥出：以肌瘤螺旋钻旋入或用有齿爪钳抓住瘤体，向远离阔韧带方向牵拉产生张力；阔韧带肌瘤通常没有包膜，肌瘤周围是带有血管的结缔组织，应凝切肌瘤周围的结缔组织，确切止血，将瘤体完整剥出。阔韧带肌瘤剔除后一般仅在蒂部创面有少许创面渗血，不会有明显活动性出血，因此，只将蒂部出血点电凝或缝合止血即可。如肌瘤蒂部血管粗大，可在瘤体大部分游离后先行结扎或电凝血管，以防血管回缩导致出血。④关闭瘤腔：冲洗瘤腔，电凝止血，确定无出血及再次分辨输尿管的位置后，将切口边缘腹膜缝合。阔韧带肌瘤剥除后，腔内无张力，

局部出血时不能产生张力压迫止血，会造成术后局部大血肿。所以在肌瘤剥除过程中及剥离后创面的止血至关重要，电凝止血一定要确切。必要时瘤腔内可放置吸收性明胶海绵或止血纱布止血。由于阔韧带部位特殊，其血供丰富、阻力小、生长快，往往合并多种退行性病变及异常核分裂象，应长期密切随访。

病例点评

术前识别阔韧带肌瘤是诊治的关键。对于肌瘤体积较大者，术前有必要完善泌尿系统超声明确有无泌尿系统梗阻，甚至放置 D-J 管便于术中指示。术中应先看清输尿管走行，再剔除肌瘤；边剔边止血，避免暴力牵拉后广泛出血再大面积电凝，那样容易造成输尿管损伤。因为盆腔空间有限，对于单发的阔韧带肌瘤，腹腔镜手术视野暴露反而可能优于开腹手术，解剖和止血也更清晰，可作为首选。

参考文献

1. 张惜阴. 实用妇产科学. 2 版. 北京：人民卫生出版社，2003.
2. 刘波，刘玉品. 盆腔疾病影像图谱. 北京：人民卫生出版社，2016.
3. 李丽，吴青青，张铁娟. 非典型阔韧带肌瘤的超声诊断及鉴别诊断. 临床超声医学杂志，2010（6）：426-427.
4. 李光仪. 实用妇科腹腔镜手术学. 2 版. 北京：人民卫生出版社，2015.
5. 王彦，姜学强. 妇科微创手术操作与技巧. 北京：人民卫生出版社，2011.

（邓燕　李晓川）

病例 44　子宫肌瘤剔除术后发现低级别子宫内膜间质肉瘤

病历摘要

【基本信息】

患者，女，40岁，G_1P_1，有生育要求。主因"月经量增多、查体发现子宫肌瘤2个月"入院。

患者平素月经规律，2018年3月出现经量增多，Hb 最低 83 g/L，给予促红细胞生成素（erythropoietin，EPO）、静脉补铁药物后好转。2018年3月9日，外院查体B超提示子宫肌层回声不均，前壁可见低回声约 5.5 cm×4.7 cm。

【妇科检查】

2018年5月2日，患者入院后复查B超：子宫 8.1 cm×7.2 cm×7.5 cm，内膜厚约 0.8 cm，回声不均，可见数个中高回声，较大者 0.8 cm×0.5 cm，CDFI：未见明确血流信号。肌层回声欠均，子宫前壁见低回声 5.1 cm×4.4 cm×4.6 cm，边界尚清，部分突向宫腔压迫内膜，CDFI：周边及内部见较丰富血流信号。提示：宫腔多发中高回声，内膜息肉可能；子宫肌瘤，部分位于黏膜下。

【治疗经过】

2018年5月3日，全身麻醉下行宫腔镜内膜息肉切除＋腹腔镜子宫肌瘤剔除＋左卵巢囊肿剔除术，宫腔镜见子宫内膜多发息肉，宫腔前壁肌瘤组织压向内膜；腹腔镜见子宫如孕6周大小，子宫前壁肌壁间有一5 cm肌瘤（图44-1），左侧卵巢有一约2 cm×1 cm囊肿，刺破内见清亮液体流出。术后病理：（子宫肌瘤）低级别子宫内膜间质肉瘤，伴平滑肌分化；（子宫内膜息肉）增殖期子宫内膜，部分息肉样改变；（左卵巢囊肿）符合滤泡囊肿。免疫组化：ER（+），PR（+），Ki-67（index 30%），P53（-），P16（-），SMA（弱+），CD10（-），Desmin（+），Caldesmon（局灶+），CD34（血管+）。

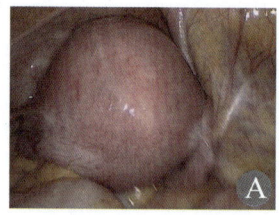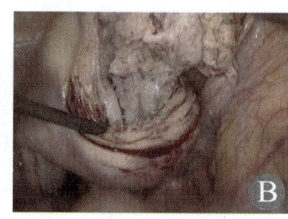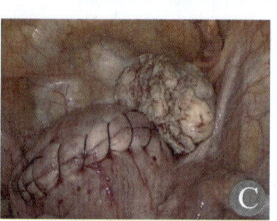

A：子宫前壁均匀外突；B：肌壁间肌瘤，边界尚清；C：缝合后的子宫及完整肌瘤。

图44-1 术中所见

病例分析

1. 子宫平滑肌瘤和子宫内膜间质肉瘤在影像学、大体病理上有何区别，有无可能在术前或术中诊断？

子宫内膜间质肉瘤（endometrial stromal sarcoma，ESS）是子宫肉瘤的一种亚型，较罕见，占子宫肉瘤的7%～15%，占子宫恶性肿瘤的0.2%，分为低级别子宫内膜间质肉瘤（LG-ESS）和高级别子宫内膜间质肉瘤（HG-ESS）。据报道LG-ESS平均发病年龄为41.8岁。

子宫内膜间质肉瘤可呈息肉状或结节形，自子宫内膜突向宫腔或突至宫颈口外，肿瘤蒂宽，质软脆；也可像平滑肌瘤位于肌层内，浸润肌层，呈结节状或弥漫性生长。大体见肿瘤切面质地柔软，呈生鱼肉状，伴出血坏死时可见到暗红、棕褐或灰黄色区域。LG-ESS还可表现为特征性的宫旁组织或子宫外盆腔内蚯蚓状淋巴管内肿瘤。

尽管目前没有可靠的手段在术前区分子宫肉瘤和平滑肌瘤，但还是要依靠现有手段尽可能地在术前发现子宫肉瘤。美国妇科腔镜协会（Association of American Gynecological Laparoscopists，AAGL）总结了子宫肉瘤的高危因素（表44-1）。超声可能帮助肉瘤的诊断，如肿瘤中央坏死引起的混合回声或无回声。多普勒彩超可以发现肿瘤的异常血供，低阻血流和高峰收缩期流速。如果 B 超检查怀疑为肉瘤，MRI 对其进一步的评估是有帮助的。肿瘤直径大、组织信号不均、中央坏死、边界不清等 MRI 表现提示可能为平滑肌肉瘤，但是上述表现也可见于良性平滑肌瘤变性。妇科医生应该注意有以下特征的肌瘤：直径 ≥ 6.0 cm，尤其是发生于绝经后女性的；或生长迅速的；或肿瘤内、周边有丰富血流的。

依靠术中诊断方法意外发现子宫恶性肿瘤是困难的，冰冻病理在诊断子宫肌层病变的可靠性方面存在争议。目前没有可靠的特征以区分平滑肌瘤和子宫内膜间质肉瘤结节，只能依靠显微镜确定。

表 44-1　子宫肉瘤的高危因素

变量	影响
年龄	确诊的平均年龄为 60 岁
黑种人	平滑肌肉瘤的发病率高出 2 倍
他莫昔芬治疗	他莫昔芬使用 ≥ 5 年
盆腔放射	与癌肉瘤发生密切相关
遗传性平滑肌瘤病和肾细胞癌（hereditary leiomyomatosis and renal cell carcinoma，HLRCC）	罕见的常染色体显性遗传综合征，经常在年轻女性中发现子宫肉瘤与 HLRCC 相关
童年时期患视网膜母细胞瘤的幸存者	通常发生肉瘤风险较大，包括子宫肉瘤

2. 按子宫肌瘤行剔除术后偶然发现的低级别子宫内膜间质肉瘤如何处理？

子宫肌瘤剔除术后偶然发现的 LG-ESS 处理原则主要依据 2018 版 NCCN 指南。

初始治疗：首先应请病理专家会诊，行影像学检查和 ER、PR 检测。①若病变局限于子宫，则行全子宫 ± 双附件切除术。术中探查根据病灶是否超出子宫，个体化选择手术切除范围，术后根据肿瘤的组织学类型及分期做相应的处理。②若已知或可疑有子宫外病变，可根据患者的症状、病变的范围及可切除性选择是否手术，若可切除则行全子宫 ± 双附件切除术 + 转移病变切除；若不能切除，则根据肿瘤的组织学类型及分期做相应的处理。③若患者不适宜进行手术治疗，则行盆腔外照射放疗 ± 阴道后装放疗和（或）全身治疗。如患者处于生育年龄，可个体化选择是否保留卵巢，ER/PR（+）者推荐双侧附件切除，术中注意整块切除，避免弄碎。分碎术有较高的发生腹腔良性或恶性种植可能。

术后辅助治疗：需根据肿瘤期别选择，ESS 分期采用 FIGO 分期（表 44-2）。Ⅰ期可选择观察（特别是绝经后和已切除双附件的患者）或抑制雌激素治疗（2B 级）。Ⅱ、Ⅲ和ⅣA 期行抑制雌激素治疗 ± 外照射放疗（放疗的证据等级为 2B 级）。ⅣB 期行抑制雌激素治疗 ± 姑息性外照射放疗。指南中推荐的抑制雌激素治疗药物包括醋酸甲羟孕酮、醋酸甲地孕酮、芳香化酶抑制剂、GnRHa。

表44-2 FIGO分期

分期	定义
Ⅰ	肿瘤局限于子宫
ⅠA	肿瘤最大直径≤ 5 cm
ⅠB	肿瘤最大直径＞ 5 cm
Ⅱ	肿瘤扩散至盆腔
ⅡA	侵犯附件
ⅡB	侵犯子宫以外的盆腔内组织
Ⅲ	肿瘤扩散至腹腔
ⅢA	一个病灶
ⅢB	多个病灶
ⅢC	侵犯盆腔和（或）腹主动脉旁淋巴结
Ⅳ	肿瘤侵犯膀胱和（或）直肠或有远处转移
ⅣA	肿瘤侵犯膀胱和（或）直肠
ⅣB	远处转移

术后随访：前2～3年每3～4个月随访1次，以后每6～12个月随访1次；影像学监测为主要手段。ESS通常是进展缓慢的肿瘤，预后较好，据报道Ⅰ期和Ⅱ期5年生存率达89.0%，Ⅲ期和Ⅳ期5年生存率达50.3%。但是其复发风险可能高达50%，往往与手术范围不充分和保留卵巢直接相关。

NCCN指南中的内容未提及LG-ESS患者保留生育功能的问题。我院发表过一篇回顾性分析，研究对象是1979—2013年153例低级别子宫内膜间质肉瘤患者，结果表明保留卵巢和子宫不影响总生存期，但却是复发的独立危险因素。年轻的、无宫颈侵犯的患者可以考虑保留卵巢，但是需密切随访，如发现肿瘤复发需及时切除卵巢。

仅行肿瘤剔除保留子宫的手术适用于无不孕问题、有强烈生育愿望的年轻女性，需充分地知情告知。仅行肿瘤剔除的人群平均复发时间仅为 20.5 个月，因此推荐在她们完成生育后行子宫切除，并且不要试孕太久。我院随访数据中有 45 名患者复发，有 2 名复发患者因身体状况不佳接受姑息治疗，最终死于该疾病。其余 43 例患者均接受了以减瘤为目的的手术治疗，术后有/无辅助治疗，其中 13 例患者二次手术后有肉眼可见残留肿瘤。另外，在最初保留卵巢的妇女中实施了卵巢切除术，其中仍有 2 名患者因太年轻继续保留卵巢。有生育要求、仅行肌瘤剔除的患者 5 年复发率为 0。

病例点评

本例为很有代表性的一个病例，既罕见又常见。说其罕见，因为子宫内膜间质肉瘤发病率较低，相对罕见；说其常见，因为腹腔镜肌瘤剔除术后病理提示肉瘤病例屡见不鲜，甚至 2014 年 FDA 还特意就此发布警告，建议减少肌瘤粉碎器的使用，以致一度影响了腹腔镜技术在肌瘤剔除过程中的使用。

其实，之所以出现这样的困惑，还是缘于子宫肉瘤术前诊断率低，隐蔽性强。譬如这个病例，术前超声提示肿瘤周边见丰富血流信号，虽然这并不是肉瘤的特异性指标，但有一定警示、提醒作用。

所以，我们更多地讨论了后续的处理问题。以 NCCN 指南为依据，对于指南中不是很明确的内容，也引用了我们医院自己的数据加以分析。对临床有很好的指引作用。

参考文献

1. AAGL ADVANCING MINIMALLY INVASIVE GYNECOLOGY WORLDWIDE. AAGL Practice Report：Morcellation During Uterine Tissue Extraction. J Minim Invasive Gynecol，2014，21（4）：517-530.

2. 马丁，沈铿，崔恒. 常见妇科恶性肿瘤诊治指南. 5版. 北京：人民卫生出版社，2016.

3. ZHANG J，ZHANG J，YI D，et al. Clinical characteristics and management experience of unexpected uterine sarcoma after myomectomy. Int J Gynecol Obstet，2015，130（2）：195-199.

4. ERIKA L，MOWERS B S，KAREN M，et al. Effects of morcellation of uterine smooth muscle tumor of malignant potential and endometrial stromal sarcoma：Case series and recommendations for clinical practice. J Minim Invasive Gynecol，2015，22（4）：601-606.

5. BAI H，YANG J，CAO D，et al. Ovary and uterus-sparing procedures for low-grade endometrial stromal sarcoma：A retrospective study of 153 cases. Gynecol Oncol，2014，132（3）：654-660.

（黄筱颐　王阳）

病例 45　多结节性子宫肌瘤水样变性

病历摘要

【基本信息】

患者，女，39 岁，G_3P_1。主因"体检发现子宫平滑肌瘤，进行性增大 6 年"来诊。

患者平素月经规律，经量正常，6 年前体检超声发现子宫前壁肌瘤，大小约 1 cm。其后患者定期复查，提示肌瘤进行性增大，入院前超声：子宫大小约 9.8 cm×10.5 cm×6.3 cm，左前壁见低回声，约 8.8 cm×8.1 cm×6.1 cm，形态规则，边界清，内回声不均，周边内部条状血流信号（图 45-1A）；双附件（−）。患者无腹痛、尿频尿急、便秘，无经量改变。

【妇科检查】

妇科查体：子宫前位，增大如妊娠 15 周，前壁可触及约 7 cm 结节，质硬；双附件区未及明显肿物；余未见明显异常。

【治疗经过】

考虑子宫平滑肌瘤，存在手术指征，患者要求保留子宫，于 2018 年 12 月 21 日行腹腔镜探查，术中见子宫增大，宫底部外突肌壁间肌瘤直径约 9 cm，稀释垂体后叶素注射于肌瘤内，电刀切开肌瘤表面浆肌层，流出乳白色液体组织，可见肌瘤与正常肌层之间分界尚清，局部肌瘤囊性变，另可见多发细小肌瘤融合改变（图 45-1B、C）。剔除肌瘤后取与正常肌层交界部分组织送检快速冰冻病理，回报子宫平滑肌瘤。术后病理：符合平滑肌瘤，伴水样变性（图45-1D）。

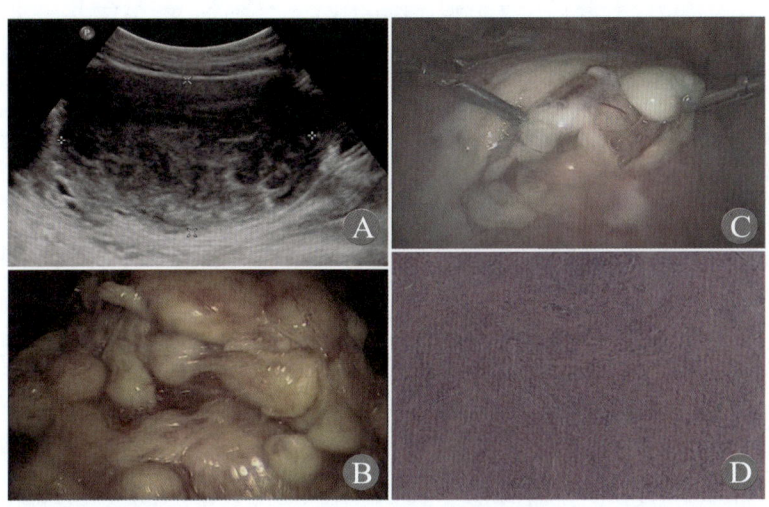

A：超声下可见病灶内部回声不均；B、C：术中见局部肌瘤囊性改变，多发细小分叶状肌瘤结节，切开肌瘤表面浆肌层，流出乳白色液体组织；D：石蜡切片中的平滑肌瘤水样变性。

图45-1　检查及术中所见

病例分析

1. 子宫平滑肌瘤水样变性概述

子宫平滑肌瘤是最常见的女性生殖系统良性肿瘤，常见于30～50岁妇女，30岁以上妇女发病率约为20%。肌瘤生长过程中，可能由于内部血供异常等因素，出现出血或坏死，失去原有典型结构，即肌瘤变性。常见的肌瘤变性有玻璃样变、囊性变、红色样变、肉瘤样变、钙化等。

子宫平滑肌瘤的水样变性是指肌瘤内部或周边水样液体积聚，超声下可见病灶部位回声不均，MRI T_2加权序列下水样液体积聚部可见高信号，实性病灶为低信号。巨检下变性部位、范围、程度可有较大变异，镜下可见水肿样结缔组织包绕或分隔正常肌瘤组织。水样变性病灶处平滑肌细胞显著减少，或可见残余的条索状梭形平滑肌细胞堆积；病灶内常见脉管组织分布，血管形态不一，可见毛细血管及管壁玻璃样变的中小血管；阿尔新蓝黏液染色下基质不着色或轻微着色，提示不含明显的黏液成分。病灶内及非水样变性处肌瘤内均见正常肌瘤组织，无核异型性或异常分裂象。

　　病灶内水样液体积聚，即水样变性，在子宫平滑肌瘤中并不少见，据估计在近半数的肌瘤中均存在局灶性的水样变性病灶。在巨检和镜下病理检查中，肌瘤水样变性常见伴有不同程度的玻璃样变和囊性变。有观点认为，玻璃样变、水样变性，以及囊性变是肌瘤变性过程中顺序发生的不同阶段。即便在广泛、复杂的水样变性病例回顾中，患者临床表现及手术预后均与典型的子宫肌瘤无异，因此在临床及病理检查中多未予特殊关注。但水样变性的一些罕见形式，如周边性肌瘤水样变性、多结节性肌瘤水样变性，常因其不典型的影像学及病理学表现，给疾病的诊断和治疗带来较大的挑战。

2. 多结节性子宫肌瘤水样变性及水样变性的其他少见形式

　　多结节性子宫肌瘤水样变性是水样变性的一种罕见形式，其大体表现为灰白或灰红色肿物，质韧或质软，切开后可见其内被水肿样组织分隔成大小不等的小结节样实性病灶。多结节性子宫肌瘤水样变性由2种形式的水样变性组成：一为实性肌瘤组织内部的水样变性，其特征为病灶内平滑肌瘤细胞、成纤维细胞、胶原纤维显著减少，被乏着色的水肿样基质取代；二为周边性肌瘤水样变性，表现为水肿样结缔组织将实性肌瘤分隔成多个边界清楚的小结节。肌瘤与周边正常子宫肌层交界处也可出现水样变性，水肿样结缔组织可向正常肌层内延伸分割，肌瘤细胞也可见向肌瘤外正常肌层内的浸润样生长，形成卫星小结节灶（分割状生长），并可伴内部及周边水样变性。

依上所述，多结节性子宫肌瘤水样变性中可合并出现浸润性、分割性生长，同时可存在镜下局部脉管内生长病灶，个别病例还可有宫外（如阔韧带、输卵管）受累。类似的生长形态还可见于水样变性的其他少见形式，如壁内分割性平滑肌瘤、绒毛叶状分割性平滑肌瘤等。绒毛叶状分割性平滑肌瘤的特征性大体改变为多分叶性的宫外受累病灶，形似绒毛叶状，伴肌壁间分割性浸润生长的实性肌瘤病灶，伴有不同程度的水样变性和脉管内生长。病灶形态及生长方式常似有恶性可能，但病理检查为正常肌瘤组织，无核异型性或异常分裂象，提示良性病变。

梅格斯综合征是指卵巢良性纤维瘤伴发胸腹腔积液，而其他类型的卵巢良/恶性肿瘤，以及子宫肌瘤亦可伴发胸、腹腔积液，称为"假性梅格斯综合征"。数个个案报道称，水样变性的子宫肌瘤因肌瘤动脉血供与静脉/淋巴引流不匹配而出现渗漏并形成腹腔积液。胸、腹腔积液对胸膜及腹膜的局部刺激，可使患者CA125水平呈中度升高。因此，对盆腔肿物、浆膜腔积液、CA125水平升高的患者，应谨慎进行影像学检查或浆膜腔穿刺以对盆腔肿物性质和胸、腹腔积液来源进行评估，来判断疾病的良恶性质。对于良性的假性梅格斯综合征，单纯切除病灶后胸、腹腔积液可自行缓解，CA125水平会自行降低，预后良好。

3. 肌瘤水样变性的鉴别诊断

水样变性是一种少见的子宫肌瘤良性变性，在一些罕见病例中，水样变性的肌瘤可能的表现有周边性肌瘤水样变性、壁内分割性生长，以及脉管内和宫外的受累，需与多种恶性或预后较差的良性病

变仔细鉴别。

（1）血管内平滑肌瘤病

血管内平滑肌瘤病为平滑肌瘤组织侵入脉管系统内生长的一种疾病，可沿静脉系统自盆腔血管经下腔静脉累及右心房，有致死风险。约有20%的血管内平滑肌瘤病患者在切除子宫后会出现血管内肌瘤复发，因此手术治疗需在彻底清除血管内病灶的同期行双侧输卵管切除。周边性肌瘤水样变性中，水肿样结缔组织将肌瘤分隔成多灶的小结节，并且在制片过程中由于组织脱水回缩，组织间隙呈现假性增大，小结节性病灶周边乏染色的结缔组织间隙增宽，镜下易被误判为血管内平滑肌瘤病。但水样变性的组织间隙无内皮细胞内衬，可通过血管内皮标志物免疫组化染色进行鉴别。此外，水样变性组织中亦偶可见镜下局灶的脉管内受累，但目前观点认为，单纯镜下的脉管内受累尚不足以支持血管内平滑肌瘤病的诊断，还应同时在巨检中发现血管内生长的证据。

（2）黏液样平滑肌肉瘤及其他中低级别肉瘤

黏液样平滑肌肉瘤及其他中低级别肉瘤为梭形细胞来源的恶性肿瘤，病理表现为病灶外周向正常肌层组织浸润性生长，病灶内存在黏液样变性等。特殊类型的水样变性亦可存在结节周边的浸润性水样变性，伴分割性生长及卫星灶形成，此种生长模式在多数情况下提示恶性的可能。鉴别可通过阿尔新蓝黏液染色及细胞形态学来完成，水样变性基质在阿尔新蓝染色下不着色或轻微着色，并且水样变性中不存在异型细胞及异常分裂象。

（3）脉管来源的肿瘤

脉管来源的肿瘤有血管纤维瘤、血管黏液瘤等。广泛的肌瘤内水样变性，以及伴有广泛玻璃样变或大量厚壁血管的病灶，其内部典型平滑肌瘤细胞数目显著减少，镜下检查可见丰富的基质及厚壁脉管，可与血管来源的肿瘤相混淆。在整个病灶范围内仔细镜检可提高检出残余平滑肌成分的可能；此外，显著的玻璃样变及水样变往往提示肌瘤变性相关病理，而相对较少见于血管肿瘤。

病例点评

水样变性是良性的子宫平滑肌瘤变性类型，但特殊类型——如多结节性子宫肌瘤水样变性——由于其生长模式及大体病理的特征，往往给术前评估、诊断，以及术中手术决策带来困难和挑战。作为一种良性疾病，正确诊断尤为重要，因其以避免因误诊为恶性或预后较差的其他类型病变而进行不必要的手术处理。

肌瘤水样变性在临床表现和影像学检查上与其他常见类型的肌瘤变性无特异性差异，病变良恶性的鉴别多依赖病理诊断。因此对于术中存疑的病变，需积极送检术中冰冻快速病理，根据回报结果确定最终手术方案。多结节性子宫肌瘤水样变性虽罕见，但在临床诊治过程中知晓该类良性病变类型，将有助于临床医师审慎、全面地进行评估与鉴别诊断，提高患者从治疗中的获益。

参考文献

1. AWAD E E, ELAGWANY A S, ELHABASHY A M, et al. A giant uterine myometrium cyst mimicking an ovarian cyst in pregnancy: An uncommon presentation of hydropic degeneration of uterine fibroid. Egyptian Journal of Radiology & Nuclear Medicine, 2015, 46（2）: 529-534.
2. CEYHAN K, COŞKUN SIMŞIR, ISMAIL DÖLEN, et al. Multinodular hydropic leiomyoma of the uterus with perinodular hydropic degeneration and extrauterine extension. Pathology International, 2002, 52（8）: 540-543.

3. CLEMENT P B, YOUNG R H, SCULLY R E. Diffuse, perinodular, and other patterns of hydropic degeneration within and adjacent to uterine leiomyomas. The American Journal of Surgical Pathology, 1992, 16（1）: 26-32.

4. COAD J E, SULAIMAN R A, DAS K, et al. Perinodular hydropic degeneration of a uterine leiomyoma: A diagnostic challenge. Human Pathology, 1997, 28（2）: 249-251.

5. ÉDÉRIC AMANT, GABRIEL C, TIMMERMAN D, et al. Pseudo-Meig's syndrome caused by a hydropic degenerating uterine leiomyoma with elevated CA125. Gynecologic Oncology, 2001, 83（1）: 153-157.

6. 斯科吉. 威廉姆斯妇科学. 北京: 科学出版社, 2011.

7. 罗静. 多结节水中子宫平滑肌瘤1例报道并文献复习. 临床与实验病理学杂志, 2012, 28（6）: 686-688.

8. SHELEKHOVA K V, KAZAKOV D V, MICHAL M. Cotyledonoid dissecting leiomyoma of the uterus with intravascular growth: Report of two cases. Virchows Archiv, 2007, 450（1）: 119-121.

（孙晓宁　邓姗）

病例 46　宫内早孕合并卵巢囊肿蒂扭转

病历摘要

【基本信息】

患者，女，20岁。主因"停经1个月，腹痛1小时"入院。

患者平素月经规则，4天/28天，LMP：2018年2月7日。1周前查超声发现宫内早孕，左卵巢囊肿大小约3 cm。1小时前无明显诱因出现下腹痛，伴恶心、肛门坠胀感，无发热，无阴道流血。

【妇科检查】

至我院急诊，超声检查：子宫增大，宫内可见妊娠囊大小约4.3 cm×3.4 cm×2.3 cm，内见胎芽长1.1 cm，见胎心搏动。左附件见无回声区，4.0 cm×3.1 cm，透声可，内见分隔，CDFI：（−）。右附件区（−），盆腔未探及游离液性暗区。

【治疗经过】

因腹痛持续考虑不除外卵巢囊肿蒂扭转决定行急诊腹腔镜探查，患者同时要求终止妊娠。入院后于全身麻醉下行急诊腹腔镜探查，术中见（图46-1）：子宫外观正常；左侧卵巢囊性增大，直径约4 cm，外壁光滑，囊肿淤血呈蓝紫色，蒂部扭转720°。右侧卵巢、输卵管外观未见异常；子宫直肠窝及宫骶韧带光滑。行左侧附件切除术＋负压吸宫术。术后恢复平顺，如期出院。

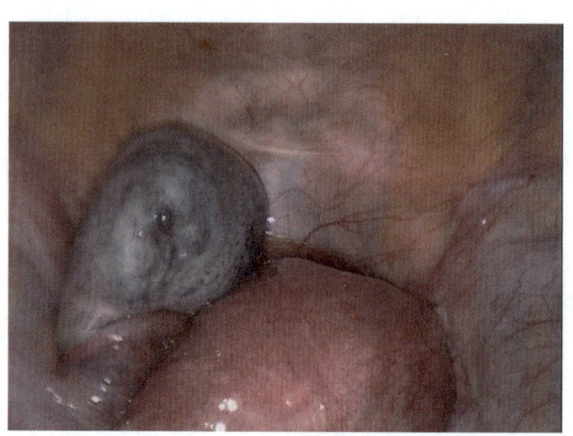

图 46-1　左卵巢蒂扭转后颜色紫黑

病例分析

1. 妊娠合并急腹症的常见原因

妊娠会使腹痛的诊断变得复杂，因为与妊娠相关的生理/解剖变化可致诊断性评估更加复杂。在正常妊娠中，轻至中度腹部不适是一种常见的主诉症状，通常较为短暂，可由多种正常生理情况引起，如子宫增大、胎方位或胎动、Braxton-Hicks 子宫收缩（又称无痛性宫缩，妊娠 10～14 周起子宫有无痛性不规则收缩，随着妊娠周数的增加，这种收缩的频率和幅度也相应增加）等。然而，疼痛严重、突发性、持续发作、伴随其他症状（如恶心、呕吐、阴道出血）、位于上腹部、存在腹膜刺激征等均提示合并急腹症。

（1）应明确是否存在与妊娠相关的病因

如流产、异位妊娠、临产、胎盘早剥、子宫破裂、早产、胎膜早破、妊娠相关肝受累（重度子痫前期、HELLP 综合征、妊娠期急性脂肪肝）、耻骨联合分离等。

（2）非妊娠相关性病因

①上腹部疼痛：心肌梗死、肺炎或胸膜炎（可能与隔膜刺激有关）、脾破裂、肾上腺出血、胃食管反流病、穿孔性溃疡、食管裂孔疝、胆石症、急性胆囊炎、急性肝炎、急性胰腺炎、肠梗阻（肠粘连和肠扭转是梗阻最常见的原因；肠套叠少见，疝相对罕见，肠扭转在妊娠期比非妊娠期更常见）。②下腹部疼痛：急性阑尾炎（阑尾炎是妊娠期合并外科急腹症的最常见原因）、泌尿系统结石、炎症性肠病（疼痛是痉挛性疼痛，与排便变化相关）、憩室炎（如梅克尔憩室，是在胚胎发育过程中，卵黄管退化不全所形成的回肠远端憩室）。③弥漫性腹痛或疼痛位置不一：肠胃炎、肠系膜静脉血栓（可导致肠道水肿、肠梗死）、创伤、镰状细胞危象（镰状细胞病患者的血管阻塞危象中可能出现腹痛表现）、髂腰肌脓肿（罕见，对有静脉注射毒品史的患者，诊断时需要高度怀疑该病的可能）。④腹壁疼痛：前皮神经卡压综合征、腹壁疝、遗传性血管性水肿。⑤妇科相关原因：卵巢扭转、输卵管扭转、子宫扭转、卵巢囊肿破裂或出血、子宫肌瘤变性或扭转、盆腔炎性疾病。

2. 妊娠期卵巢囊肿蒂扭转的处理原则

妊娠合并附件包块的发病率为 0.2%～2%，其中恶性肿瘤占 1%～6%。妊娠早期合并卵巢囊肿多为生理性，并多可自然消退。但妊娠合并附件包块较非妊娠时更易发生扭转、破裂，可引起流产、早产，甚至分娩时梗阻产道导致难产、滞产，危害母儿安全，随着诊断技术不断完善，妊娠合并卵巢肿瘤的诊断率不断提高。

妊娠合并附件包块患者中附件扭转的发生率约 5%（不论良性还是恶性），附件包块直径为 6～8 cm 时扭转发生率明显更高（22%）。临床症状多表现为突发一侧下腹痛，可伴恶心、呕吐，借助超声、

磁共振、肿瘤标志物等辅助检查可进行鉴别及诊断。

卵巢囊肿蒂扭转多发生于妊娠的前半期，早期诊断并及时处理对于维持妊娠及保护生育功能具有重要的临床意义。

尽管卵巢肿瘤出现扭转的发生率很低，但一旦发生即有手术指征。发病时往往腹痛剧烈甚至休克，需急诊手术。术中需将卵巢肿瘤剔除，将卵巢复位；若确定卵巢已坏死，需行切除术。手术有诱发流产、早产的可能，应在妊娠28～34周进行，术前应予地塞米松促胎肺成熟，术后予抑制宫缩等保胎治疗。

扭转后可疑坏死的附件，常呈黑紫色，其卵巢静脉内血栓脱落可造成肺动脉栓塞，传统观念通常选择患侧附件切除术。而文献报道，附件扭转发生肺栓塞的概率为0.2%，而复位并不增加其发生率。多项研究表明，即使术中见附件呈黑紫色缺血坏死表现，也并不意味着其不能恢复血运及功能，即使有缺血坏死表现的卵巢，予以复位保留卵巢手术后，其术后发生并发症及感染的概率很低，这使育龄期女性得以保留生育功能。

妊娠合并卵巢囊肿蒂扭转患者，母儿通常在术后均可获得较好的预后。卵巢囊肿蒂扭转时间长者（有报道称＞72小时），当卵巢出现坏疽，伴腹膜炎、全身炎症反应等感染严重的情况时，需果断切除患侧附件。多项开腹手术与腹腔镜手术对比研究提示，腹腔镜手术治疗妊娠合并卵巢囊肿蒂扭转对母儿是相对安全的，术后并发症发生率低。术后应给予黄体酮、硫酸镁或盐酸利托君等药物行保胎治疗。

病例点评

本例的临床特点高度提示卵巢囊肿扭转，但囊肿的直径相对较小，让人不容易相信会发生扭转。但鉴于病史、症状典型，患者年纪很轻，及时手术探查对于挽救卵巢功能是重要的决策。至于保留妊娠与否取决于患者实际的需要，附件扭转手术本身无论是囊肿剥除还是附件切除，应该都可以保留宫内妊娠观察结局。

参考文献

1. BHANDARI T R, SHAHI S, ACHARYA S. Acute appendicitis in pregnancy and the developing world. Int Sch Res Notices, 2017, 2017: 2636759.
2. CHANRACHAKUL B, TANGTRAKUL S, HERABUTYA Y, et al. Meckel's diverticulitis: an uncommon complication during pregnancy. BJOG, 2001, 108（1）: 1199-1200.
3. HUERTA S, BARLEBEN A, PECK M A, et al. Meckel's diverticulitis: A rare etiology of an acute abdomen during pregnancy. Curr Surg, 2006, 63（4）: 290-293.
4. RAGU N, TICHOUX C, BOUYABRINE H, et al. Complicated diverticulitis during pregnancy. J Radiol, 2004, 85（1）: 1950-1952.
5. WONG Y S, LIU S Y, NG S S, et al. Giant Meckel's diverticulitis: a rare condition complicating pregnancy. Am J Surg, 2010, 200（1）: 184-185.
6. NELSON D B, MANDERS D B, SHIVVERS S A. Primary iliopsoas abscess and pregnancy. Obstet Gynecol, 2010, 116（S2）: 479-482.
7. LEISEROWITZ G S, XING G, CRESS R, et al. Adnexal masses in pregnancy: how often are they malignant? Gynecol Oncol, 2006, 101（2）: 315-321.
8. SCHMELER K M, MAYO-SMITH W W, PEIPERT J F, et al. Adnexal masses in pregnancy: Surgery compared with observation. Obstet Gynecol, 2005, 105（5pt1）: 1098-1103.
9. SMITH L H, DALRYMPLE J L, LEISEROWITZ G S, et al. Obstetrical deliveries associated with maternal malignancy in California, 1992 through 1997. Am J Obstet Gynecol, 2001, 184（7）: 1504-1512.
10. YEN C F, LIN S L, MURK W, et al. Risk analysis of torsion and malignancy for adnexal masses during pregnancy. Fertil Steril, 2009, 91（5）: 1895-1902.

11. ERDEMOGLU M, KUYUMCUOGLU U, GUZEL A I. Clinical experience of adnexal torsion: Evaluation of 143 cases. J Exp Ther Oncol, 2011, 9（3）: 171-174.

12. GALINIER P, CARFAGNA L, DELSOL M, et al. Ovarian torsion. Management and ovarian prognosis: A report of 45 cases. J Pediatr Surg, 2009, 44（9）: 1759-1765.

13. TSAFRIR Z, AZEM F, HASSON J, et al. Risk factors, symptoms, and treatment of ovarian torsion in children: The twelve-year experience of one center. J Minim Invasive Gynecol, 2012, 19（1）: 29-33.

14. CHAPRON C, CAPELLA-ALLOUC S, DUBUISSON J B. Treatment of adnexal torsion using operative laparoscopy. Hum Reprod, 1996, 11（5）: 998-1003.

（程傲霜　邓姗）

病例 47　子宫肌壁浆液性囊腺瘤

病历摘要

【基本信息】

患者，女，48 岁，G_3P_1。主因"发现子宫肌瘤逐渐增大 15 年，排便困难 1 年"入院。

平素月经规律，无痛经。15 年前体检盆腔超声提示：子宫多发肌瘤，最大直径 2.0 cm，右附件直径 4 cm，囊性无回声，无月经改变，无腹痛及压迫症状，肿瘤标志物 AFP、CA199、CEA、CA125 均正常。每年复查肌瘤及右附件区囊肿均缓慢逐渐增大。近 1 年出现腰酸，排便困难。入院前 1 个月盆腔超声：子宫大小约 6.1 cm×5.2 cm×6.3 cm，内膜厚约 0.8 cm，子宫肌层内可见多个低回声区，最大者位于子宫下段及宫颈后壁，向外突，约 4.8 cm×3.1 cm，子宫右侧可见无回声区约 6.1 cm×5.5 cm，内透声好，可见分隔，CDFI：壁上见少许血流信号（图 47-1）。肿瘤标志物 AFP、CA199、CEA、CA125 正常。

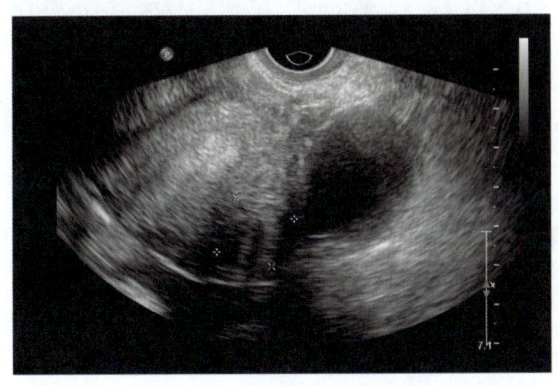

图 47-1　子宫囊肿超声影像

【妇科检查】

妇科检查：子宫约妊娠 12 周子宫大小，表面凹凸不平，可触及多发外凸结节，最大者位于宫颈后唇上方，直径约 4.0 cm，质硬，无压痛；右附件区可触及一直径约 5.0 cm 大小囊性肿物，边界清楚，张力大，活动尚可，无触痛。

【治疗经过】

2018 年 5 月 25 日于我院行腹腔镜探查术，术中见子宫约妊娠 12 周子宫大小，表面多发外凸肌瘤结节，最大者位于子宫后壁下段近宫颈内口处，直径约 4.0 cm，剔除之；右侧宫角外突直径 5 cm 的囊性肿物，有宽蒂与子宫相连（图 47-2），行子宫囊肿切除术，切除的囊肿壁薄，囊壁光滑，内呈淡黄色清亮液体。术后病理回报：子宫肌瘤，子宫浆液性囊腺瘤。

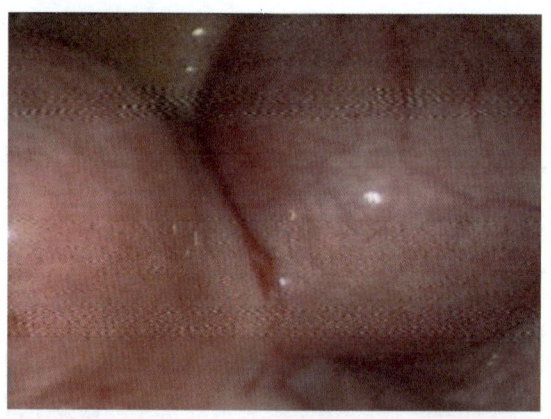

图 47-2　术中子宫囊肿（右侧包块）有蒂与子宫相连

病例分析

1. 子宫浆液性囊腺瘤的组织学来源

子宫浆液性囊腺瘤为先天性子宫囊肿（congenital uterine cyst）

的一种。先天性子宫囊肿可分为中肾管与副中肾管来源；在胚胎早期，生殖系统由中肾管及副中肾管分化而来。在女性，性腺分化为卵巢，中肾管退化，双侧副中肾管发育，最终形成输卵管、子宫、宫颈和阴道上段。中肾管和副中肾管的任何部分在婴儿期或成年期都能出现囊肿。在发育过程中，中肾管逐渐退化，但部分导管组织仍残留在女性生殖系统内，在输卵管系膜中走向子宫、宫颈及阴道两侧壁，止于处女膜，在这一径线中都可能发生残留，并发展为中肾管囊肿。有学者假设子宫副中肾管囊肿，是在两侧副中肾管互相融合过程中发生的，部分上皮卷入原始间质中形成憩室，并逐渐与上皮层脱离后演变而来；也有学者考虑到女性盆腔腹膜间皮与副中肾管上皮同源于体腔上皮，在女性激素的刺激下可向副中肾管上皮转化（即所谓第二 Müller 管系统），故提出腹腔间皮化学说。而子宫浆液性囊腺瘤是一种副中肾管来源的先天性子宫囊肿。

先天性子宫囊肿可出现在阴道、子宫及腹膜后，阴道副中肾管来源囊肿相对多见，占所有阴道良性囊肿的44%。子宫囊肿极其少见，仅见个案报道，直径 0.5 cm 至足月儿头大小均有。副中肾管来源的子宫囊肿位置多样，但通常位于子宫前、后肌壁或子宫底部近中线处，少数发生在子宫峡部、宫颈或浆膜下，有蒂；副中肾管上皮常有皱折，呈乳头状，上皮细胞呈立方或柱状，胞质嗜伊红染色，大多有纤毛，核卵圆形，位于底部，基底膜不清楚。若镜检标本不典型，可通过免疫组化进一步明确诊断。副中肾管来源组织免疫组化包括 ER、PR（+），WT-1（Wilms' tumor gene，卵巢、输卵管上皮表达，宫颈、子宫内膜上皮不表达）（+），PAX8（对副中肾管的发育起重要作用）（+）。中肾管来源的子宫囊肿则一般沿子宫体、宫颈两侧分布；中肾管上皮单层排列，整齐而平坦，上皮细胞呈立方形，胞质透亮，无纤毛，核圆或卵圆形，居中，基底膜清楚。本例因镜检诊断明确，未行免疫组化。

2. **先天性子宫囊肿的诊断及处理原则**

先天性子宫囊肿多无明显临床表现，大多在体检或手术中发现，极少数因囊肿体积增大出现压迫症状，术前几乎无法明确诊断，多被误诊为附件囊肿、子宫肌瘤囊性变、囊性子宫腺肌瘤及盆腔囊肿等，需手术和病理明确诊断。1962年Sherrick和Vega提出以下诊断标准：①囊肿与宫腔不相通，囊肿内壁不是衬以子宫内膜；②囊肿与宫颈内膜腺体不相连，囊肿内衬上皮不是宫颈内膜上皮；③囊肿位于子宫肌壁内近中线或侧壁处；④囊肿内壁由立方或柱状上皮组成，可有纤毛或无纤毛，其上皮如副中肾管上皮呈低乳头型，或与中肾管上皮类似呈平坦型；⑤囊壁应包含子宫肌壁的一部分。临床处理需根据患者年龄、生育要求及并发症等进行个体化治疗，可行腹腔镜或经腹子宫囊肿切除术或子宫切除术。

病例点评

子宫浆液性囊腺瘤为罕见疾病，术前诊断及鉴别诊断困难，依赖术中所见及病理确诊。多数为体检发现，少数体积大者可伴压迫症状，术前诊断困难，多为术中发现行切除治疗，恶性变罕见。

参考文献

1. 石海燕，陈晓端. 先天性子宫肌壁间囊肿临床病理分析. 临床与实验病理学杂志，2001，17（4）：301-303.
2. PROTOPAPAS A，MILINGOS S，MARKAKI S，et al. Cystic uterine tumors. Gynecologic & Obstetric Investigation，2008，65（4）：275-280.

3. NAKAE H，OSUGA Y，FUJIMOTO A，et al. Müllerian cyst of the uterus treated with laparoscopy and diagnosed using immunohistology. Journal of Obstetrics & Gynaecology Research，2013，39（1）：430-433.

4. 谢成辉．子宫肌壁间浆液性囊腺瘤1例．诊断病理学杂志，2010，17（5）：398.

5. MARTÍN F M，ARANA V M，HERNÁNDEZ S G，et al. Congenital uterine cyst，histology，and differential diagnosis of a pelvic mass. Journal of Gynecologic Surgery，2014，30（1）：53-57.

6. CARPENTER A M，RUSH D S，MOAWAD N S. The curious case of the uterine cyst. Journal of Minimally Invasive Gynecology，2016，216（S3）：591-592.

（程晓彤　李晓川）

病例 48　输卵管系膜内黏液性囊肿扭转

病历摘要

【基本信息】

患者，女，33 岁，G_1P_1。主因"查体发现附件区囊肿 1 年"为行腹腔镜手术入院。

患者平素月经规律，6～7 天 /40 天，量中，痛经（–）。1 年前因腹痛行 B 超检查提示左附件区见多个无回声区，最大约 5.4 cm×4.4 cm，后方回声增强。未处理，定期复查，肿物渐增大。2018 年 1 月 29 日 B 超：左附件区见囊性包块，大小约 8.7 cm×10.0 cm×7.7 cm，可见分隔，CDFI：于分隔上可见斑点状及短条状血流信号。左侧卵巢正常结构显示不清，提示左附件区囊性包块（多房分隔）。盆腔检查可触及左侧附件区直径约 8 cm 的囊性肿物，表面光滑，活动可，压痛（–）。平素无剧烈腹痛伴发热。2018 年 1 月肿瘤标志物：CA199 0.8 U/mL，CA125 28.6 U/mL。近半年继发性痛经，时轻时重，VAS 7 分，慢性盆腔痛（+），肛门坠胀（±），性交痛（±），无大便变稀与肛门坠痛。多年前曾在剖宫产术中同时行左侧卵巢囊肿剔除术，自诉病理为巧克力样囊肿（未见检查单）。

【治疗经过】

入院后在全身麻醉下行腹腔镜探查术，左侧卵巢囊肿直径约 6 cm；左侧卵管囊肿直径约 5 cm，输卵管近骨盆漏斗韧带侧扭转 4 圈，伞端略水肿但色泽正常（图 48-1）；右侧附件未见明显异常。卵巢囊肿剥离过程中有黏液样液体流出，并可见分隔，为两房。行左侧卵巢囊肿和左侧输卵管系膜囊肿剔除术并输卵管复位。术后病理：（左侧输卵管囊肿、左侧卵巢囊肿）浆黏液性囊腺瘤。

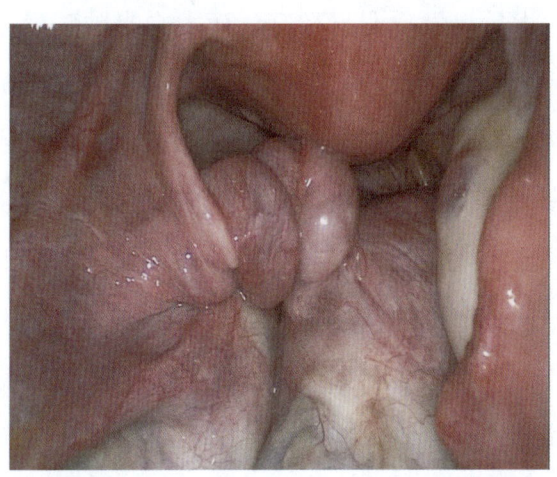

图 48-1　输卵管系膜囊肿蒂扭转，蒂部为输卵管与骨盆漏斗韧带的连接部，共旋转 4 周

病例分析

1. 输卵管系膜囊肿的病理类型

输卵管系膜囊肿最常见的是单纯囊肿，来源于胚胎发育过程中的副中肾管或中肾管残迹。其中最常见的典型副中肾管来源囊肿是马氏囊肿，多附着于输卵管伞端，呈半透明包裹的浆液。

有研究显示，输卵管系膜囊肿也可以是肿瘤，一项回顾性研究分析了 59 例卵巢冠囊肿的病理，其中 44 例为单纯囊肿，7 例为囊腺瘤，8 例为囊腺纤维瘤。

2. 卵巢黏液性囊腺瘤剔除术与附件切除的利弊取舍

在卵巢良性肿瘤中，黏液性囊腺瘤占 10%～15%，多发生于 20～40 岁女性，单侧，体积较大，多房，内含黏液样液体。

在手术治疗方案的选择上，需要考虑患者的年龄、生育要求、肿瘤的大小和性质。由于卵巢黏液性囊腺瘤多见于年轻女性，单纯囊肿剔除术可保留患侧卵巢组织，但有研究显示，相较于附件切除术，单纯囊肿切除术后复发率明显较高，而术中囊肿破裂与否并不影响肿瘤复发率。此外，黏液性囊腺瘤破裂有继发腹膜假黏液瘤的风险，因此对于体积较大、完整、切除困难而难以避免破裂的黏液性囊腺瘤，在手术方式和方案的选择上，需权衡利弊。另外，黏液性囊腺瘤术中冰冻病理的误诊率约为17%，如果肿瘤为恶性，术中囊肿破裂会影响肿瘤的分期、治疗方案的选择和预后，因此对于术中肉眼或冰冻病理不能明确良恶性的黏液性囊腺瘤，行囊肿剔除术需谨慎。再者，因黏液性囊腺瘤多为多房，囊肿剔除术中可能因切除不净而导致术后复发，因此如果行囊肿剔除术，需术中仔细探查，对于囊肿较大者更需慎重。

综合考虑，对绝经后女性、育龄期而无生育要求女性，首选附件切除术。对有生育要求的女性，需充分知情告知，交代风险、权衡利弊，如果选择囊肿剔除术，术中应尽可能仔细操作，尽量避免破裂，充分冲洗，术后也需密切随诊。

病例点评

本例从术前的囊肿影像学特点来说，高度提示上皮性良性肿瘤，但扭转现象是术中偶然发现的。可能是由于扭转的部位不涉及骨盆漏斗韧带，而且输卵管因为一端游离，自旋数周的张力不大，所以既不会因卵巢缺血肿大而疼痛，也没有造成输卵管缺血变色，其临床症状跟普通囊肿没有太大区别。因术中没有明确为黏液性囊腺瘤，患者也有生育要求，故行保留卵巢和输卵管的囊肿剔除手术，术后随访至今无复发，从个案角度看结局是良好的。

参考文献

1. SMORGICK N，HERMAN A，SCHNEIDER D，et al. Paraovarian cysts of neoplastic origin are underreported. JSLS，2009，13（1）：22-26.
2. 李建军，朱兰，郎景和，等. 卵巢黏液性囊腺瘤患者不同手术治疗预后的对比研究. 现代妇产科进展，2003，12（6）：439-441.

（李玲　邓姗）

病例 49　盆腔淤血综合征合并 BRCA2 突变

病历摘要

【基本信息】

患者，女，36 岁，G_4P_1。主因"右下腹痛+发现 BRCA2 基因突变 17 个月"入院。

患者既往月经规律，痛经（−）。2017 年 1 月，因阴道大量出血于外院行宫腔镜+诊刮术，病理：（宫腔）凝血、息肉状破碎之子宫内膜组织呈增殖性改变；我院病理会诊同上。术后出现右下腹及腰部疼痛，尤以右腹股沟区明显，由间断性变为持续性，疼痛逐渐加重，严重影响日常生活，VAS 6～7 分，需口服止痛药控制，疼痛与月经周期无关，无明显诱因，胸膝卧位可减轻。2017 年 2 月，再次阴道大量出血一次，我院查腹股沟淋巴结超声、盆腔 MRI（−）；因肿瘤家族史，自查 BRCA 基因检测发现 BRCA2 基因突变；2017 年 3 月因不明原因腹痛和异常子宫出血，行腹腔镜探查+盆腔粘连松解+宫腔镜检查+曼月乐置入，术中见左结肠系膜与侧盆壁粘连，予分解，左侧盆壁静脉怒张，子宫直肠窝静脉曲张，子宫双附件正常，宫腔形态正常，放置曼月乐。术后腹痛较前加重，无性交痛，阴道分泌物较前增多，无异味。1 个月前因孩子上学精神紧张数天，出现食欲下降、心慌、失眠并持续至今，近 1 个月体重下降 8 kg，需要口服安眠药，且易早醒。2017 年 6 月 19 日，外院行腹盆腔 CT：右侧附件区囊实性异常密度影，大小 4 cm×3 cm，囊腺瘤？建议妇科进一步检查。此后多次 B 超提示右附件区囊肿，大小 2～3 cm，壁光，未见明确血流信号。2018 年 7 月 2 日，查 AFP、CA199、CEA、CA125 均（-）。患者因 BRCA2 基因阳性，要求预防性切除双侧附件入院。家族史：外祖母宫颈癌，外祖父肺癌，姨卵巢癌，母亲卵巢良性肿瘤手术史＋大隐静脉曲张，舅膀胱癌，大伯胰腺癌。

【治疗经过】

患者及家属充分考虑后，要求预防性切除双侧卵巢。于 2018 年 9 月 13 日，在我院全身麻醉下行腹腔镜双侧附件切除术，术中见：子宫正常大小，宫底略苍白，左侧附件未见明显异常，右侧附件见一囊肿，直径 3～4 cm，子宫直肠窝及宫骶韧带光滑，切除双侧附件，用标本袋取出，右侧卵巢囊肿囊内液清亮，囊皮光滑，术中双侧附件送冰冻病理：未见明显肿瘤组织。术后病理回报：右侧附件卵巢囊性滤泡，余（-）。术后患者焦虑症状消失，术后 3 天开始予以经皮雌二醇凝胶激素替代治疗，偶有阴道干涩，同时加用阴道局部普罗雌烯胶丸，症状可缓解。

病例分析

1. BRCA1 或 BRCA2 基因突变患者乳腺癌、卵巢癌风险

BRCA 基因包括 BRCA1 和 BRCA2 基因，与家族性遗传性乳腺癌和卵巢上皮癌的发生密切相关。BRCA1 位于 17 号染色体，BRCA2 位于 13 号染色体，二者同为抑癌基因，编码蛋白参与 DNA 的损伤修复。

（1）乳腺癌风险

BRCA1 或 BRCA2 突变者，在 70 岁前患乳腺癌风险为 45%～85%。

乳腺癌的类型与突变类型有关，"三阴"乳腺癌（雌、孕激素受体、HER2均阴性）中10%～39%有*BRCA1*或*BRCA2*突变，其中，*BRCA1*突变更常见；而*BRCA2*突变者雌孕激素受体阳性更常见。

（2）卵巢癌

*BRCA1*突变，70岁前患卵巢癌（包括输卵管癌和原发性腹膜癌）风险为39%～46%；*BRCA2*突变，70岁前患卵巢癌风险为10%～27%。*BRCA1*和*BRCA2*突变相关的卵巢癌通常为高级别的，并且有特定的组织学类型，主要为浆液性或内膜样癌。而高级别卵巢癌患者有9%～24%的概率携带种系来源的*BRCA1*或*BRCA2*突变。黏液性癌和卵巢交界性肿瘤似乎与*BRCA*基因无关。

2. *BRCA1*或*BRCA2*基因突变女性咨询：如何减少卵巢癌风险

（1）筛查

并不推荐用CA125或经阴道超声常规进行卵巢癌筛查。但是对于卵巢癌高危患者，从30～35岁开始，在行预防性双侧附件切除术前，短期内检测CA125或经阴道超声也是合理的，虽然并不降低卵巢癌相关的死亡率或提高其生存力。

（2）药物

有报道COC可降低卵巢癌风险，使用1年，*BRCA1*突变者风险降低33%～80%，*BRCA2*突变者降低58%～63%。考虑到COC的多种好处（降低卵巢癌、乳腺癌风险，避孕，调经），*BRCA1*或*BRCA2*突变者有指征的时候是可以应用COC的，并且将其用于癌症的预防也是合理的。近期Meta分析显示*BRCA*基因突变者使用口服避孕药并不增加乳腺癌风险。

（3）手术

预防性双侧卵巢输卵管切除术，是减少 BRCA 突变者卵巢癌最有效的策略，可降低 80% 的风险，降低死亡率。手术时机应个体化选择，需要考虑患者的基因突变类型、生育要求和家族史。通常推荐 BRCA1 突变者在 35～40 岁时进行手术，而 BRCA2 突变者因其卵巢癌发生较晚，建议在 40～45 岁时手术。BRCA 基因突变或携带其他卵巢癌易感基因患者，应该建议行预防性双侧附件切除，NCCN 同时也推荐对 BRIP1、RAD51C 和 RAD51D 突变者在 40～45 岁时行预防性双侧附件切除。Lynch 综合征患者建议行全子宫及双附件切除。

BRCA2 突变者，50 岁前卵巢癌的发生率不到 3%，但乳腺癌发生的风险为 26%～34%。而越早切除卵巢，对于乳腺癌预防越有利。考虑到这些因素，预防性双侧附件切除术的时机应该个体化，充分考虑患者的生育要求及对手术绝经的看法。

3. *BRCA1* 或 *BRCA2* 基因突变咨询：如何减少乳腺癌风险

（1）针对女性的应对建议

①从 18 岁开始"认识乳房"（熟悉自己的双乳，坚持定期做乳房自检，停经前的女性在月经期末进行乳房自检效果会更明显）。②从 25 岁开始，每 6～12 个月进行 1 次乳房临床检查。③乳房影像学检查。影像学检查设备的适用性和其各自对应的检查周期目前尚不统一，请遵医嘱。医院较多使用超声诊断作为准确且无辐射的筛查方式。④讨论降风险乳房切除术的可选性。咨询时应讨论该手术在多大程度上能对基因突变的携带者有所保护，乳房重建的风险有哪些。手术可使乳腺癌风险降低 85%～100%，BRCA 突变的乳腺癌患者，强烈推荐行对侧乳腺预防性切除，因为对侧乳腺 10 年的复

发率为30%。⑤建议BRCA基因突变携带者进行降风险输卵管-卵巢切除术（risk reducing salpingo-oophorectomy，RRSO），尤其是针对35～40岁、已经生育过孩子的患者。由于卵巢癌在携带BRCA2突变患者中的发病年龄要比携带BRCA1突变的患者晚8～10年，因此，在最大程度上进行了乳腺癌预防（如已行双乳切除术）的情况下，将BRCA2突变患者的RRSO延缓到40～45岁是合理的。同时还应注意：咨询时应讨论个体的生育需求，癌症的风险程度，对乳腺癌和卵巢癌的保护度，应对好停经以后的症状，以短期激素替代治疗直到自然停经的最大年龄，以及一些相关的医学建议；单独的输卵管切除术并不是降低风险的标准方式，尽管它正处于临床试验阶段。对单独输卵管切除术的顾虑主要在于女性仍具有卵巢癌风险。而且，对于停经前的女性，卵巢切除术可最高降低近50%的乳腺癌发病风险（这取决于手术年龄）。⑥讲明降风险乳房切除术和（或）RRSO对个人的社会心理、社交和生活质量的影响。⑦对于未选择RRSO的患者，尽管临床医师认为有些检测在特定情况下可用，但研究数据并不支持常规的卵巢检测有效。

（2）针对男性的应对建议

①从35岁开始进行乳房自我检查练习和接受相关教育；②从35岁开始每12个月进行1次临床乳腺检查；③建议BRCA2突变携带者从40岁开始进行前列腺癌筛查，而BRCA1突变携带者应该考虑进行前列腺癌筛查。

4. 盆腔淤血综合征的病因、诊断及处理

（1）病因

盆腔静脉淤血综合征（pelvic congestion syndrome，PCS），可分为原发性和继发性两类，原发性PCS是指由于卵巢静脉瓣功能障碍导致卵巢静脉、宫旁静脉扩张迂曲、流速减低，Valsalva 动作（深吸气后，在屏气状态下用力做呼气动作 10～15 s，可增加胸腔内压力，显著减少静脉回流）时可见反流引起的一系列不适综合征，主要有盆腔慢性钝痛、压迫感和沉重感等。继发性 PCS 是由于静脉以外因素造成的静脉扩张迂曲，病因包括：胡桃夹现象（由于左肾静脉在腹主动脉和肠系膜上动脉之间受到挤压引起的一系列临床症状，主要表现为镜下血尿）和盆腔血供增多等，后者包括炎症、多次妊娠和较大子宫肌瘤等，输卵管结扎术也是引起 PCS 的原因之一。好发于生育年龄女性。

（2）临床表现

PCS 的特征是盆腔疼痛至少持续 6 个月，通常在妊娠期间或妊娠结束后首次出现，再次妊娠时加重。疼痛的严重程度不一，但通常被描述为钝痛或沉重感，且在月经前加重，在久站、体位改变、行走或从事腹内压增加的活动时加重，在性交后也加重（性交后疼痛）。PCS 通常呈单侧分布，但也可呈双侧分布或从一侧转到另一侧。患者还可能主诉疼痛急剧加重、痛经、深部性交痛和尿急，还可能出现臀、外阴和（或）大腿静脉曲张。慢性盆腔痛患者中 30% 存在 PCS。

（3）诊断

由于 PCS 症状具有非特异性，没有明确的诊断标准，诊断 PCS 常常较为困难，需根据临床表现和辅助检查综合做出诊断。有临床表现并存在卵巢体表投射点的压痛，诊断 PCS 的敏感性为 94%，特异性为 77%。其他具有指导意义的体征包括宫颈举痛和宫颈充血。PCS 常见于有静脉曲张家族史、合并外阴静脉曲张病史或有多产史的患者，其他原因包括药物的不良反应、患者的生理或心理因素的

影响。

在详细的病史询问和体格检查后，进行超声、CT、MRI、磁共振下血管造影、腹腔镜等检查均有助于 PCS 的诊断。影像学检查常同时发现其他异常表现，例如盆腔超声检查发现多囊卵巢（56% PCS 患者合并多囊卵巢）、子宫腺肌症。对卵巢和髂内的静脉造影可以了解 PCS 患者静脉曲张的程度，可经股静脉或颈静脉穿刺插管，PCS 患者常显示卵巢静脉异常扩张（直径＞10 mm）、血流缓慢、卵巢静脉血液反流、静脉丛曲折、子宫静脉充血。静脉反流在直立位或做 Valsalva 动作时明显（反流的卵巢静脉直径＞8 mm）。美国血管外科协会和美国静脉论坛制定的指南中，推荐对盆腔静脉异常的患者进行选择性卵巢和髂内静脉造影，在明确 PCS 的诊断后可以同时进行栓塞治疗。腹腔镜检查可以发现盆腔静脉的改变，但不具有特异性，其诊断的敏感性小于静脉造影。

（4）治疗

PCS 没有标准的治疗方案，尚不清楚最佳治疗方法，应根据患者的症状采取个体化治疗。①药物治疗：虽然支持 PCS 药物治疗的数据有限，但建议将尝试性药物治疗作为一线治疗。药物治疗的风险较低，尤其是相对于侵入性操作的风险而言。据报道使用戈舍瑞林（3.6 mg/m）、醋酸甲羟孕酮（30～50 mg/d）或依托孕烯皮下植入剂治疗可改善患者的疼痛评分和静脉造影评分。此外，经醋酸甲羟孕酮治疗的女性称在停止治疗后迅速重新开始疼痛，这进一步表明激素治疗抑制了疼痛。但是这些研究的局限性包括规模较小和缺乏安慰剂对照组。②侵入型治疗：药物治疗无效的女性可进行侵入性治疗，但最佳操作尚不明确，因为尚未进行相关随机试验。已报道的操作包括卵巢静脉加或不加髂内静脉的栓塞术或硬化治疗，腹腔镜或开腹卵巢静脉结扎术,以及对已生育的女性行子宫切除术和双侧附件切除术（bilateral salpingo-oophorectomy，BSO）。仅根据现有研究难以比较这些治疗方法的优劣,因为不同研究使用的PCS诊断标准不同,缺乏对照组,包含不同的静脉造影术、栓塞术和外科技术,治疗前后无法提供针对症状的标准化评估,而且随访时间不同。

5. 对本例治疗方案的建议

该患者36岁,基因突变类型为 *BRCA2* 突变,建议其行预防性双附件切除,ACOG及NCCN指南推荐手术时机为40～45岁,但同时提出手术时机应考虑个体情况。该患者已经完成生育,无生育要求,长期处于焦虑状态,对 *BRCA2* 突变相关癌症风险的担忧已经严重影响到其生活质量,可考虑近期手术。但术前应充分与患者及家属沟通交代手术短期及远期并发症。患者合并PCS,术中可行卵巢高位静脉结扎,或许对改善慢性盆腔痛有益。术后首选非激素治疗改善绝经症状,对于非激素治疗效果不佳、无乳腺癌病史的患者,如愿意承担激素治疗可能增加乳腺癌发生的风险,可使用激素补充治疗。

病例点评

对于 *BRCA* 突变的患者,预防性双侧卵巢卵管切除可使卵巢癌风险降低80%,使乳腺癌的风险降低30%～75%,绝经前手术获益大,手术年龄越大获益越小。鉴于目前研究结果,即使密切随诊经阴道超声及CA125,多数卵巢癌也在晚期被发现,建议已完成生育的 *BRCA* 突变患者行预防性卵巢卵管切除,而非卵巢/卵管癌的筛查或药物预防。本例患者同时合并 PCS，双附件切除有可能改善 PCS 症状，可谓一箭双雕。术后输卵管病理的检查应遵循 SEE-FIM（sectioning and extensively examining the fimbria）流程，以判断是否存在隐匿的输卵管上皮内癌。

参考文献

1. Committee on Practice Bulletins–Gynecology，Committee on Genetics，Society of Gynecologic Oncology. Practice Bulletin No 182：Hereditary breast and ovarian cancer syndrome. Obstetrics and gynecology，2017，130（3）：e110-e126.
2. 朱兰，郎景和．女性盆底学．北京：人民卫生出版社，2014.
3. 北京协和医院．超声诊断科诊疗常规．北京：人民卫生出版社，2012.

（邓燕　李晓川）

病例50 肠道来源包块误诊为卵巢囊肿

病历摘要

【基本信息】

患者，女，35岁，G_0P_0。因查体"发现右附件区包块4个月"来院就诊。

患者既往月经稀发，5天/30～180天，经量中等，无痛经，工具避孕。4个月前查体超声发现右附件区混合回声包块，大小约 5.4 cm×7.8 cm×4.2 cm，边界清，盆腔无游离积液。患者无发热、盗汗，无消瘦、乏力，无腹痛、腹泻，饮食及二便正常。

【妇科检查】

入院后复查妇科彩超：右附件区约 5.2 cm×8.1 cm×4.6 cm 囊状混合回声包块，界清，内见规则层状分布中等回声区，CDFI：周边见短条状血流信号，内部未见血流信号。尿hCG（−）。肿瘤标志物：CA125 23.4 U/mL，CA199 16.7 U/mL，AFP 4.8 ng/mL，CEA 1.01 ng/mL。妇科查体：子宫前位，正常大小，质中，活动好；右附件区可触及直径8 cm的囊实性包块，表面光滑，边界清，活动好；余未见明显异常。

【治疗经过】

考虑卵巢良性肿瘤可能，于2018年10月30日行腹腔镜探查。术中探查盆腔（图50-1）见子宫正常大小，双侧附件外观未见明显异常。探查腹腔见末端回肠浆膜面外凸赘生肿物约 8 cm×5 cm×

4cm，表面光滑，边界清。请外科医生上台会诊，考虑为回肠来源肿物，建议经腹直肌切口行部分回肠切除，与家属沟通签字后同意外科会诊意见。台下剖视肿物，单房囊肿，内含黄色胶冻样内容物。术后患者禁食、水3天，给予肠外营养，3天后逐步过渡饮食。术后病理：小肠壁浆膜下被覆黏液上皮之囊肿，考虑为先天性肠源性囊肿。

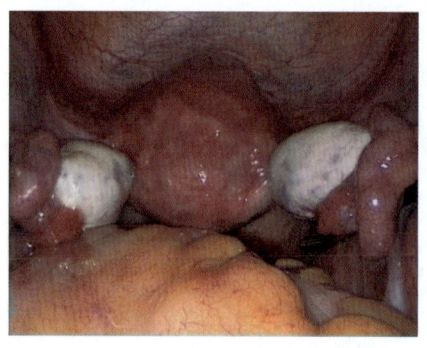
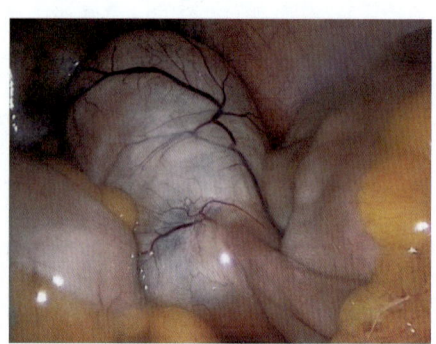

左侧为正常子宫+双附件，右侧为回肠肿物。

图 50-1　腹腔镜下图像

病例分析

1. 卵巢肿瘤的鉴别诊断

卵巢肿瘤是常见的妇科肿瘤，早期多无特异性症状，常于体检时发现。根据患者的年龄、病史及局部体征、B超检查等可初步确定是否为卵巢肿瘤，并对良、恶性进行评估。术前常用的辅助诊断方法如下。

（1）妇科查体

妇科检查时，卵巢良性肿瘤常为在子宫一侧或双侧触及的圆形或卵圆形肿块，多为囊性，表面光滑、活动好。巨大卵巢囊肿应注意与腹腔积液鉴别。如出现腹胀、腹腔积液和腹部肿块，妇科检查若发现双侧附件区实性肿块，表面凹凸不平，活动差，且阴道后穹隆触及盆腔内硬结节，应高度怀疑卵巢恶性肿瘤。

（2）影像学检查

超声：能检测到肿块部位、大小、形态、血流信号，提示肿瘤性质，临床诊断符合率＞90%；CT：可清晰显示肿块形态及有无淋巴结肿大；MRI：有助于在超声或 CT 诊断不明的情况下，提供一个更确切的诊断结果；PET-CT：了解全身整体状况。

（3）肿瘤标志物

妇科常用的包括：① CA125：80% 卵巢上皮癌患者 CA125 水平高于正常值，CA125 在临床上广泛应用于鉴别诊断盆腔肿块、监测卵巢癌治疗后病情进展及判断预后；② HE4：是继 CA125 后又一被高度认可的卵巢癌肿瘤标志物。联合 CA125 可大大增加卵巢癌诊断的准确性；③ CA199：是直肠癌细胞系相关抗原，除表达于消化道肿瘤外，在卵巢上皮性肿瘤也有约 50% 的阳性表达；④ CEA：属于肿瘤胚胎抗原，对肿瘤无特异性标记功能，卵巢黏液性囊腺癌 CEA 阳性率最高，其次是 Brenner 瘤；⑤ AFP：对卵巢内胚窦瘤有特异性诊断价值，对未成熟畸胎瘤、混合型无性细胞瘤有协助诊断意义；⑥ hCG：对原发性卵巢绒癌，颗粒细胞瘤、卵泡膜细胞瘤有一定价值。

（4）腹腔镜检查

可直接观察肿块状况，进行可疑部位活检和腹腔液抽吸送细胞学检查。

2. 易误诊卵巢肿瘤的其他组织器官来源肿瘤

女性盆腔内生殖器官紧邻泌尿器官、消化器官、肠系膜及腹膜后组织，加之非专科医师认识不充分，故有一定的误诊机会。易误诊为卵巢肿瘤的其他组织器官来源肿瘤概括如下。

(1) 子宫肌瘤

浆膜下肌瘤或肌瘤囊性变易与卵巢实体瘤或囊肿混淆。超声、MRI可协助鉴别。

(2) 输卵管卵巢囊肿

炎性囊性积液，常有不孕或盆腔感染史，双侧附件区条形囊性肿块，边界较清，活动受限。

(3) 肠系膜肿瘤

肠系膜囊肿、囊性淋巴管瘤、脂肪瘤、平滑肌瘤、神经内分泌瘤、血管脂肪瘤及肠系膜肉瘤等。原发性肠系膜肿瘤临床较少见，且早期临床症状和体征无特异性，超声不能明确定位其来源，易误诊为妇科肿瘤。

(4) 腹膜后肿瘤

腹膜后肿瘤是指起源于腹膜后潜在腔隙内的肿瘤，临床发病率低，常见的有神经鞘瘤（良性或恶性）、畸胎瘤、纤维瘤或肉瘤、淋巴管癌等类型，由于生长部位特殊，早期缺乏特异性的症状和体征，且B超提示腹膜后肿瘤的阳性率仅为70%，加之妇科检查不充分，易误诊卵巢肿瘤。

(5) 阑尾黏液囊肿、黏液囊腺瘤

临床较少见。当病变较小时可无临床症状，经阴道B超能发现与子宫及附件存在密切关系，出现卵巢肿瘤误诊的可能性大；部分会继发急性阑尾炎、肠梗阻、肠套叠等，其会将原发病表现掩盖，诊断难度更大。

(6) 小肠肿瘤

部分胃肠道间质瘤、早期肠管恶性肿瘤等无特异性症状，影像学检查阳性率低，易误诊为卵巢肿瘤。

此外，还有一些疾病易被误诊为卵巢肿瘤，如残角子宫、陈旧性宫外孕、盆腔结核、巨大脾囊肿等，这些均提示妇产科医师需不断完善现有的知识体系。

3. 先天性肠源性囊肿

肠源性囊肿是一种罕见的先天性、发育性畸形。WHO将其定义为"囊肿内壁衬有类似于胃肠道上皮、能分泌黏液的上皮"。该囊肿可发生于任何部位，较多见于中枢神经系统的颈、胸段椎管内，常伴有椎体异常；腹腔内先天性肠源性囊肿报道罕见，完整手术切除是最佳治疗方案。

病例点评

肠源性囊肿为胚胎发育时来源于前肠的胚胎残余组织异位所致，为先天性疾病，多发生于椎管内。好发于儿童及青少年，男女比例为（2～3）∶1。腹腔内肠源性囊肿极为罕见，主要靠病理诊断。小肠囊肿活动度好，查体易与卵巢囊肿混淆。但也正因为其活动度很大，并不是每次妇科检查均能在附件区扪及肿物，可作为辅证。影像学检查，尤其是MRI提示性更强（很可惜该病例未能在术前完善相关检查）。

虽然本病例是罕见病例，但对于临床思维的锻炼价值很大。需要年轻医生从深度和广度去对专业疾病（卵巢肿物）进行鉴别诊断，同时能培养条理清晰、符合逻辑的临床思维。

参考文献

1. 沈铿，马丁. 妇产科学. 第3版. 北京：人民卫生出版社，2017.
2. 柳华，凌静娴，周怀君. 原发性肠系膜肿瘤8例妇科误诊分析. 实用妇产科杂志，

2015，31（7）：543-545.

3. 刘瑞，米英，高芬霞. 阑尾黏液性囊腺瘤误诊为卵巢肿瘤1例. 临床医药文献电子杂志，2017，4（29）：5717-5718.

4. 马星华，刘苗英，薛冰. 16例女性盆腔肿块超声误诊分析. 中国实用医药，2014，9（2）：94-96.

（马瑞琳　王阳）

病例51　宫颈锥切术继发的附件包块

病历摘要

【基本信息】

患者，49岁，G_0P_0。主因"体检发现附件区占位，进行性增大6个月"入院。

2019年2月，体检B超（月经干净第4天）提示双侧卵巢饱满，左卵巢生理性囊肿约2.8 cm×2 cm，子宫内膜偏厚为1.4 cm。2019年6月10日（d19），性激素：FSH 2.73 IU/L，LH 1.19 IU/L，E_2 187 pg/mL，P 19.28 ng/mL，T 0.21 ng/mL，PRL 17.2 ng/mL。2019年6月26日（d11），超声：左附件区混合回声，大小约4.3 cm×2.8 cm；内膜厚约1.8 cm，回声欠均，内见中高回声，内膜息肉不除外，大小约0.8 cm×0.5 cm。2019年7月4日：CA125 10.5 U/mL，CA199 32.0 U/mL。盆腔检查：左附件区囊性感，子宫直肠窝（−）。2019年8月20日，B超提示左侧附件区见混合回声，大小约4.8 cm×4.8 cm×4.3 cm，形态规则，边界尚清，以无回声为主，内可见多处分隔，无回声壁上另可见多处乳头状突起，较大者1.1 cm×0.4 cm，壁上、隔上可见条状血流信号（图51-1）；子宫内膜厚约1.2 cm，回声不均。期间2次查血CA125 10.0～10.5 U/mL。5年前因CIN Ⅱ行宫颈锥切术，术后出现痛经，进行性加重，VAS 6分，经期有便秘，肛门坠胀感，偶有尿频，2年前出现月经期延长至8天，量较以前略多，周期25天，偶有不规则出血。2019年2月TCT、HPV（−）。

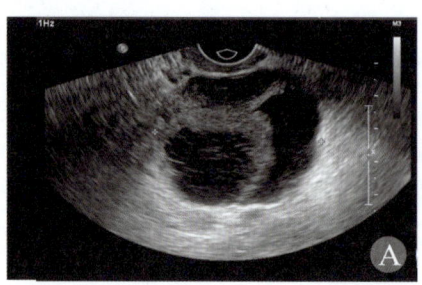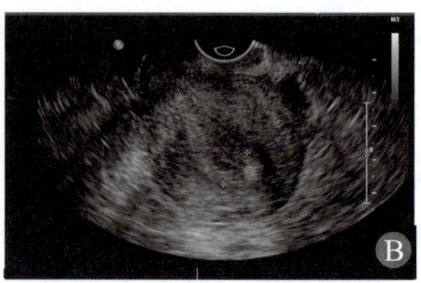

A：B超见左侧附件区见混合回声，以无回声为主，内可见多处分隔；B：B超见无回声壁上另乳头状突起，较大者 1.1 cm × 0.4 cm。

图 51-1　B超检查

【治疗经过】

入院后进行肠道准备，择期行腹腔镜探查术，术中见左输卵管与卵巢粘连包裹，输卵管卵巢囊肿直径约 5 cm，与周围肠管及左侧盆腔致密粘连；右侧附件与子宫右后壁粘连；子宫直肠窝及宫骶韧带完全封闭；分离左附件区粘连后见暗红色机化血块流出（图 51-2），完整切除左附件，标本袋自右下腹 Trocar 取出；台下检查，未见乳头结构。分离右侧附件区粘连后外观未见明显异常，切除右卵管送病理；盆腔另可见散在的子宫内膜异位灶，予以双极电凝烧灼。宫腔镜检查见宫颈口狭窄，宫颈粘连，扩宫后宫腔镜下见宫腔形态尚规则，未见明显赘生物，双侧输卵管开口可见，内膜局部增厚不平；6 号吸刮头刮宫腔 2 周，刮出内膜组织送病理。术后恢复好。术后病理：输卵管卵巢囊肿，分泌期子宫内膜。

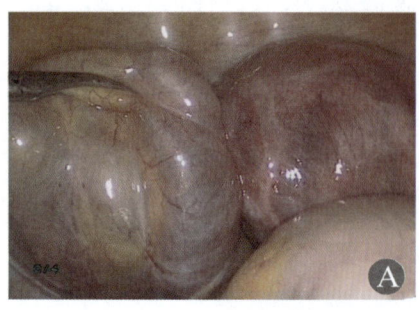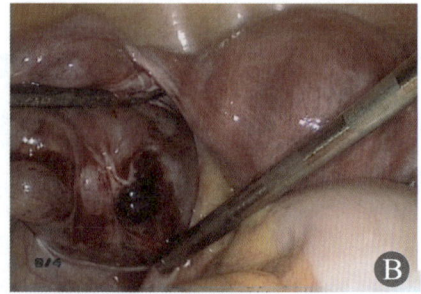

A：左附件区囊性肿物；B：左卵巢输卵管囊肿内凝血块。

图 51-2　术中所见

病例分析

1. 宫颈锥切术后并发症

宫颈锥切术的相关并发症包括术中、术后及远期并发症。术中并发症主要包括术中出血、子宫穿孔。术后并发症主要包括术后创面出血及感染。远期并发症主要包括宫颈功能不全及宫颈狭窄。

宫颈锥切术的最常见并发症是术后出血，包括早期及晚期出血。术后24小时内需要治疗的出血为早期出血，24小时后需要治疗的出血为晚期出血。早期出血多由于术中止血不确切或血管收缩药物代谢后血管的扩张所致。晚期出血多发生在术后1~2周，多为缝线溶解吸收或缝线侵蚀血管所致。据研究报道，锥切术后阴道出血发生率在5%~15%。多数的术后出血可以通过相对保守的治疗方式处理（压迫、硝酸盐、缝扎），少数情况下需要麻醉下手术止血。锥切术后感染发生率约6.8%，包括局部宫颈的炎症、子宫内膜炎、附件区炎症，甚至盆腔炎症及盆腔脓肿。术前预防性抗生素的使用是否有效尚无确切证据。

关于宫颈狭窄的定义不同研究之间略有不同，因此宫颈狭窄的发生率差异较大，在8%~30%。宫颈狭窄可部分或完全阻塞子宫腔的通道，可能阻碍月经或影响受孕，在严重的情况下，可能会发生子宫积血或子宫积脓。完全的宫颈狭窄据报道发生率<1%，典型的症状为继发性闭经及周期性下腹痛。

本例患者宫颈锥切术后出现进行性痛经，本次手术术中见宫颈口狭窄，宫颈粘连，术中探查发现子宫呈腺肌症样外观，盆腔亦散在子宫内膜异位病灶，符合经血逆流的发病理论。

2. 附件区的超声表现

B超鉴别附件区占位良恶性的准确性为90%。单纯性囊肿的特征为囊腔充满无回声液体、薄壁和远端声影增强，为良性可能性大。复杂性囊肿包括卵巢子宫内膜异位囊肿、异位妊娠、皮样囊肿、退化的子宫肌瘤及出血性囊肿。囊性包块（无论单房性或多房性）内呈弥漫的低至中回声而不存在实性成分，提示卵巢子宫内膜异位囊肿；内呈细的直线和曲线构成的细小网状回声（有时称为渔网状或网状回声），则提示出血性囊肿。妇科超声最常见的出血性囊肿为黄体囊肿，囊肿大小、囊肿壁的厚度及内部回声模式（取决于血块的形成和溶解）变化较大，其诊断也往往具有挑战性。鉴别诊断包括异位妊娠、输卵管卵巢脓肿、卵巢子宫内膜异位症、外凸坏死的子宫肌瘤、卵巢皮样囊肿、卵巢扭转等。实性成分是恶性肿瘤最有意义的特征。有时由于卵巢子宫内膜异位，囊肿中的局部子宫内膜组织或出血囊肿有血凝块，此时与肿瘤的实性成分鉴别较为困难，此时血流的检测可能会有助于鉴别，局部内膜及血凝块一般不会有血流，而肿瘤实性成分则可能有较丰富的血流信号。此患者B超提示的无回声壁上另可见多处"乳头状突起"，术中证实为血凝块。

病例点评

随着影像学的不断进步，越来越多的医师更倾向于依赖辅助检查而忽略病史分析和体格检查。诚然，单就此患者的术前超声来看，确实应该考虑到恶性可能，结合患者的年龄，建议直接行附件切除的手术方式，以及肠道准备都是审慎的做法。而另一方面，患者无明显症状，盆腔检查除包块相对固定外，也没有更多提示恶性的体征，肿瘤标志物阴性，如果对于经血流出不畅而导致经血逆流，形成盆腔包裹性积液或巧克力样囊肿等出血性囊肿的特殊超声影像特征有一定经验者而言，不难想到这种可能，而本例患者继发痛经的临床表现也高度支持子宫内膜异位症的可能性。

术前对病变性质的评估和判断是关乎临床决策的重要能力，其不单来自于接诊病例的"数量"积累，更应归结于对特殊病例的不断反思和"分析"积累。术前诊断和术后诊断的符合率不断提高是体现一名医师不断成长的重要指标。

参考文献

1. KRISTENSEN G B，JENSEN L K，HOLUND B. A randomized trial comparing two methods of cold knife conization with laser conization. Obstet Gynecol，1990，76（6）：1009-1013.

2. DELMORE J，HORBELT D V，KALLAIL K J. Cervical conization：cold knife and laser excision in residency training. Obstet Gynecol，1992，79（6）：1016-1019.

3. LARSSON G，GULLBERG B，GRUNDSELL H. A comparison of complications of laser and cold knife conization. Obstet Gynecol，1983，62（2）：213-217.

4. BRUN J L，YOUBI A，HOCKE C. Complications，sequellae and outcome of cervical conizations：evaluation of three surgical technics. J Gynecol Obstet Biol Reprod（Paris），2002，31（6）：558-564.

5. GRUND D，KOHLER C，KRAUEL H，et al. A new approach to preserve fertility by using a coated nitinol stent in a patient with recurrent cervical stenosis. Fertil Steril，2007，87（5）：1212. e13-e16.

6. REUTER K L，YOUNG S B，DALY B. Hematometra complicating conization with radiologic correlation. A case report. J Reprod Med，1994，39（5）：408-410. 7. VALENTIN L，AMEYE L，JURKOVIC D，et al. Which extrauterine pelvic masses are difficult to correctly classify as benign or malignant on the basis of ultrasound findings and is there a way of making a correct diagnosis？ Ultrasound Obstet Gynecol，2006，27（4）：438-444.

8. PATEL M D，FELDSTEIN V A，CHEN D C，et al. Endometriomas：diagnostic

performance of US. Radiology,1999,210（3）：739-745.

9. OKAI T,KOBAYASHI K,RYO E,et al. Transvaginal sonographic appearance of hemorrhagic functional ovarian cysts and their spontaneous regression. Int J Gynaecol Obstet,1994,44（1）：47-52.

10. SWIRE M N,CASTRO-ARAGON I,LEVINE D. Various sonographic appearances of the hemorrhagic corpus luteum cyst. Ultrasound Q,2004,20（2）：45-58.

11. BROWN D L,DOUBILET P M,MILLER F H,et al. Benign and malignant ovarian masses：selection of the most discriminating gray-scale and Doppler sonographic features. Radiology,1998,208（1）：103-110.

（袁振　邓姗）

病例 52　意外发现的盆腔结核

病历摘要

【基本信息】

患者，女，30 岁，G_0P_0。主因"发现卵巢囊肿 5 年，未避孕未孕 1 年"入院。

患者 12 岁初潮，经期约为 5 天，周期 28～30 天，量中，无痛经。患者性生活规律，自诉 B 超排卵监测可见有排卵，男方精液 A+B 12.75%，目前在治疗中，未行输卵管造影检查。5 年前查体行超声发现右侧卵巢囊肿，大小约 3 cm，无腹痛、下腹坠胀，无月经及大小便改变，随诊观察。近 6 个月发现卵巢囊肿较前增大，近期超声显示：右附件见无回声区，约 5.2 cm×3.1 cm×4.0 cm，内膜厚约 0.8 cm，肌层回声均，CDFI：壁上未见明确血流信号。盆腔检查可在右侧附件区触及约 6 cm 大小的包块，活动可，无压痛，余无明显异常。

【诊断】

考虑卵巢囊肿性质不明，且合并不孕，拟入院行腹腔镜探查术。患者入院后胸片提示双肺上野、右肺中野多发结节影，考虑为陈旧性病灶。发病以来，未见咳嗽、咳痰、盗汗，大便如常，体重无明显改变。母亲患子宫内膜癌，目前在治疗中，病情稳定。

【治疗经过】

入院后择期行腹腔镜下探查术（图 52-1），术中见盆腔广泛粘连，子宫正常大小。左侧输卵管增粗、僵硬，仅可暴露间质部及壶腹部，伞端致密粘连于左侧盆壁与卵巢之间无法暴露，左卵巢因粘连致密暴露困难。右输卵管增粗、僵硬，伞端粘连、包裹不可见，右输卵管与卵巢之间形成炎性包裹性囊肿，直径约 5 cm，右卵巢因炎症包裹无法暴露。分离粘连后通液可见少许亚甲蓝自输卵管远端破口处缓慢流出，并见少许干酪样组织。

向患者家属交代病情后选择行双侧输卵管切除术。输卵管组织中结核分枝杆菌基因检测（+），子宫内膜组织（-），利福平耐药基因（-）；术后病理：（宫颈息肉）宫颈内膜息肉；（子宫内膜）增殖期子宫内膜，局灶呈复杂性增生；（左、右输卵管）输卵管组织显示慢性炎症，部分管腔扩张，上皮缺失，局灶见上皮样肉芽肿形成及钙化。术中补充化验 CRP 12.0 mg/L，结核感染 T 细胞斑点试验（+），转感染科治疗，后期辅助生育。

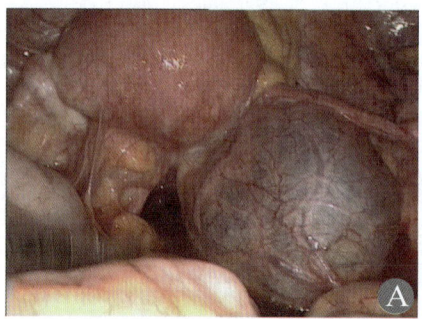
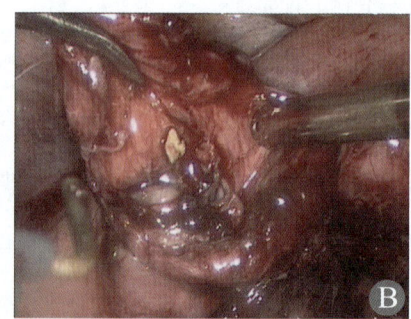

A：生殖道结核：双侧输卵管重度粘连，右输卵管与卵巢之间形成炎性包裹性囊肿，双侧通而不畅，盆腔器官重度粘连，伴有少量盆腔积液；B：通液过程中末端见少许亚甲蓝缓慢流出，并可见少许干酪样组织。

图 52-1 术中所见

病例分析

1. 结核导致不孕的流行病学现状

近年来随着不典型结核分枝杆菌感染的逐年增加，生殖道结核发病率有上升趋势，由于其症状不典型，容易被临床医师忽略。

盆腔结核多发生于20～40岁，可严重损害女性的生殖健康，0.2%～21%的不孕病例由生殖道结核导致，大多为经济不发达地区的女性。90%～100%的病例存在输卵管受累，通常为双侧受累。病变最常见于壶腹部（此处血供丰富），其次为峡部。在50%～70%的病例中，感染可从输卵管进展至子宫内膜；子宫肌层极少受累。根据最新的流行病学调查结果，40%的结核病患者是没有症状的，结核导致的输卵管性不孕危害极大，生育功能难以恢复。

在临床上，女性生殖器结核可表现为不孕（40%～76%）、盆腔或腹部疼痛或包块（50%），以及月经失调（25%）。

①不孕症妇女虽无自觉症状，但通过子宫内膜活检可发现5%的患者有子宫内膜结核。②慢性输卵管炎患者中，5%～10%为结核性输卵管炎。③肺结核的女性患者中2%～8%同时有生殖器结核。④死于肺结核的女性患者尸检证明有10%患有生殖器结核。生殖器结核患者同时有肺结核者占1/3。⑤重庆西南医院报道，500例输卵管碘油造影中，结核占21.8%，700例腹腔镜检查中生殖器结核占7.1%；湖南（1995）报道，内膜结核占6.9%。

生殖器结核患者中约20%有家族结核病史；50%以上早期曾有过盆腔外的结核病，常见为肺结核、胸膜炎，其次为结核性腹膜炎、结节性红斑及肾、骨结核等。

2. 生殖器结核的治疗策略

治疗原则为注意休息，加强营养，规范抗结核治疗，必要时手术治疗。生殖器结核的治疗目的：消除症状，改善全身情况，促使病灶愈合，防止病情蔓延，尽可能保留生育能力。

常用抗结核药物包括：异烟肼（isoniazide，INH），吡嗪酰胺

（pyrazinamide，PZA），氨基水杨酸钠（sodium para-aminosalicylate，PAS），氨硫脲（thiacetazone，TB-1），乙胺丁醇（ethambutol，EMB），氧氟沙星（ofloxacin），链霉素（streptomycin sulfate，SM），卡那霉素（kanamycine sulfate，KM），治疗期间定期监测肝功能。要达到理想疗效，必须贯彻合理化治疗的五项原则，即早期、联合、适量、足疗程和规则使用敏感药物。为达到上述要求，一般须坚持治疗8～12个月，称长程疗法，患者往往不易坚持。短程化疗指联用INH、利福平等2个以上的抗菌药，将疗程缩短至6～9个月的短程化疗。药物方面的新进展包括：①皮质醇激素作为辅助用药，以改善病变所发生的炎性反应；②氧氟沙星属喹诺酮类抗菌药。这类药物是全新的、全人工合成的抗菌药物，抗菌谱广、抗菌作用强大，口服吸收较好，毒副作用较少，胃肠道不适＜1%。长期服用患者可以耐受，且无明显肝功能损害。据Yew（1990）报道，氧氟沙星与二线抗结核药联合应用，按日剂量800 mg服用8～12个月，能很快溶菌，获得满意疗效。目前已有人将其用于对R或E耐药的肺结核患者，氧氟沙星（300～600 mg，每日分1～2次空腹服用）与其他2种未曾用过的抗结核药物（PAC、KM等，按常规剂量和方法）联合应用，取得良好效果，值得借鉴。

由输卵管结核引起的不孕症患者，若宫腔镜检查子宫内膜未受累，可以进行体外受精胚胎移植（试管婴儿）以获得妊娠。

如果结核性不孕患者子宫形态正常，卵巢功能良好，辅助生殖是治疗结核性不孕的有效方法，但是生殖器结核可能影响辅助生殖治疗结局，首先表现为生殖器结核能够降低卵巢储备功能，其次影响胚胎着床，如潜伏性子宫内膜结核由于内膜基底层结核菌的存在，影响内膜下血流及激活抗磷脂抗体诱发血栓形成，可使胚胎的着床失败；另外内膜结核可引起内膜粘连、瘢痕化及宫腔形态改变影响胚胎着床。辅助生殖助孕治疗由于超促排卵、激素水平剧烈变化，可以促使潜伏性结核转为活动性结核，另外结核患者包括生殖器结核患者妊娠后可以通过多种途径感染新生儿，因此不孕患者在行ART助孕治疗前需考虑筛查结核，尤其是生殖器结核，如诊断为结核感染应当规范地进行抗结核治疗。

总体而言，①生殖器结核可从卵巢储备功能、子宫内膜容受性及胚胎质量等方面影响患者IVF/ICSI-ET的助孕结局；②结核性输卵管梗阻患者的IVF/ET（ICSI）妊娠率低于非结核性输卵管梗阻患者，陈旧性肺结核感染对输卵管因素不孕患者IVF/ICSI-ET的助孕结局有较好的预测价值；③输卵管因素不孕患者X线胸片检查仅显示双肺纹理增重者有必要进一步行胸部CT检查，以提高诊断率。

病例点评

生殖器结核往往是隐匿性的，如果患者没有明显的呼吸道结核病史或接触史，往往在术前无法明确诊断。输卵管结核通常没有特异症状，而内膜受累后可能表现为阶段性的月经过多和更多见的月经过少，也不具有特异性。从这个角度来看，针对特发性不孕的患者进行宫腹腔镜评估是必要的，诊断潜在的结核病变就是意义之一。输卵管结核一旦发现，没有保留价值，切除是公认正确的处理办法。内膜结核患者只能寄希望于抗结核治疗，与微生物的战斗难免要付出一定代价，如果内膜受损，则受孕结局预后不良。

参考文献

1. 林跃平. 女性生殖道结核临床症状及诊断分析. 现代医药卫生, 2011, 27（8）: 1147-1149.
2. 余艳红, 陈雷宁. 女性生殖器结核与不孕. 实用妇产科杂志, 2006, 22（11）: 647-650.
3. 张栋, 荣昆. 女性生殖器结核诊断方法研究进展. 中国城乡企业卫生, 2019, 34（12）: 73-75.
4. 李晓男. 女性生殖器结核与不孕症的关系及临床诊断和治疗分析. 当代医学, 2018, 24（10）: 60-61.
5. MUNEER A, MACRAE B, KRISHNAMOORTHY S, et al. Urogenital tuberculosis-epidemiology, pathogenesis and clinical features. Nat Rev Urol, 2019, 16（10）: 573-598.

（马丽　邓姗）

病例 53 疑似子宫内膜异位症的结核

病历摘要

【基本信息】

患者,女,32 岁,G_1P_0(与前男友曾有过计划外妊娠史,行药流术)。主因"未避孕未孕 8 年"入院。

患者平素月经规律,7 天 /29 天,量中,痛经(+),VAS 5 分。连续超声监测 3 个周期均有排卵。近期男方精液检查:密度 $37.95 \times 10^6/L$,A 级:9.22%,B 级:27.18%。2019 年 9 月 16 日,输卵管超声造影(图 53-1):双侧输卵管通畅。2019 年 9 月 16 日,盆腔 B 超:左侧附件区厚壁管状回声,输卵管炎症增厚伴积水可能,盆腔积液 2.1 cm。

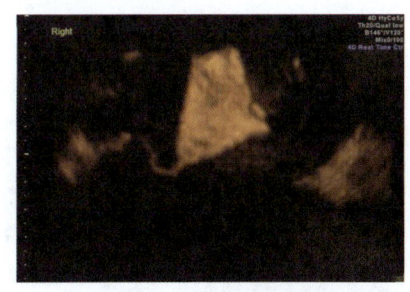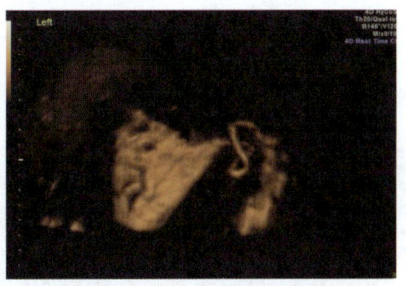

图 53-1 超声输卵管造影显示:宫腔形态正常,双侧输卵管通畅

【妇科检查】

入院后妇科查体无阳性体征,择期行宫腹腔镜检查。

【治疗经过】

术中探查见（图53-2）：盆腔及子宫表面、双侧卵巢表面，以及子宫直肠窝、宫骶韧带均散在透明粟粒样结节，另左侧宫骶韧带旁可见紫蓝色子宫内膜异位症病灶。左输卵管外1/3段肿胀增粗，伞端开口可见。右输卵管较左侧更粗，最大径1.5 cm，伞端开口可见。术中通液见：双侧通液均通畅，初期可见陈旧性血性分泌物流出。宫腔镜检：探宫腔深9.5 cm，进镜见宫腔形态尚规则，稍大，宫腔前壁可见息肉样隆起，余宫腔内膜苍白，双侧输卵管开口可见，予以净优内膜采样器，刮取内膜组织送病理。术后病理：（右侧腹膜）纤维脂肪组织慢性炎症，可见上皮样肉芽肿形成伴多核巨细胞反应；（膀胱腹膜反折）纤维脂肪组织急性及慢性炎症，可见上皮样肉芽肿形成伴多核巨细胞反应，偶可见坏死，建议结合临床实验室检查除外结核等特殊感染；（宫腔刮出物）破碎的增殖期子宫内膜，子宫内膜间质内可见上皮样肉芽肿形成伴多核巨细胞反应，偶可见坏死，建议结合临床实验室检查除外结核等特殊感染。术后建议看感染科，待结核处理后再决定下一步治疗方案，可积极试孕，也可直接行IVF。

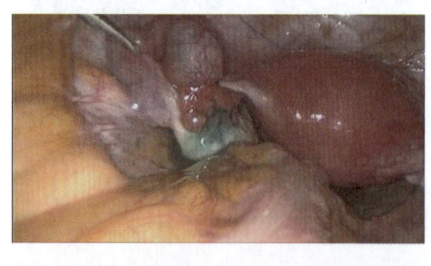
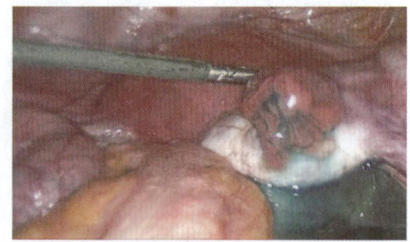
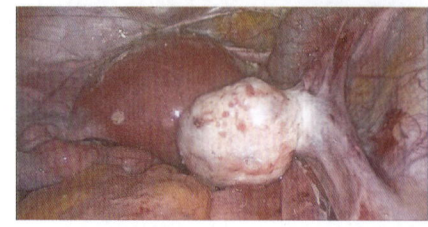
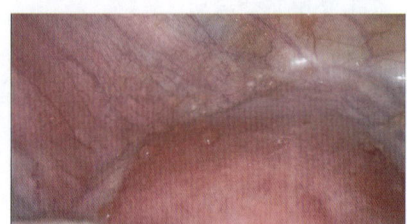

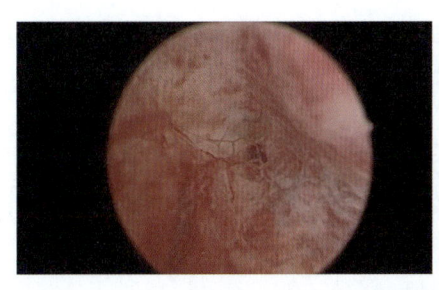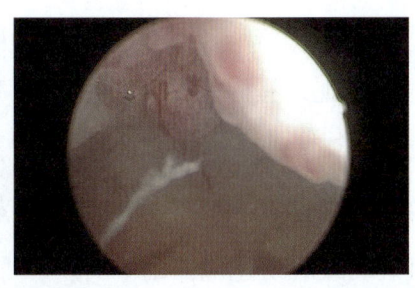

盆腔内及宫腔内见不典型的干酪样结核病灶。因透明粟粒样病灶均匀广泛，输卵管伞端呈破絮样，尚通畅，初步判断子宫内膜异位症可能性大。

图 53-2　宫腹腔镜术中所见

病例分析

1. 盆腔结核的病理特点

女性盆腔结核分为增生粘连型和渗出型。增生粘连型患者的输卵管增粗变硬、结节状，与周围器官广泛粘连形成团块状，也可形成包裹性积液。渗出型患者的输卵管管壁呈干酪样坏死，输卵管黏膜粘连，形成输卵管积脓，可有黄色浆液性腹腔积液多量。

病理切片中如能见到典型的结核结节则诊断成立，但随着病程的延长，典型的结核结节极可能被纤维化、玻璃样变等非特异性病变代替，故盆腔结核病理诊断的阳性率较低。病理报告多为肉芽肿性炎、多核巨细胞浸润、钙化灶、退变坏死结节、干酪样坏死等描述。

2. 宫腔结核的特点

子宫内膜结核也有结核病的渗出、增生、变质等基本病理变化，不同期别的子宫内膜结核，其宫腔镜下表现不同，镜下诊断有时比较困难，容易漏诊和误诊。

印度的 Kumar 等曾发表多篇文章，着眼于宫腔镜下早期子宫内膜结核的识别，描述的子宫内膜外表苍白不光滑、腺体开口不可见，上覆白色的沉积物。

用亚甲蓝染色后立即进行宫腔镜检查可以看见白色沉积物呈星空样外观,有时白色沉积物只是黏附在薄的粘连上,认为它是一种宫腔镜下早期子宫内膜结核的标志物(图53-3)。然而这些表现有时并非每个病例都出现,或只有轻微的表现,即使在宫腔镜下也是可疑的或容易遗漏掉的。

当镜下表现为子宫内膜消失,溃疡形成,表面覆盖一层厚薄不均的苍白的绒毛状或丝状组织,病灶血管少且无异形血管,组织质松易脆,宫腔内的灌流液中见棉絮状物翻滚,刮出物呈豆渣样,虽然容易诊断,但预后变差了。

如果发展到了变质期,宫腔正常形态消失,内膜瘢痕化,宫腔呈不同程度狭窄和粘连,此时一般镜下很难见到典型的结核病灶,病理诊断子宫内膜结核又变得困难。

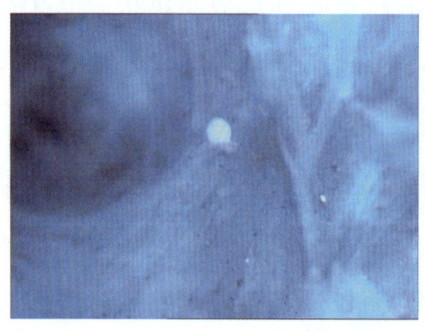 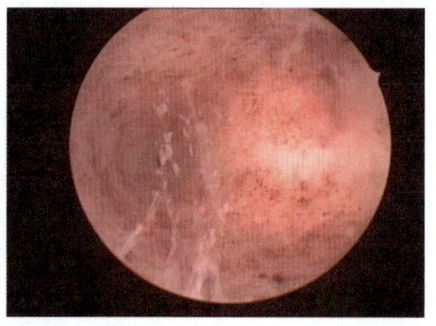

可以看见白色沉积物呈星空样外观,有时白色沉积物只是黏附在薄的粘连上,可能是一种宫腔镜下早期子宫内膜结核的标志物。

图53-3 亚甲蓝染色后立即进行宫腔镜检查

温宝宁等将子宫内膜结核宫腔镜检查的镜下表现分为三大类:①宫腔形态、大小正常,双侧输卵管开口可见,子宫内膜发红、增厚,局部突起,表面可见少量质脆的小颗粒状赘生物,可刮出质脆的子宫内膜组织;②宫腔形态正常,但是宫腔内无正常子宫内膜,均被覆一层苍白的绒毛状或棉絮状质脆组织,血管少,无异形血管,宫腔内病灶与正常组织分界明显；③宫腔形态异常，呈窄桶状，子宫内膜瘢痕化，输卵管开口细小，甚至宫角消失。与上述病理变化过程也是相对应的。

病例点评

子宫内膜结核经宫腔镜检查识别与组织病理学的符合率仅为46.7%，一方面是由于典型的结核病理特点被非特异性改变所掩盖；另一方面则是因为临床医师对于结核的早期宫腔内改变并不熟悉。根据复兴医院发表的临床经验，病理诊断成立但不为宫腔镜检查所识别的概率约为8%，其应该多指那些渗出性的早期病变，好在内膜的病理检查在一定程度上能弥补大体病变识别能力的不足，从这个角度讲，对于不孕患者的内膜活检还是十分必要和重要的。

相对而言，我们对干酪形成或继发粘连的宫腔结核更加敏感和熟悉，但此类病例往往难以获得病理支持，而且生殖预后很差。由此，我们希望能提高对早期宫腔结核性病变的识别能力，进而通过抗结核治疗改善生殖预后。对此例患者，希望能持续追踪她的治疗效果。

参考文献

1. 苏莉. 女性盆腔结核性包块鉴别诊断及治疗研究进展. 中华医院感染杂志, 2013, 23（19）: 4858-4860.
2. 黄瑜, 周莹, 陈蓉, 等. 女性盆腔结核的10年临床诊治经验分析. 生殖医学杂志, 2013, 22（11）: 819-823.
3. KUNAR A, KUMAR A. Hysteroscopic findings of starry sky appearance and impregnated cobwebs in endometrial tuberculosis. Int J Gynecol Obstet, 2014, 126（3）: 280-281.
4. 刘琳琳, 黄晓武, 夏恩兰. 子宫内膜结核的宫腔镜检查和组织病理学诊断分析.

国际妇产科学杂志,2018,45(2):203-206.

5. 温宝宁,陈兰芳,车小群,等.子宫内膜结核在宫腔镜下的图像特征.中国热带医学,2009,9(8):1530-1531.

6. 周凤琼,刘玉环,夏恩兰,等.结核性宫腔粘连的临床诊治分析.中华临床医师杂志(电子版),2013,7(4):1678-1679.

(龚小春 邓姗)

病例 54　来曲唑耐药的多囊卵巢综合征

病历摘要

【基本信息】

患者，女，23岁，G_0P_0。主因"未避孕未孕4年，月经稀发3年"入院。

13岁初潮，平素月经规律，5～6天/28～30天，量中，痛经（+）；2015年结婚，未避孕未孕4年。2016年起月经稀发，同期体重明显增加（约10 kg），BMI：$25.8\ kg/m^2$，月经10天/60～180天，量多（卫生巾用量每天2～3片→7～8片）；2018年初患者至我院门诊就诊，结合月经及超声见双侧卵巢多囊改变，性激素6项（d2）：FSH 6.9 mIU/mL，LH 12.3 mIU/mL，E_2 88 pg/mL，T 0.79 ng/mL 诊断为PCOS，予地屈孕酮后半周期控制月经周期，来曲唑（3片/日×5天）促排卵6个周期，监测BBT始终单相。期间查男方精液：精子密度10.22×10^6/mL，活力A+B=46%。宫腔输卵管超声学造影，考虑左侧输卵管通，右侧输卵管中远段积水可能。鉴于下一步可能需要辅助生育，为评估有无输卵管积液入院。

【治疗经过】

入院后择期行腹腔镜检查，术中见子宫呈球形、略小。双卵巢饱满、表面瓷白色，左输卵管壶腹部袖套样缩窄，局部伞端"黏膜桥"形成；右输卵管外观未见异常，系膜内可见一3 cm囊肿，有蒂部与卵巢相连；子宫直肠窝及宫骶韧带光滑。通液可见亚甲蓝自双侧输卵管伞端顺利流出。分离左输卵管伞黏膜桥，剔除右卵巢冠囊肿，内含清亮黏液样液体，内未见明确乳头结构，另双侧卵巢各以单极电凝打孔4个。宫腔镜下见宫颈管形态正常，宫腔倒三角形，双侧输卵管开口可见。局部内膜漂浮，用取样器取子宫内膜送病理。术后恢复好。如期出院。术后除继续监测排卵积极试孕外，可考虑转生殖中心行促排卵或IVF-ET治疗。

病例分析

1. PCOS口服促排卵耐药的原因分析和处理原则

PCOS患者诱导排卵的方案，一线为口服药促排，常用药物包括枸橼酸氯米芬或来曲唑。一篇系统评价的文献汇总了来自5000多例因不同适应证使用氯米芬治疗患者的资料，报告排卵率为73%，妊娠率为36%。氯米芬耐药的定义为3个周期的促排失败或6个周期的促排成功却妊娠失败。通常来说，妇女的体重指数增高、闭经、严重高雄激素血症和胰岛素抵抗，被认为与氯米芬抵抗有关。因此目前常采用体重管理和短效口服避孕药的预处理，来达到减轻体重（至少10%~15%）、减轻高雄激素血症和抑制LH升高的目的。

来曲唑可诱导62%的氯米芬耐药患者排卵，并使14.7%的病例成功妊娠。另外，二甲双胍是糖耐量异常和肥胖患者排卵诱导的常用辅助手段。对于一线方案促排失败的PCOS患者，可考虑联合二甲双胍的方法促排，或采用腹腔镜卵巢打孔的手术方法，或咨询生殖专家进行促性腺激素促排卵。

2. 卵巢打孔术的利弊分析及选择原则

腹腔镜卵巢打孔术于1984年首次被报道可成功诱导排卵周期，现在它已经是口服药物治疗（如氯米芬和来曲唑，联合或不联合二甲双胍）失败的 PCOS 患者二线治疗的一种选择。甚至有研究表明，将其视作一线治疗来取代氯米芬或来曲唑也是有优势的。该研究为一项随机试验，比较了腹腔镜卵巢打孔术与 6 个氯米芬周期的促排效果，结果表明在排卵率、妊娠率、流产率和活产率方面 2 组均无差异。腹腔镜卵巢打孔与促性腺激素促排效果也相当，并且产生多胎妊娠和 OHSS 的风险更低，适用于有 OHSS 风险或既往 ART 过程中出现 OHSS 的患者。而且卵巢打孔诱导的排卵周期可能持续数年（多数认为此效应可持续半年）；而促性腺激素的促排效果仅在用药期间存在。此外，腹腔镜卵巢打孔具有更舒适，操作简单，无须患者多次就诊，价格低廉更具成本效益，未来门诊可操作的优势。但须注意，卵巢打孔的缺点包括打孔过多、功率过大有造成术后卵巢早衰的风险；另外手术可造成其他器官的电损伤，或形成医源性粘连。此外，有证据显示，在 IVF 治疗前先采用腹腔镜卵巢打孔术可能有益，因其可减轻患者对促性腺激素的超促排卵应答，降低周期取消率和 OHSS 发生率。

病例点评

根据目前的国内外指南和专家共识，卵巢打孔术是治疗 PCOS 患者无排卵性不孕的二线治疗方案，不建议专门为了打孔而行手术。但根据特发性不孕 [即经过门诊筛查，排卵（含药物治疗有效）+输卵管+精液三方面均无明确导致不孕病变的] 的诊治规范，建议在选择 IVF-ET 前先行宫腹腔镜联合检查以进一步寻找不孕原因。合并 PCOS 的患者如接受此类手术，术中可同时行卵巢打孔术。卵巢打孔的技术参数包括：每侧卵巢打孔不超过 4 个，采用 30 W 单极能量，深度应达到 8 mm 以上，时间不超过 5 s。以避免卵巢过度损伤导致功能减退。

参考文献

1. LEBBI I, BEN TEMIME R, FADHLAOUI A, et al. Ovarian drilling in PCOS: Is it really useful? Front Surg, 2015, 2: 30.
2. EFTEKHAR M, DEGHANI FIROOZABADI R, KHANI P, et al. Effect of laparoscopic ovarian drilling on outcomes of in vitro fertilization in clomiphene-resistant women with polycystic ovary syndrome. Int J Fertil Steril, 2016, 10（1）: 42-47.
3. FLYCKT R L, GOLDBERG J M. Laparoscopic ovarian drilling for clomiphene-resistant polycystic ovary syndrome. Semin Reprod Med, 2011, 29（2）: 138-146.
4. NAHUIS M J, OUDE LOHUIS E J, BAYRAM N, et al. Pregnancy complications and metabolic disease in women with clomiphene citrate-resistant anovulation randomized to receive laparoscopic electrocautery of the ovaries or ovulation induction with gonadotropins: A 10-year follow-up. Fertil Steril, 2014, 101（1）: 270-274.
5. Thessaloniki ESHRE/ASRM-Sponsored PCOS Consensus Workshop Group. Consensus on infertility treatment related to polycystic ovary syndrome. Fertil Steril, 2008, 89（3）: 505-522.
6. AMER S A, LI T C, METWALLY M, et al. Randomized controlled trial comparing laparoscopic ovarian diathermy with clomiphene citrate as a first-line method of ovulation induction in women with polycystic ovary syndrome. Hum Reprod, 2009, 24（1）: 219-225.
7. FARQUHAR C, BROWN J, MARJORIBANKS J. Laparoscopic drilling by diathermy or laser for ovulation induction in anovulatory polycystic ovary syndrome. Cochrane Database Syst Rev, 2012（6）: CD001122.

（张志博　邓姗）

病例 55　妊娠物残留

病历摘要

【基本信息】

患者，女，29岁，G_1P_1。主因"顺产后68天，间断阴道出血1个月"入院。

患者既往月经规律，2019年4月20日，孕38^{+6}周，胎膜早破21小时，于外院侧切顺娩1女，过程顺利。2019年5月18日（产后28天），无明显诱因出现阴道大量出血，明显多于月经量，伴血块，出血20^+分钟自行停止，查hCG阴性。2019年5月31日、6月4日再次出现相似情况阴道出血2次。2019年5月31日外院妇科彩超提示宫底后壁局部回声稍低，大小约1.8 cm×1.1 cm，可见杂乱血流信号，考虑可疑动静脉瘘，建议综合医院进一步就诊。

【辅助检查】

2019年6月4日我院急诊超声：近宫底处中高回声，约1.0 cm×1.2 cm×0.7 cm，内见小无回声区，CDFI：内见较丰富血流信号，可探及动脉及静脉频谱。妊娠物残留？

【治疗经过】

2019年6月5日就诊于我院门诊，考虑可疑妊娠物残留，予新生化颗粒口服，2周后复查超声（6月19日）：近宫底处见中高回声，大小约2.4 cm×1.7 cm×1.3 cm，内回声不均，CDFI：未见明确血流信号（图55-1）。入院后行宫腔镜手术，术中探宫腔深8 cm，子宫后壁近宫底处可见大小约 1.5 cm×1.4 cm 组织物，淡黄色，部分呈絮状（图 55-2），Myosure 电切组织物后完整吸出。双侧输卵管开口可见，其余宫腔内膜光滑，无明显占位。

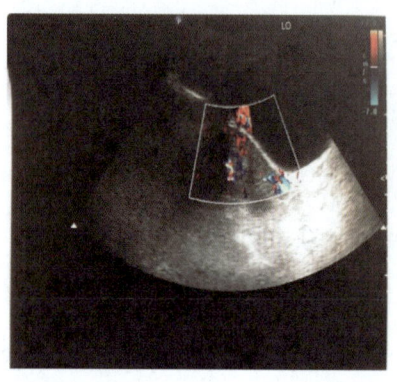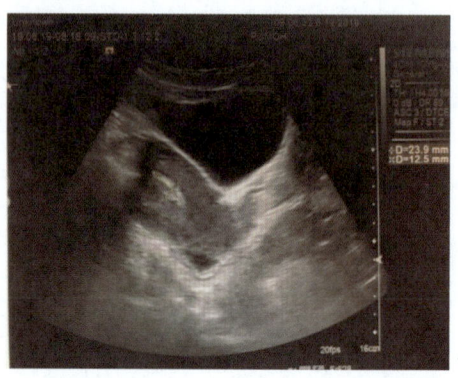

提示近宫底处见中高回声，约 2.4 cm×1.7 cm×1.3 cm，内回声不均，CDFI：未见明确血流信号。

图 55-1　6 月 19 日超声

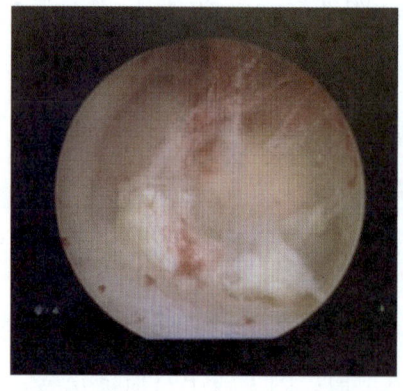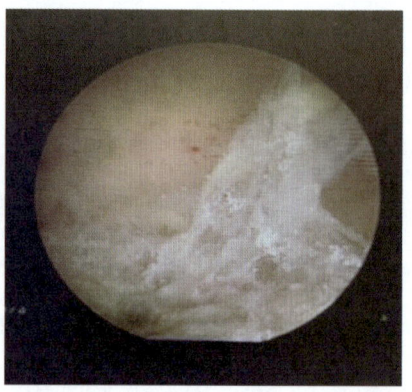

子宫后壁近宫底处可见大小约 1.5 cm×1.4 cm 组织物，淡黄色，部分呈絮状，Myosure 电切组织物后完整吸出。双侧输卵管开口可见，其余宫腔内膜光滑，无明显占位。

图 55-2　宫腔镜下

病例分析

1. 妊娠物残留与动静脉瘘的鉴别诊断

两者的临床表现相似，当宫腔内残留物机化时，残留物与子宫肌层之间或部分肌层内也会出现较丰富的血流信号，易被误诊为子宫动静脉瘘。故需排除宫腔残留之后，方可做出子宫动静脉瘘的诊断。

子宫动静脉瘘患者多于月经期由于畸形血管暴露、破裂而出现月经过多，或宫腔操作后阴道出血加重，临床上常表现为突发大量阴道流血，呈反复性，月经期经量增多；不规则阴道流血；刮宫时大出血；剖宫产或分娩后产后出血等。因患者主观感受的差异性，临床表现不具有特异性，常无法将两者区分开来。

子宫动静脉瘘普通灰阶B超表现。①无回声区：为圆形、椭圆形或不规则形，边界清晰；②蜂窝或网格状无回声区：呈囊实混合性，边界毛糙，无回声区呈管状相互贯通；③低回声区：边界欠清晰，回声不均匀。无法完全与妊娠物残留区分，临床诊断特异性较差。彩色多普勒及频谱超声为区分两者的首选检查方式，可发现子宫动静脉瘘病变部位有彩色的类似马赛克样显像，子宫肌层血流丰富，呈典型的五彩镶嵌血流信号；血流和频谱分析显示低阻抗、高流速。妊娠物残留和子宫动静脉瘘均多于产后发现，妊娠物残留的血流信号主要分布于内膜，但是子宫动静脉瘘血流信号仅累及肌层。清除残留后，肌层仍有明显异常血流时应高度怀疑子宫动静脉瘘。盆腔增强CT/盆腔MRI：常可显示子宫动静脉瘘血管团的位置、大小、供血动脉和引流静脉的立体空间关系。但成本高、获取时间相对较长，可不作为首选检查。盆腔动脉造影是子宫动静脉瘘确诊的"金标准"。造影显示患侧髂内动脉、子宫动脉增粗且迂曲，造影剂在子宫病灶处聚集成团，动脉直接流入静脉，静脉期提前出现。

2. 妊娠物残留的处理方法

妊娠物残留根据不同情况，有不同的治疗方式，主要包括药物治疗、清宫术、宫腔镜下电切术、宫腔镜下机械旋切手术。绝大部

分病例需要手术清除妊娠物组织。宫腔镜下手术的优势：对于病程时间长、组织机化粘连、特殊部位残留或合并宫腔异常等情况，常规清宫失败率显著增高，且反复吸刮极易损伤子宫内膜，而宫腔镜直视下定位清除残留妊娠物组织，可同时处理宫腔粘连等并发症，可作为首选手术方式。

病例点评

本例曾因为当地的超声提示"动静脉瘘"而引起青年医生的高度警惕和"恐慌"，甚至考虑到栓塞止血的可能。不过根据患者初次顺产的病史，以及产褥期出血的症状，从发病概率上看，是妊娠物残留的可能性更大。从出血特点上来看，也不像典型动静脉瘘那么凶险。针对近期出血不多，而超声提示病灶局部血流尚丰富，建议在服用中成药基础上择期复查，在血流信号减弱的情况下行宫腔镜手术，相对更安全。而在清除妊娠物的方法选择上，宫腔镜手术与刮宫相比，具有直观、微创的明显优势，而宫内组织旋切器这种独特的器械对于清除妊娠物这类质软的组织尤其快捷，值得推荐。

参考文献

1. TIMMERMAN D, WAUTERS J, VAN CALENBERGH S, et al. Color Doppler imaging is a valuable tool for the diagnosis and management of uterine vascular malformations. Ultrasound Obste Gynecol, 2003, 21（6）：570-577.
2. BRIEN P G O, NEYESTANI A, BUCKLEY A R, et al. Uterine arteriovenous malformations：from diagnosis to treatment. J Ultrasound Med, 2006, 25（11）：1387-1192.
3. BROWN J V 3rd, ASRAT T H, EPSTEIN H D, et al. Contemporary diagnosis and

management of a uterine arteriovenous malformation. Obstetrics and Gynecology，2008，112（2 pt2）：467-470.

4. 杨隽均，向阳，万希润，等. 子宫动静脉瘘至阴道大出血的临床分析. 中华妇产科杂志，2004，12（39）：797-800.

（胡艳玲　邓姗）

病例 56　难免流产误诊为宫颈赘生物

病历摘要

【基本信息】

患者，女，32岁，G_2P_1。主因"月经稀发7年，不规则阴道流血40天"入院。

16岁初潮，平素月经尚规律，6~7天/30~40天，量中，痛经（-）；2012年起月经稀发，6~7天/2~5个月，经量无改变。2013年剖宫产一次。2018年5月因"阴道出血2个月"，外院查超声示"内膜厚1.8 cm"，行诊刮术，自诉病理无异常，术后未用任何药物调经。LMP：2019年5月7日，6天干净。2019年5月17日，出现阴道流血，量少，淋漓不净，6月12日门诊查体发现宫颈口有一舌形赘生物自宫腔脱出，粉红色，大小约3 cm×2 cm×2 cm，质软，无出血、流脓，外院超声示子宫内膜1.73 cm，回声欠均匀，CDFI示少量点状血流信号，双侧卵巢多囊样改变。诊断为AUB合并宫颈赘生物，予地屈孕酮10 mg tid×7天治疗，计划月经后行宫颈赘生物切除+宫腔镜检查。而停用地屈孕酮1周后无撤血，查性激素六项如下：FSH 0.90 IU/L，LH 1.21 IU/L，E_2 204 pg/mL，P 13.34 ng/mL，T 0.77 ng/mL，PRL 11.7 ng/mL，不除外妊娠，收入院妇检未见宫颈赘生物，血hCG 24 000 IU/L。

【妇科检查】

曾阴道流血增多，急查超声示子宫大小、形态未见异常，子宫下段及宫颈处见混合回声，大小约 4.2 cm×3.7 cm×1.7 cm，内见无回声区，范围 1.7 cm×1.7 cm×0.8 cm，无回声区内见卵黄囊，内未见明确胎芽及胎心搏动，紧邻宫颈内口，宫颈内口呈 V 形，宽约 0.4 cm，CDFI：前壁肌层内血流未见明显增多。双附件区未见明确囊实性包块，盆腔未见游离积液。

【治疗经过】

考虑难免流产，行急诊清宫术，术中刮出物见有绒毛组织。术后次日复查血 hCG 下降至 780 IU/L。

病例分析

1. 忽略性妊娠的临床表现和激素特点

异常子宫出血是妇科临床常见的症状，指与正常月经的周期频率、规律性、经期长度、经期出血量任一项不符合的、源自宫腔的异常出血。2014 年制定的中国《异常子宫出血诊断与治疗指南》限定于育龄期非妊娠妇女，须排除妊娠和产褥相关的出血，也不包含青春发育前和绝经后出血。

育龄期女性的 AUB，首先要通过详细询问月经改变的历史，确认出血模式，注意患者就诊的主要问题，并注意询问性生活情况和避孕措施，排除妊娠和产褥期相关出血，必要时测定血 hCG 水平。应注意区别酷似正常月经的出血和 AUB，并以近 1～3 次出血的具体日期进行核对，重点关注自然月经。但部分患者长期月经不规律，稀发排卵或无排卵，容易出现忽略性妊娠，进而造成诊治的延误（图 56-1）。

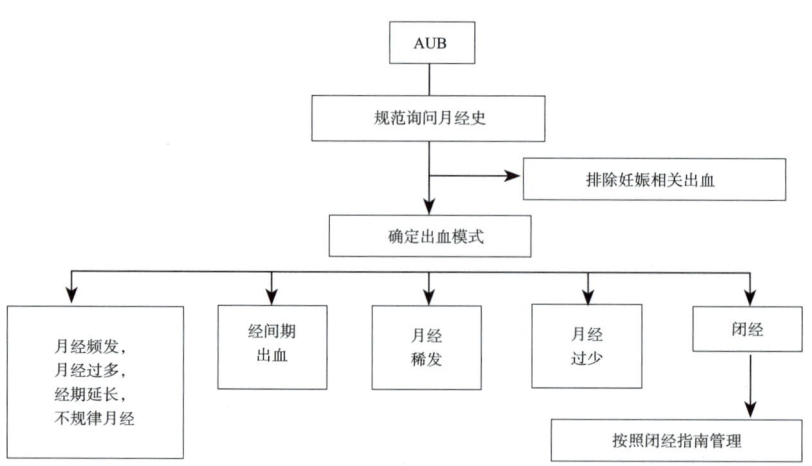

图 56-1　AUB 的出血模式确定

忽略性妊娠常见于月经稀发、不规律，产褥期未行经，有性生活的女性，表现为无明显停经史，早孕症状不明显，出现不规律阴道流血（无特有的出血模式）、腹痛，查体见子宫增大，可有压痛，宫颈口活动性流血，性激素表现为促性腺激素水平低，雌激素、黄体酮水平高的特点，盆腔超声未见明显妊娠囊，仅内膜增厚，而使用孕激素治疗后无撤血。

妊娠早期，母体的黄体在 hCG 刺激下，持续增加分泌孕激素、雌激素，雌激素、孕激素水平的升高，负反馈至下丘脑－垂体中枢，引起 FSH、LH 下降。所以妊娠早期的女性性激素水平特点是：FSH、LH 处于卵泡早期水平，甚至极低至检测不出，雌激素、孕激素水平升高，雄激素可高或不高，泌乳素因受雌激素影响，水平亦升高。

2. 难免流产与宫颈妊娠的鉴别诊断

难免流产与宫颈妊娠的鉴别诊断见表 56-1。

表 56-1　难免流产与宫颈妊娠的鉴别诊断

类型	病史			妇科检查	
	出血量	下腹痛	组织排出	宫颈口	子宫大小
难免流产	中→多	加剧	无	扩张	相符或略小。与宫颈相比，子宫腔增大
宫颈妊娠	大量无痛性出血	剧烈	无	柔软，扩张，部分可见紫蓝色胎膜或妊娠组织	宫颈与子宫不等比例增大，呈"沙漏样"子宫

病例点评

本例患者以多囊卵巢综合征、稀发排卵或无排卵为背景，且多年未孕，容易使人忽略其妊娠的可能性，但孕激素撤退阴性就高度提示有妊娠可能，当时虽未查 hCG，但激素六项中雌激素、孕激素和促性腺激素的水平已经初见端倪，待明确妊娠后反思当日在门诊看到的宫颈赘生物实际上是不全流产的部分蜕膜，孕激素的使用可能延缓了其流产的进程。这个病例再次提醒我们，育龄期 AUB 的患者，第一时间排除妊娠仍是经典的"经验之谈"，永远都不要忽视。AUB 时的必查项目 B 超有助于诊断与鉴别。

参考文献

1. 中华医学会妇产科学会内分泌学组，中华医学会妇产科学分会绝经学组.功能失调性子宫出血临床诊断治疗指南.中华妇产科杂志，2009，44（3）：234-236.

2. 王春庆. FIGO关于育龄期异常子宫出血的病因分类. 生殖医学杂志, 2013, 22（12）: 963-966.

3. 张以文. FIGO关于月经异常相关术语的共识和异常子宫出血病因的新分类系统. 国际妇产科学杂志, 2013, 40（2）: 105-107.

4. YANKOWITZ J, LEAKE J, HUGGINS G, et al. Cervical ectopic pregnancy: Review of the literature and report of a case treated by single-dose methotrexate therapy. Obstet Gynecol Surv, 1990, 45（7）: 405-414.

5. BOUYER J, COSTE J, FERNANDEZ H, et al. Sites of ectopic pregnancy: A 10 year population-based study of 1800 cases. Hum Reprod, 2002, 17（12）: 3224-3230.

6. USHAKOV F B, ELCHALAL U, ACEMAN P J, et al. Cervical pregnancy: Past and future. Obstet Gynecol Surv, 1997, 52（1）: 45-49.

（廖莉婷　邓姗）

病例 57　宫颈管粘连假道误诊粘连

病历摘要

【基本信息】

患者，女，35岁。主因"经量减少伴痛经进行性加重4年余"入院。

患者既往月经规律，5～6天/28天，痛经（-），LMP：2017年11月19日。2012年10月因"足月产，急产，产后出血"在当地医院行宫颈裂伤修补术+输血治疗。同年11月17日因"晚期产后出血"，考虑"胎盘植入"行开腹胎盘病灶切除术+输血治疗。产后半年出现经量减少伴痛经，VSA 8～9分，经量减少至产前的1/6～1/5。无明显经期腹泻，未诉慢性盆腔痛和性交痛。当地医院予 E_2/P 人工周期治疗3个月，经量无明显增加。2016年8月曾行宫腔镜粘连松解术，术中可探进宫底，术后予屈螺酮周期服用3周，痛经明显改善，但经量无明显改善。2017年2月、3月、4月再次因痛经和经量少行宫颈扩张术，术中扩张困难，术后症状无明显改善。2017年12月以"严重痛经合并经量减少"就诊于我院。

【妇科检查】

查体：宫颈外形丧失，外口不可辨，触诊可及外口样结构，宫颈阴道部丧失环形结构，呈舌状游离，子宫与前腹壁粘连偏于右侧盆腔，双附件未及包块，右侧压痛。盆腔 MRI 显示子宫内膜无明显增厚，结合带模糊，子宫下段与宫颈内口连接处形态欠规则，似有中断，宫颈管腔狭窄，前后壁界线不清，右侧峡部略变薄，宫腔扩张，前后壁分界不清，等长 T_1、等长 T_2 信号，DWI 上信号不高，双侧附件区多发大小不一长 T_1、长 T_2 信号，较大者位于右侧，大小约 4.6 cm × 2.2 cm（图 57-1）。CA125 166.3 U/mL，CA199 40.8 U/mL。考虑宫颈、宫腔粘连，收入院行宫腔镜探查。

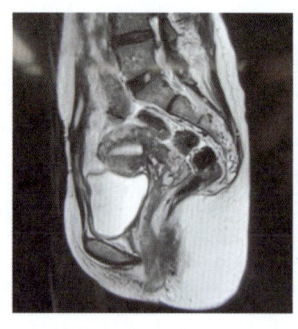
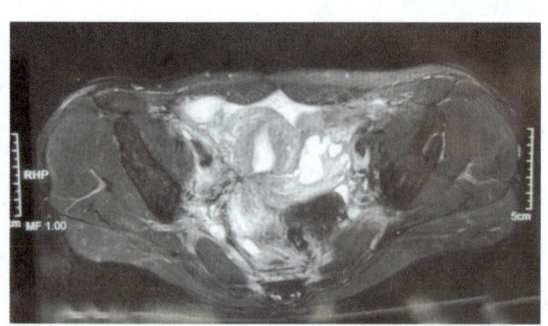

宫腔形态可辨识，宫颈内口水平内膜线中断，左附件区囊性不规则包块。

图 57-1 盆腔 MRI

【治疗经过】

鉴于术前评估盆、腹腔粘连可能，且宫颈、宫腔探查困难，予 2 日肠道准备后行宫腹腔镜探查术，术中见：子宫表面与肠管大片膜性粘连，部分肠管致密粘连于子宫后壁，膀胱腹膜反折致密粘连于子宫下段。左卵巢未见异常，左输卵管迂曲粘连于侧腹壁，大网膜、周围肠管与附件区致密包裹粘连固定在右侧髂窝，子宫直肠窝封闭。行粘连松解、右侧卵巢囊肿剔除和双侧输卵管切除术。宫腔镜下见宫颈呈舌状，丧失外口形态，宫腔深 7.5 cm，腹腔镜监视下进入"宫腔"，宫腔镜沿扩张通道进入，周围均为肌性组织（图 57-2），局部可见浅咖啡色瘢痕，依据透光试验考虑进入右侧宫角，为"假道"。电针切入宫体左上方，进入左侧宫腔，内覆盖增厚内膜，颜色苍白、散在巧克力色点状病灶，左侧输卵管开口不可见，右侧宫腔封闭，电切后与假道部分接通，大致恢复宫腔倒三角形形态，留置 COOK

宫腔球囊支架，注水 5 mL 无明显阻力。术后 7 天取出宫腔内球囊支架，宫颈内口局部无明显阻力。术后第 10 天再次探查宫颈内口，确认局部无缩窄，并留置一次性膨胀性宫颈扩张棒，次日顺利取出。术后 3 个月复诊，患者诉月经规律，每次 4～5 天，经量中等，无明显痛经。

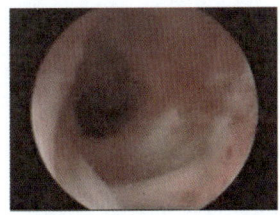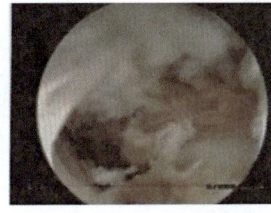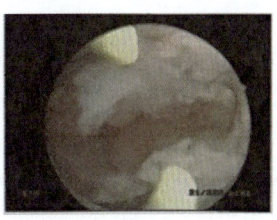

宫颈管结构正常，向上进入假道，周围均为白色肌性组织。

图 57-2　宫腔镜下所见

病例分析

1. 继发月经过少／闭经的鉴别诊断思路

正常月经建立后月经停止 6 个月，或按自身原有月经稀发、月经周期计算停止 3 个周期以上者称为继发性闭经。按引起闭经的病变解剖部位不同分为子宫性闭经、卵巢性闭经、垂体性闭经、下丘脑性闭经。WHO 将闭经归纳为 3 种类型：Ⅰ 型无内源性雌激素产生，FSH 水平正常或低下，PRL 水平正常，无下丘脑、垂体器质性病变的证据；Ⅱ 型有内源性雌激素产生、FSH 及 PRL 水平正常；Ⅲ 型为 FSH 水平升高，提示卵巢功能衰竭（图 57-3）。

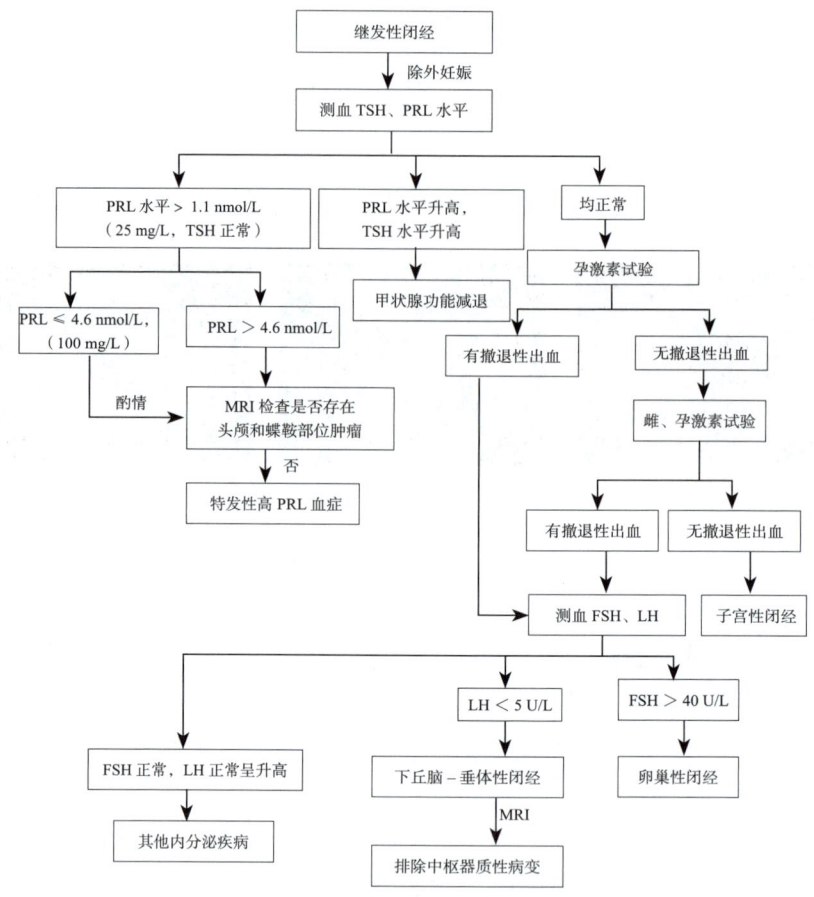

图 57-3 继发性闭经诊断流程

本病例出现继发性经量减少，主要是宫腔和宫颈部分粘连引起，宫腔粘连（intrauterine adhesions，IUA）指子宫内膜损伤后，宫腔部分或全部发生的闭塞，临床主要表现为月经异常、经量减少、经期腹痛、不孕及反复流产等，严重影响妇女的生活质量。如妊娠则易发生流产及前置胎盘、胎盘植入、胎盘粘连等胎盘种植异常现象。目前诊断宫腔粘连发生时利用子宫探针检查是最基础的方法，可鉴别宫颈管粘连还是宫腔粘连。子宫输卵管造影诊断可以显示宫腔形态异常，但假阳性率较高。经阴道超声可根据子宫内膜、宫腔线形态初步判断宫腔粘连的严重程度。相较单纯超声宫腔声学造影对宫腔形态学异常诊断的敏感度及特异度均提高，但经济费用高。MRI检查可分层评估子宫颈粘连时的宫腔上部情况，但由于其价格昂贵，应用于IUA诊断的报道甚少。宫腔镜现已被公认为诊断宫腔粘连的"金标准"，具有诊断精准、范围及程度明确、在检查同时可进行治疗的特点。根据宫腔镜检查的结果可以将其分度，根据欧洲妇科内镜协会标准进行的分度：Ⅰ度见纤维样粘连带，宫角、开口正常；Ⅱ度宫腔前后壁致密，可见纤维样粘连；Ⅲ度纤维样粘连导致部分宫腔、一侧宫角发生闭锁；Ⅳ度见纤维样粘连导致部分宫腔、两侧宫角发生闭锁；Ⅴa，宫腔粘连带瘢痕化，宫腔极度变形、狭窄；Ⅴb，宫腔粘连带瘢痕化，宫腔消失。

治疗方法可根据患者的生育要求及症状选择，如无临床症状且无生育要求的患者不需要手术治疗，或者虽有月经过少，但无生育要求，且无痛经或宫腔积血表现的患者，也不需要手术治疗，随诊观察即可。对于不孕、反复流产、月经过少且有生育要求的患者，宫腔粘连分离手术可作为首选治疗手段。其主要目的：恢复宫腔解剖学形态及宫腔容积，治疗相关症状，预防再粘连形成，促进子宫内膜再生修复，恢复生育能力。术后给予促子宫内膜生长和预防再粘连治疗，以及雌激素、孕激素序贯疗法，即雌激素连续用药、后半周期加用孕激素，目前临床多用此种治疗方案。通常需要2~3个周期。术后使用IUD或宫腔支撑球囊可减少再粘连形成。随机对照研究发现，使用IUD可使IUA分离手术后的整体自然妊娠率和活产率达到47.2%和28.0%。同时研究发现，宫腔粘连分离术后使用宫腔支撑球囊可使月经改善率达到81.4%~95.0%；并且与放置IUD相比，宫腔支撑球囊可明显降低治疗后的IUA评分，减少再粘连形成。但宫腔粘连的治疗预后最终取决于初始粘连的程度和诱因，术后2~3个月有必要进行宫腔形态的再次评估。

2. 宫腔假道的识别与处理

宫腔假道又称不全子宫穿孔，主要为医源性损伤，多数发生在宫颈扩张过程中，宫颈管狭窄、严重的子宫前倾或后倾和宫腔下段子宫肌瘤等，在扩张宫颈过程中，子宫穿孔的风险增加，因用力过猛，可穿至宫腔以外的组织内，久而久之，内壁部分上皮化，久治不愈，导致宫腔假道的形成。目前识别宫腔假道的方法比较少，赵卫红等报道利用宫、腹腔镜联合探查发现1例宫腔假道，镜体进入假道，可见环状的子宫平滑肌纤维，未见任何子宫内膜腺体开口，腹腔镜下发现假道的浆肌层局部薄弱处透光试验阳性。同时在宫颈扩张时选择海藻棒改善扩宫效果，超声引导下行宫腔镜检查，可以在超声引导下测量假道的深度，且超声可以借助膀胱内充盈的液性暗区显示出宫腔内膜线的位置，沿着内膜线的位置进入宫腔。同时可以行亚甲蓝通液术，在双侧输卵管通畅的情况下，腹腔镜下可见子宫假腔紫蓝色，一般仅见浆膜层。子宫输卵管造影在一定程度上也能协助诊断，宫腔可呈现分隔样改变，有利于宫腔镜的进一步检查。

宫腔假道一般无须处理，可以根据患者的生育要求来选择，如妊娠部位在宫腔假道，有可能造成子宫破裂，严重危及母胎安全，或反复流产，同时宫腔假道也易导致不孕或胚胎移植失败。如有生育要求，可考虑行宫腔假道修补术，连续锁边缝合子宫浆肌层关闭假道。赵卫红等进行了开腹子宫腔假道修补术，术中剪除假道两侧边缘陈旧组织，连续锁边缝合子宫浆肌层加固子宫后壁，术后避孕2年后自然妊娠，并足月分娩。

预防的重要性远远大于治疗，应提高避免宫颈、宫腔粘连和宫腔假道的意识，在进行引产或流产手术时，避免损伤宫颈、过度刮宫和各种人为、器械对宫腔的损伤。减少不必要的流产，规范操作，预防生殖道感染等。

病例点评

仔细询问病史及查体后,宫腔粘连的主要诊断不难得出。本例的诊治难点主要在于如何从以往4次的宫腔粘连手术基础上,找到正确路径切开粘连。宫腔镜下最初沿扩张通道进入,所有视野均为肌性组织、盲端不规则。正当"山重水复疑无路"时,结合患者术前仍有月经,理应有内膜可见,此时推测探查所到之处可能为以往多次宫腔操作后遗留的假道。在腹腔镜下以透光试验作引导,术者最终成功切开粘连进入真正的宫腔。解除了宫腔流出道的梗阻后,患者预后自然是满意的。预防大于治疗,医生做手术操作时应动作规范,尽量避免医源性损伤。行宫颈扩张术时,应谨慎操作,不使蛮力,即使当时出现宫腔假道,也应记录清楚,给下次手术医师以警示。术中宫颈扩张困难时,可辅助超声,指引途径。必要时同时行腹腔镜检查,也有助于发现和治疗宫腔假道。

参考文献

1. 丰有吉,沈铿,马丁,等.妇产科学.8版.北京:人民卫生出版社,2014.
2. 黄贤梅.宫腔镜下宫腔粘连分离术后综合治疗的临床应用研究.中国妇幼保健,2016,31(14):2959-2960.
3. PABUCCU R,ATAY V,ORHON E,et al. Hystemecopic treatment of intrauterine adhesions is safe and effective in the restoration of normal menstruation and fertility. Ferlil Steril,1997,68(6):1141-1143.
4. ROBINSON J K,COLIMON L M,ISAACSON K B. Postoperative adhesiolysis therapy for intrauterine adhesions (Asherman's syndrome). Fertil Steril,2008,90(2):409-414.
5. PABUCCU R,ONALAN G,KAYA C,et al. Efficiency and pregnancy outcome of serial intrauterine device-guided hysteroscopic adhesiolysis of intrauterine synechiae. Fertil Steril,2008,90(5):1973-1977.

6. LIN X N, WEI M L, LI T C, et al. A comparison ofintrauterine balloon, intrauterine contraceptive device and hyahronic acid gel in the prevention of adhesion reformation following hysteroscopic surgery for Asherman syndrome: a cohort study. Eur J Obstet Gynecol Reprod Biol, 2013, 170 (2): 512-516.

7. SHWAYDER J M, BROWN W W. Hysteroscopic complications prevention, recognition, and treatment. Postgrad Obstet Gynecol, 2006, 26 (10): 1-8.

8. 赵卫红, 李文君. 宫腔假道修补术后成功妊娠生产一例. 中华临床医师杂志, 2012, 6 (14): 4163-4164.

9. 夏恩兰. 妇科内镜手术并发症. 北京: 人民卫生出版社, 2008: 180-181.

（黄齐香　罗敏）

病例 58　青春期前阴道出血

病历摘要

【基本信息】

患者，女，4岁9个月。主因"反复阴道不规则出血14个月"入院。

阴道出血 4～14 天 /21～49 天（大部分间隔 30～35 天），量不多，否认腹痛、发热、阴道排液等不适。否认局部炎症、外伤、异物置入史，否认雌激素接触史。

【妇科检查】

身高 110 cm（同龄中位数水平），体重 19 kg（同龄 +1SD 以内）。乳房Ⅰ期，幼稚外阴，无腋毛、阴毛。外表及骨骼未见明显畸形，全身未见牛奶咖啡斑。双侧卵巢见卵泡样回声，较大者直径 0.5～0.6 cm。阴道出血第 4 天超声：子宫 2.0 cm×1.5 cm×1.1 cm，子宫内膜厚度 0.2 cm，左卵巢 2.6 cm×0.7 cm，右卵巢 2.4 cm×0.8 cm；同日性激素：FSH 2.2 IU/L，LH 0.36 IU/L，E_2 25 pg/mL，P 0.35 ng/mL，T＜0.1 ng/mL，β-hCG 0.24 IU/L，PRL 11.1 ng/mL；αFP、CA125、CA199 及 CEA 水平正常。骨龄约为 6 岁；GH 6.7 ng/mL（参考范围＜2 ng/mL），IGF 136 ng/mL（参考范围 49～283 ng/mL）；甲状腺功能正常。

【治疗经过】

2019 年 11 月 19 日为排除阴道肿物、寻找出血来源，行宫腔镜下阴道壁组织活检+宫颈活检术（图58-1），术中阴道、宫颈未见明显赘生物，取阴道、宫颈组织活检，病理提示阴道鳞状上皮黏膜慢性炎及慢性宫颈炎。术后门诊随诊仍有周期性阴道出血。

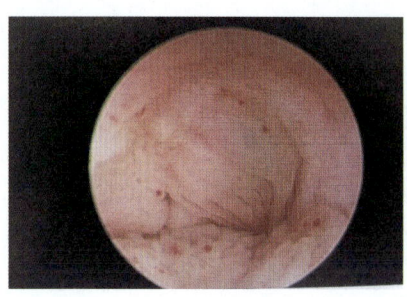
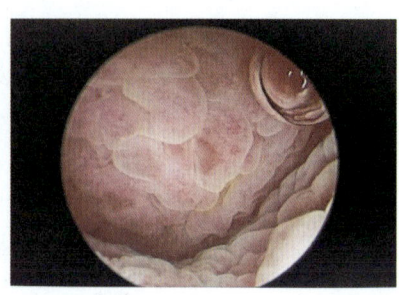

除阴道壁点状充血外，未见明显肿瘤性占位。

图 58-1　宫腔镜行阴道检查

病例分析

1. 青春期前阴道出血

青春期前阴道出血的病因包括创伤、炎症、溃疡、尿道脱垂、血液病、性早熟及肿瘤等。对青春期前阴道出血的病因鉴别，需要进行全面而恰当的评估。大部分可通过查体明确病因，但如果病因不清，且阴道出血反复出现，或高度怀疑病变严重时，应在麻醉状态下进行阴道检查，除外恶性肿瘤或解剖结构异常。结合本病例，为除外恶性肿瘤及其他阴道器质性病变，入院行宫腔镜下阴道壁组织活检+宫颈活检术，病理提示阴道鳞状黏膜上皮慢性炎及宫颈慢性炎。结合患儿其他第二性征未明显发育，不能除外单纯性早初潮，此类情况阴道出血一般呈周期性，每次持续2～5天，出血量不多。目前研究认为单纯性早初潮呈自限性，患者后续青春期发育一般正常，其原因可能是子宫内膜对于极低水平的雌激素异常敏感，亦可能由于睡眠时 GnRH 脉冲式分泌，造成下丘脑 – 垂体 – 性腺轴（hypothalamic-pituitary-gonadal axis，HPGA）的短暂激活。但需要排除其他疾病后，才能考虑诊断单纯性早初潮。

2. 性早熟的分类

性早熟（precocious puberty）是指第二性征提前出现，女性性早熟表现为 8 岁以前出现第二性征的发育或月经来潮。根据 HPGA 是否提前启动，可将性早熟分为中枢性性早熟（GnRH 依赖性性早熟）、外周性性早熟（非 GnRH 依赖性性早熟）和不完全性性早熟（部分性性早熟）。中枢性性早熟的第二性征按照正常发育程序进展，在女性，表现为乳房发育、身高突增、阴毛发育，并在乳房开始发育 2 年后出现月经初潮，超声检查可发现性腺发育的依据，促性腺激素可达到青春期水平，可有骨龄提前。外周性性早熟，患者第二性征的发育则不按照正常发育程序进行，性腺大小及促性腺激素处于青春期前水平。当存在性发育顺序异常时，还需除外不完全性性早熟，后者包括单纯性乳房早发育、肾上腺功能早现、单纯性阴毛早现和单纯性早初潮。单纯性乳房早发育是不完全性中枢性性早熟中的最常见类型，仅表现为乳房提前发育而缺乏其他第二性征发育，且乳房发育呈非进行性自限性病程，多在数月后自然消退。

性早熟的诊断需结合临床表现及辅助检查结果，基础 LH < 0.1 IU/L 提示无中枢性性发育，LH >（3～5）IU/L 则提示肯定有中枢性发动，当根据 LH 基础水平不能确诊时需进行 GnRH 激发试验。病因诊断方法包括脑、性腺、肾上腺及其他相关器官的影像学检查。虽然约 90% 的中枢性性早熟为特发性，但多种中枢神经系统病变亦可能引起性早熟，尤其是 6 岁以下发病的女孩，若其性成熟过程迅速或有其他中枢病变表现者，应进行脑 CT 或 MRI 检查。本病例为除外生

殖道器质性疾病入院手术，病理未提示肿瘤，尚需随诊及进行 GnRH 激发试验来明确 HPGA 是否提前启动。

3. 性早熟的治疗

中枢性性早熟的治疗目的为抑制过早、过快的性发育，防治社会心理问题，改善成年身高。使用 GnRH 类似物（GnRHa）的指征包括：骨龄大于年龄 2 岁或以上，但女孩需骨龄 ≤ 11.5 岁；预测成年身高女孩 < 150 cm 或以骨龄判断的身高小于正常人群 2 个标准差；发育进程迅速，骨龄增长/年龄增长 > 1。GnRHa 的首次剂量为 80～100 μg/kg，最大量为 3.75 mg，其后每 4 周注射 1 次，已有初潮者首剂后 2 周宜强化 1 次，性腺轴抑制效果差者可酌情缩短注射间隔时间或增量。治疗有效的指标包括生长速率正常或下降，乳腺组织回缩或未继续增大，骨龄进展延缓，以及 HPGA 处于受抑制状态。首剂后 3～6 个月末宜复查 GnRH 激发试验，LH 峰值在青春前期水平则提示剂量合适。每 3～6 个月需监测患儿身高及性征发育情况，定期复查血清基础 E_2 水平和生殖系统超声，每半年复查骨龄 1 次，预测成年身高改善情况。对疗效不佳者需仔细评估原因，调整治疗方案，如以改善成年身高为目的的，疗程至少 2 年。存在脑错构瘤的患者，如没有颅压增高或其他中枢神经系统表现者，则不需手术，按照特发性性早熟药物方案治疗。

外周性性早熟，则应根据不同的病因分别处理，如对各类肿瘤进行手术治疗，对先天性肾上腺皮质增生患者予以皮质醇替代治疗等。

病例点评

本例患儿身高、体重等发育情况与同龄儿童无显著差异，亦没有第二性征的发育，激素水平检测提示 LH 和 FSH 均无明显升高，除雌激素水平不是很低，以及 GH 水平偏高外，其他激素水平均无明显异常，所以面对这样的低幼女孩反复阴道出血的情况，首先应想到排除生殖道肿瘤的可能。

如前文所述，患儿在排除生殖道肿瘤的基础上，仍需进一步寻找阴道出血的原因。尽管 GnRH 刺激试验并不完美，但借此判断性腺轴的功能状态仍是必要和重要的，另外可检测 AMH 以排除有无颗粒细胞来源的病变等。排除严重的器质性病变后，此患儿多半还会接受 GnRHa 的抑制治疗，但因年龄太小，反复阴道出血不仅给生活带来不便，也势必会影响女孩的骨骼发育和心理健康，采取一定的医疗手段中止出血，使其恢复与同龄孩子相同的状态也是必要和重要的。

参考文献

1. DWIGGINS M, GOMEZ-LOBO V. Current review of prepubertal vaginal bleeding. Curr Opin Obstet Gynecol, 2017, 29（5）: 322-327.
2. MERCKX M, WEYERS S, SANTEGOEDS R, et al. Menstrual-like vaginal bleeding in prepubertal girls: an unexplained condition. Facts Views Vis Obgyn, 2011, 3（4）: 267-270.
3. PINTO S M, GARDEN A S. Prepubertal menarche: A defined clinical entity. Am J Obstet Gynecol, 2006, 195（1）: 327-329.
4. 中华医学会儿科学分会内分泌遗传代谢学组与编辑委员会. 中枢性性早熟诊断与治疗共识（2015）. 中华儿科杂志, 2015, 53（6）: 412-418.
5. LATRONICO A C, BRITO V N, CAREL J C. Causes, diagnosis, and treatment of central precocious puberty. Lancet Diabetes Endocrinol, 2016, 4（3）: 265-274.
6. 中华人民共和国卫生部. 性早熟诊疗指南（试行）. 中国社区医师, 2011, 27（3）: 7.

（刘思邈　邓姗）

病例59 幼年型颗粒细胞瘤的原发不孕

病历摘要

【基本信息】

患者，女性，26岁，G_0P_0。主因"未避孕未孕2年"入院。

近2年积极试孕未孕；爱人精液正常；月经规律，2019年11月26日（d4）早卵泡期性激素正常；超声监测有排卵；2019年6月24日，超声造影示：左侧附件切除术后，右侧输卵管不通（远端）。2019年12月，因"原发不孕2年"行腹腔镜检查＋盆腔粘连松解＋宫腔镜检查＋通液术，腹腔镜见左侧附件缺如，右侧卵巢与右侧盆壁局部粘连，卵巢本身外观正常，右输卵管外观未见异常（图59-1A），乙状结肠系膜与左侧盆壁多发粘连（图59-1B）；通液后右侧输卵管伞端见亚甲蓝液流出（图59-1C）；宫腔镜见内膜普遍增厚伴局部内膜不平（图59-1D），轻刮宫腔内膜一周，再次检查宫腔倒三角形。术后短期积极试孕，必要时IVF助孕。

既往史：2010年，患者17岁时因为"腹痛、腹胀10天"发现左附件区囊实性占位9～10 cm，壁上多个中强回声，盆腹腔大量积液。血CA125 56 U/L。

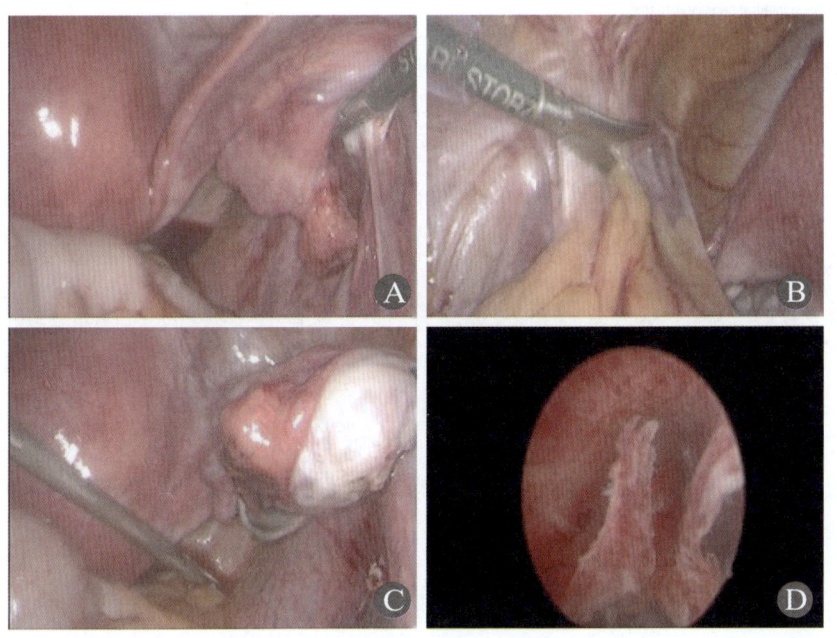

A：右输卵管外观未见异常；B：乙状结肠系膜与左侧盆壁多发粘连；C：液后右侧输卵管伞端见亚甲蓝液流出；D：宫腔镜内膜普遍增厚伴局部内膜不平。

图 59-1　患者宫腹腔镜术中所见

性激素（d7）：LH 2.01 IU/L，FSH 0.01 IU/L（↓），E_2 192.0 pg/mL（↑），T 148.7 ng/dL（↑），β-hCG 1.60 mIU/mL。

急诊行剖腹探查术，术中见左卵巢囊肿直径约 15 cm，已破裂，内含血性液体及实性成分，腹腔积液 7000 mL。术中冰冻病理：幼年型颗粒细胞瘤可能。遂行保留生育功能的卵巢肿瘤分期术（左附件+大网膜+阑尾切除+左卵巢动静脉高位结扎+盆腔淋巴结清扫+双侧结肠侧沟+直肠左旁沟+小肠系膜+右侧卵巢活检）。手术切净。手术病理：（左卵巢）幼年型颗粒细胞瘤，其余（-）。手术病理分期：Ⅰc 期。术后予 PEB 化疗 ×6 个疗程。定期随诊至今 9 年余未见复发征象。

病例分析

1. 幼年型颗粒细胞瘤的临床特点

颗粒细胞瘤是最常见的具有恶性潜能的卵巢性索-间质肿瘤,占全部卵巢恶性肿瘤的2%~5%。颗粒细胞瘤有2个亚型:成人型和幼年型。成人型最常发生于中老年女性,占所有颗粒细胞瘤的95%。幼年型更常见于儿童和青少年女性,占所有颗粒细胞瘤的5%。

大部分患者发病年龄小于30岁。在青春期前的颗粒细胞肿瘤患者中约85%是幼年型。常见的症状包括腹痛、腹围增大和雌激素升高引起的异常表现。雌激素升高引起的症状在青春期前表现为假性性早熟、乳房发育、阴毛生长和阴道出血等;在月经初潮后表现为异常子宫出血。肿瘤多累及单侧卵巢,肿瘤直径3~23 cm,平均12.5 cm,肿瘤可为实性、囊实性或纯囊性。

总体来说,幼年型颗粒细胞预后好于成年型。绝大多数是FIGO Ⅰ期病例,预后好,晚期病例预后非常差。此外,虽然FIGO Ⅰ期患者预后良好,但也有一小部分患者可早期复发,预后较差,这也形成了Ⅰ期患者预后的两极分化。

2. 幼年型颗粒细胞瘤的生殖预后

关于卵巢幼年型颗粒细胞瘤生殖预后的文献较少。

2019年《International Journal of Gynecological Cancer》上发表了一项Zhao D等人关于卵巢幼年型颗粒细胞瘤保留生育功能治疗的研究结果,该研究共纳入了6例保留生育功能的卵巢幼年型颗粒细胞瘤患者,平均发病年龄20.5岁,所有患者都进行了保留生育功能的分期手术,5例患者术后3~6程化疗,3例PEB,2例TC。5例FIGO Ⅰ期患者无瘤生存52~155个月;1例ⅢB期患者55个月后

复发，再次手术和辅助化疗后，无瘤生存 30 个月。随访期间患者月经均正常，但并无生育结果。

2018 年《Gynecologic Oncology》上发表了我院 Wang D 等人关于 FIGO Ⅰ 期成人型颗粒细胞瘤保留生育功能治疗后生育结果的研究，该研究中 22 人行保留生育功能手术后进行了积极试孕，19 人完成 20 次妊娠，妊娠率为 86.4%，活产率为 95%。

因为卵巢幼年型颗粒细胞瘤较为罕见，关于其生殖预后，可能需要多中心、长期的研究。

病例点评

从本例的临床病程来看，显然是一例预后良好的 Ⅰ 期幼年型颗粒细胞瘤，尽管最初是以肿瘤破裂为表现的急诊手术，但经过规范的手术和辅助化疗，随诊至今近 10 年无复发迹象。结合这一病史，对该患者的不孕评估，在术前主要考虑既往的手术和化疗是否对卵巢储备功能有影响，另外，盆腔手术史是否对保留的右侧输卵管功能有影响。根据患者月经情况及早卵泡期激素水平判断，卵巢功能尚在正常范围，而 HSG 提示输卵管远端不通则构成手术探查指征，无论日后是继续自然试孕还是选择试管婴儿，对于可疑远端不通的输卵管都有明确诊断和处理的必要性。

从评估卵巢储备功能和随诊颗粒细胞瘤有无复发倾向两个方面考虑，抗苗勒管激素应该都是一个比较理想的指标，可惜这个患者没有相关资料，希望在日后的随诊中继续完善。

参考文献

1. YOUNG R H. Sex cord-stromal tumors of the ovary and testis: Their similarities and differences with consideration of selected problems. Mod Pathol, 2005, 18(Suppl 2): S81-S98.

2. LACK E E, PEREZ-ATAYDE A R, MURTHY A S, et al. Granulosa theca cell tumors in premenarchal girls: A clinical and pathologic study of ten cases. Cancer, 1981, 48（8）: 1846-1854.

3. ROTH L M. Recent advances in the pathology and classification of ovarian sex cord-stromal tumors. Int J Gynecol Pathol, 2006, 25（3）: 199-215.

4. YOUNG R H, DICKERSIN G R, SCULLY R E. Juvenile granulosa cell tumor of the ovary. A clinicopathological analysis of 125 cases. The American journal of surgical pathology, 1984, 8（8）: 575-596.

5. ZHAO D, SONG Y, ZHANG Y, et al. Outcomes of fertility-sparing surgery in ovarian juvenile granulosa cell tumor. International journal of gynecological cancer, 2019, 29（4）: 787-791.

6. WANG D, CAO D Y, JIA C W, et al. Analysis of oncologic and reproductive outcomes after fertility-sparing surgery in apparent stage I adult ovarian granulosa cell tumors. Gynecologic oncology, 2018, 151（2）: 275-281.

（袁振　邓姗）

病例 60　不孕术中偶然发现的乳头状间皮瘤

病历摘要

【基本信息】

患者，女，32 岁。主因"子宫肌瘤合并原发不孕"行宫腹腔镜联合检查术入院。

【治疗经过】

因子宫肌瘤合并原发不孕行宫腹腔镜联合检查术，术中在患者右侧卵巢上见一结节，直径约 1 cm（图 60-1）。送冰冻，冰冻病理回报：（右卵巢表面肿物）卵巢表面见被覆小立方上皮的乳头结构，伴间质钙化，不除外为乳头状间皮瘤等。行石蜡及免疫组化病理检查，该患者最终病理：卵巢表面间皮增生。

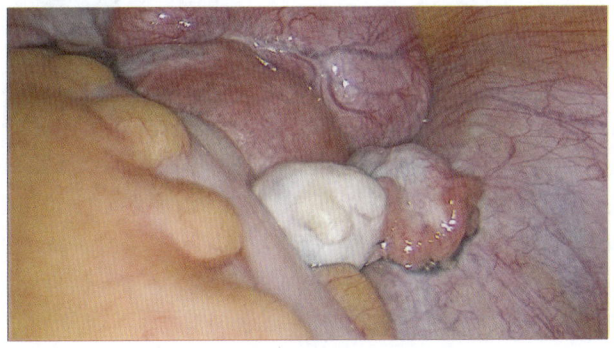

图 60-1　卵巢表面结节（术中）

病例分析

1. 乳头状间皮瘤的病理特点

乳头状间皮瘤（papillary mesothelioma），又称为高分化乳头状间皮瘤（well-differentiated papillary mesothelioma，WDPM），是上皮样间皮瘤（epithelioid mesothelioma）罕见的亚型之一。

肿瘤细胞形成小的手指样凸起，称为乳头；乳头表面有单层间皮细胞覆盖，表面可有钙化凸起，称为沙粒体。肿瘤通常为白色/灰色的结节，直径不超过 3 cm，多数直径小于 1 cm。

乳头状间皮瘤的肿瘤细胞与正常细胞相似度高（图 60-2），生长增生缓慢；肿瘤细胞不侵犯周围组织，在很多个案报道中，乳头状间皮瘤完全不活跃，无细胞分裂，低度恶性。

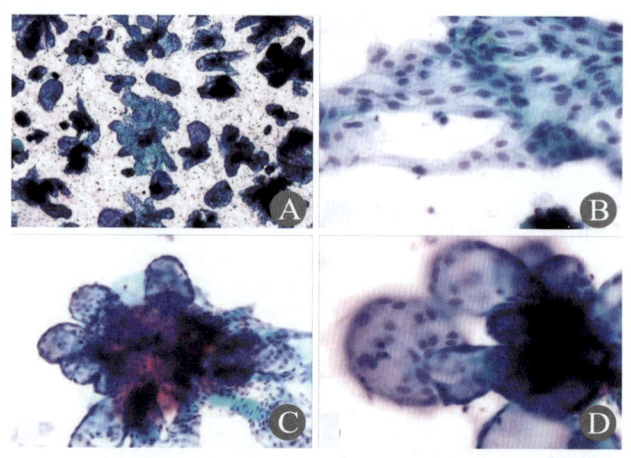

A：高分化乳头状间皮瘤的乳头（巴氏染色 20 倍放大）；B：肿瘤间皮细胞内可见形态均一的细胞核（巴氏染色 200 倍放大）；C：肿瘤组织乳头结构（巴氏染色 100 倍放大）；D：高倍镜下乳头结构（巴氏染色 400 倍放大）。

图 60-2　乳头状间皮瘤镜下所见：肿瘤细胞与正常细胞相似度高

2. 乳头状间皮瘤的临床特点

大多数乳头状间皮瘤患者无自觉症状，因此常在腔镜手术中意外发现。也有文献报道乳头状间皮瘤可引起患者的局部疼痛、胸腔积液、腹腔积液。其临床表现可因位置而异，如生长在睾丸鞘膜的乳头状间皮瘤可引发阴囊肿胀，形成睾丸包块。

因其多无自觉症状，多为术中意外发现，其确诊主要依靠病理诊断。此外，部分影像学检查也可发现，如CT可发现直径大于1 cm的肿物。

关于乳头状间皮瘤的治疗，相关报道有限，尚未达成治疗共识。目前文献中报道的治疗方式主要有手术、放化疗。手术切除、剔除多发病灶对乳头状间皮瘤有良好疗效，且其恶性程度极低，不建议扩大切除范围。放化疗等辅助疗法是否使用仍有争议，应尽可能避免过度治疗。此外，乳头状间皮瘤预后虽好，但仍有低度恶变可能，因此应建议患者长期监测随访。而对复发患者，目前再次手术切除为理想的治疗方案。

病例点评

人体的未知是无穷的，也正因为如此才充满挑战、刺激和成就感。临床是宝库，在看似平常的工作中会不断发现新现象、遇到不认识的病变，为不知该如何处理而踌躇，这些未知会不断引导医师去检索、去探究，周而复始便是精进的过程。

参考文献

1. HOEKSTRA A V, RIBEN M W, FRUMOVITZ M, et al. Well-differentiated papillary mesothelioma of the peritoneum: A pathological analysis and review of the literature. Gynecol Oncol, 2005, 98 (1): 161-167.
2. LEE Y K, JUN H J, NAHM J H, et al. Therapeutic strategies for well-differentiated papillary mesothelioma of the peritoneum. Jpn J Clin Oncol, 2013, 43 (10): 996-1003.

(丁雪松　邓姗)